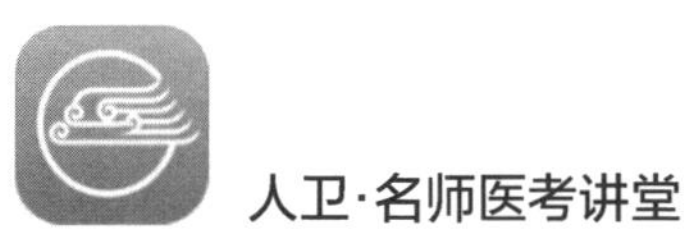

临床执业助理医师医学综合

第三分册 / 呼吸系统
心血管系统
内分泌系统
血液系统

人卫医考名师专家组　编写

人民卫生出版社
·北　京·

图书在版编目（CIP）数据

人卫·名师医考讲堂. 临床执业助理医师医学综合/人卫医考名师专家组编写. —北京：人民卫生出版社，2022. 2

ISBN 978-7-117-32276-8

Ⅰ. ①人… Ⅱ. ①人… Ⅲ. ①临床医学-资格考试-自学参考资料 Ⅳ. ①R4

中国版本图书馆 CIP 数据核字(2021)第 210727 号

人卫智网	**www. ipmph. com**	**医学教育、学术、考试、健康，购书智慧智能综合服务平台**
人卫官网	**www. pmph. com**	**人卫官方资讯发布平台**

人卫·名师医考讲堂

临床执业助理医师医学综合

Renwei Mingshi Yikao Jiangtang

Linchuang Zhiye Zhuli Yishi Yixue Zonghe

编　　写：人卫医考名师专家组
出版发行：人民卫生出版社(中继线 010-59780011)
地　　址：北京市朝阳区潘家园南里 19 号
邮　　编：100021
E - mail：pmph @ pmph. com
购书热线：010-59787592　010-59787584　010-65264830
印　　刷：廊坊一二〇六印刷厂
经　　销：新华书店
开　　本：787×1092　1/32　**总印张**：52. 5　**总字数**：1035 千字
版　　次：2022 年 2 月第 1 版
印　　次：2022 年 3 月第 1 次印刷
标准书号：ISBN 978-7-117-32276-8
定价(全 5 册)：159. 00 元
打击盗版举报电话：010-59787491　E-mail：WQ @pmph. com
质量问题联系电话：010-59787234　E-mail：zhiliang @pmph. com

出版说明

为贯彻医师资格考试相关文件精神，帮助广大考生更好地了解考试内容，准确把握考试重点，有针对性地做好考前复习，我们专门组织国内一线培训名师，结合最新考试大纲的要求，参考历年考点分布情况，组织编写本套丛书，并由人民卫生出版社出版发行。

本套丛书打破目前大部分医师资格考试类用书内容覆盖考纲全部内容的模式，分为实践技能和医学综合两本，其中医学综合又按照考试科目、临床专业、系统分类等内容维度，结合考点分值占比分为五个分册。全书设置五个板块：【考情分析】帮助考生直面高频考点，科学安排复习时间；【名师精讲】以最新考纲为准，以具体考点为基，简明扼要，总结提示，考点内容纵横联系，对比记忆，并配合赠送精讲视频供考生同步学习；【名师助记】将难记知识点总结成口诀，帮助考生轻松记忆；【自测摸底】与【仿真自测】方便考生进行学习前后的自测，举一反三，强化记忆。本套丛书突出特色体现在以下三个方面：

1. **重点突出，内容精练**　本套丛书内容虽然不覆盖考纲所有内容，但**覆盖所有高频考点**，即“身材小，胸怀广”,可以帮助考生用最短的时间集中精力复习**80%以上**的重点内容,取舍得当,高效备考。此外,“实践技能”按照最新考试三站式的内容顺序编排,方便考生沉浸式复习,在备考过程中逐步适应考试流程,熟悉考试方式。

2. **名师指点,数据支持** 本套丛书将**名师指导、线上课程、指导用书**三者捆绑在一起,方便考生线上、线下双线复习,随时随地与名师“面对面”交流。重要考点搭配相应视频内容,名师讲解均在15分钟以内,考生可利用碎片时间随时随地观看短视频。本套丛书的考情分析均来源于“人卫智网——考试”题库的数据分析,实时追踪,内容原创,科学可靠。

3. **考练结合,使用方便** 本套丛书**搭配刷题线上平台**,复习之后扫码练习,随学随测,及时有效地考查和反馈复习成果,强化记忆。同时,我们深知考生日常临床工作繁忙,复习时间零散,故本套丛书采用“**多留白、小开本**”的设计思路,方便考生将本书放入白大衣口袋中,随时随地学习记录、归纳整理。聚沙成塔,集腋成裘,通过考试,指日可待。

最后,我们希望本套丛书能够成为广大考生复习备考的得力助手,也诚恳地希望广大考生及时反馈在阅读中发现的问题(yszgbooks@pmph.com),以使本套丛书不断完善,更好地为考生服务。

前言

医师资格考试是医师获得从业资格的“独木桥”，是临床工作者必须要面对的“准入性”考试。虽然所有考生都经过了系统的理论学习与临床实践，但是整体考试通过率并不理想。对于医学综合考试，考生普遍反映面临的主要问题是备考时间短、复习内容多，如何合理规划时间、把握重点成为解决这一难题的关键。为此，我们特组织具有丰富培训经验的名师编写了《人卫·名师医考讲堂——临床执业助理医师医学综合》，旨在帮助考生在有限的复习时间内抓重点、得高分。

在本书的编写过程中，编者基于考试大纲，对“人卫智网——考试”题库数据进行了翔实的分析，确定各考点的考频，并按考频确定了各章的内容。考生在准备复习之前首先要研读【考情分析】，明确各章的重点节和关键知识点，同时也确定复习时间的分配。编者希望这些基于数据的可靠分析可以帮助考生做到有的放矢、心中有数。【名师精讲】的内容是对考点的全面梳理。在编写过程中，编者尽可能摒弃传统辅导书中大段的文字，以更为精练的内容、更为醒目的表格为框架，去除“水文”，只留“干货”。【名师助记】是编者对相关重、难点的归纳总结，或是利用一些口诀、歌诀来帮助考生记忆。每节首、尾的【自测摸底】和【仿真自测】中的试题虽然少，但贵在精，都是编者从众多实际考试题目中优选出来的。这些试题既能帮助考生巩固重要知识点,也有利于考生进行实战练习。

本书按知识点分为五个分册。第一分册包括消化系统和其他疾病;第二分册包括女性生殖系统和儿科疾病;第三分册包括呼吸系统、心血管系统、内分泌系统和血液系统;第四分册包括泌尿系统,运动系统,精神、神经系统,风湿免疫性疾病和传染病;第五分册包括基础医学、预防医学和医学人文。本书简洁精练,携带方便,随学随记,实用高效。

在本书的编写过程中,编者以实战为出发点,旨在帮助考生明确“考什么”“怎么考”“如何记”。建议考生在使用本书时同步学习人民卫生出版社“人卫医学考试”资深辅导专家的课程,互为补充,让备考更全面、更细致。

由于编写时间有限,本书难免存在疏漏和不足之处,恳请广大读者及时反馈发现的问题,以使本书能日臻完善。

人卫医考名师专家组

2021 年 11 月

第三分册目录

第一章

呼吸系统

【考情分析】

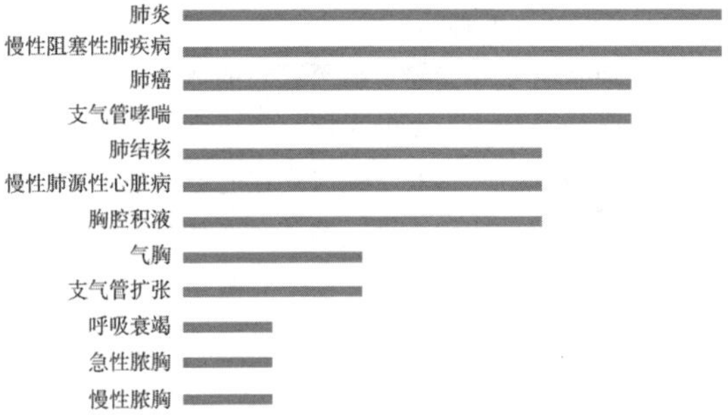

肺炎
慢性阻塞性肺疾病
肺癌
支气管哮喘
肺结核
慢性肺源性心脏病
胸腔积液
气胸
支气管扩张
呼吸衰竭
急性脓胸
慢性脓胸

第一节　慢性阻塞性肺疾病

【自测摸底】

1. 诊断慢性阻塞性肺疾病的必备条件是
   A. 肺总量(TLC)增加
   B. 功能残气量(FRC)增加
   C. 不完全可逆的气流受限
   D. 一氧化碳弥散量与肺泡通气量比值(DLco/V_A)下降
   E. 吸入支气管扩张剂后第一秒用力呼气量(FEV_1)与最大肺活量(FVC)的比值(FEV_1/FVC)>70%

2. 男,78 岁。反复咳嗽、咳痰 50 年,心悸、气促 10 年,再发 10 天。吸烟 40 年,30 支/d。查体:T 36.0℃,P 120次/min,R 32次/min,BP 135/80mmHg,SaO_2 87%。桶状胸,肋间隙增宽,两侧呼吸运动对称,触觉语颤减低,胸部叩诊呈过清音,双肺呼吸音减弱,双肺可闻及细湿啰音和少量哮鸣音。动脉血气分析:pH 7.398,PaO_2 50.4mmHg,$PaCO_2$ 56.8mmHg。肺功能检查:FEV_1 占预计值百分比为 27%,FEV_1/FVC 为 34%。该患者不宜吸入高浓度氧的原因是高浓度氧可解除

A. 外周化学感受器对低氧存在的适应现象

B. 低氧对呼吸中枢的直接兴奋作用

C. 中枢化学感受器对低氧存在的适应现象

D. 低氧对外周化学感受器的兴奋作用

E. 低氧对中枢化学感受器的兴奋作用

【名师精讲】

（一）概述

慢性阻塞性肺疾病(COPD)是以持续气流受限为特征的不完全可逆的慢性肺部疾病,气流受限呈进行性发展,主要表现为肺功能下降。COPD 主要与慢性支气管炎和肺气肿关系密切。

慢性支气管炎诊断标准:临床上以咳嗽、咳痰为主要症状或伴有喘息,每年发病持续 3 个月,并连续 2 年或以上,须除外其他原因引起的慢性咳嗽、咳痰。

肺气肿诊断标准:残气量(RV)/肺总量(TLC)>40%。

【名师助记】

气流受限可分为可逆性和不可逆性两种。可逆性气流受限常见于支气管哮喘早期，发病机制主要是气道痉挛；不可逆性气流受限常见于COPD，发病机制主要是气道狭窄。

（二）病因

1. 吸烟　是和本病发生关系最密切的因素，也是导致COPD最危险的因素。

2. 感染　是COPD急性加重的重要诱因。

（1）病毒：流感病毒、鼻病毒、腺病毒、呼吸道合胞病毒。

（2）细菌：肺炎链球菌（最常见的革兰氏阳性球菌）、流感嗜血杆菌（常见的革兰氏阴性杆菌或局限致病菌）、卡他莫拉菌、肺炎克雷伯菌。

3. 其他　①职业粉尘和化学物质、空气污染；②蛋白酶-抗蛋白酶（保护）失衡，α_1-抗胰蛋白酶降低；③自主神经功能失调：副交感神经兴奋。

（三）病理和病理生理

主要的病理改变是支气管壁充血、水肿、炎症细胞浸润。

1. 早期

（1）小气道（内径<2mm）功能异常、狭窄。闭合容积增加。

（2）最敏感指标：动态肺顺应性（气体流动时肺和胸廓的顺应性）降低。

2. 最终结果

（1）呼吸衰竭：血气分析 PaO_2<60mmHg。

（2）自发性气胸：突然发生呼吸困难、胸痛。

（3）肺源性心脏病：肺部病变，导致机体缺氧→肺动脉高压→右心衰竭。

（四）临床表现

1. 症状　咳嗽、咳痰（早晨痰多），最特征性（标志性)的症状是呼吸困难。

2. 体征 桶状胸,触觉语颤减弱,叩诊呈过清音,听诊双肺呼吸音减弱,呼气相延长。

（五）辅助检查

1. 重要检查 肺功能。

(1) 一秒率(FEV_1/FVC)<70%是最有价值、最敏感的指标。

(2) FEV_1 占预计值百分比(FEV_1% 预计值)用于判断病情程度:轻度≥80%;中度 50%~<80%;重度 30%~<50%;极重度<30%。

2. 胸部 X 线检查 注意 COPD 早期,患者胸部 X 线片多无特异性改变。

（六）诊断

1. 中老年人长期反复咳嗽、咳痰数年或数十年,胸部视诊呈桶状胸,叩诊呈过清音。

2. 胸部 X 线片示肺纹理增粗、紊乱。

（七）并发症

COPD 的常见并发症及其临床特点和首选的检查见表 1-1。

表 1-1 COPD 的常见并发症及其临床特点和首选检查

并发症	临床特点	首选检查
慢性肺源性心脏病(最常见)	COPD 患者出现双下肢水肿、肝颈静脉回流征阳性	X 线片
自发性气胸	COPD 患者突发胸痛、呼吸困难、呼吸音减弱或消失、叩诊呈鼓音	X 线片
呼吸衰竭、肺性脑病	COPD 患者出现急性加重的呼吸困难、意识障碍、昏迷	血气分析

（八）治疗

1. 急性加重期治疗

（1）首选抗生素。呼吸困难急性加重、呼吸功能不全昏迷者，给予有创机械通气；清醒者，给予无创机械通气。

（2）合理氧疗。低流量吸氧，吸入氧浓度（%）= 21+4×氧流量。一般氧流量为1.0～2.0L/min，氧浓度应为25%～30%。

（3）使用支气管舒张药。

（4）不建议使用强烈镇咳药（如可待因），因其抑制呼吸。

（5）糖皮质激素用于重度和极重度患者。

2. 预防

（1）戒烟。

（2）长期家庭氧疗：指征：$PaO_2 < 55mmHg$，$SaO_2 < 88\%$。一般采用鼻导管吸氧，氧流量为1.0～2.0L/min，吸氧时间为10～15h/d。目标：$PaO_2 > 60mmHg$ 及血氧饱和度（SaO_2）升到90%以上。目的是提高患者的生存质量。

【名师助记】

COPD相关高频考点：

1. 特点　不完全可逆的气流受限。

2. 病因　吸烟为最密切因素，感染为加重因素。

3. 病理　主要在小气道，效应细胞为炎症细胞。

4. 检查　首选肺功能。

（1）最敏感的指标为1秒率（FEV_1/FVC）。

（2）程度分级依据$FEV_1\%$预计值。

5. 并发症　肺源性心脏病（最主要）、呼吸衰竭、自发性气胸、肺部感染。

【仿真自测】

1. 慢性阻塞性肺疾病患者存在的“持续气流受限”是指
   A. 阻塞性通气功能障碍不能完全恢复
   B. 支气管舒张试验阳性
   C. 功能残气量显著增加
   D. 支气管激发试验阳性
   E. 存在限制性通气功能障碍
2. 慢性支气管炎发展成阻塞性肺气肿的过程中最先发生的病理改变是
   A. 肺泡膨胀　　B. 细支气管不完全阻塞
   C. 肺泡壁弹性减退　　D. 肺小动脉痉挛
   E. 肺纤维化
3. 造成气流受限的病因中,最常出现肺弹性回缩力减弱的是
   A. 弥漫性泛细支气管炎
   B. 支气管扩张
   C. 慢性支气管炎
   D. 慢性纤维空洞性肺结核
   E. 阻塞性肺气肿
4. 慢性阻塞性肺疾病最主要的发病危险因素是
   A. 吸烟　　B. 寒冷气候
   C. 呼吸道感染　　D. 空气污染
   E. 过敏
5. 慢性阻塞性肺疾病主要的病理生理特征是
   A. 肺泡弹性回缩力减退　　B. 肺泡通气量下降
   C. 明显的肺外效应　　D. 气道结构重塑
   E. 持续性气流受限

［答案］1. A　2. B　3. E　4. A　5. E

6. 男,67 岁。咳嗽、咳痰 20 年,加重伴气短 1 周。查体:T 36.8℃,双肺呼吸音减弱,语音震颤减弱,叩诊呈过清音。该患者最可能的诊断是
A. 气胸
B. 心力衰竭
C. 慢性阻塞性肺疾病
D. 支气管扩张
E. 支气管哮喘

7. 男,70 岁。因咳嗽、咳痰 30 年,气短 5 年,近期加重前来就诊。胸部 X 线片示双肺透光度增加。患者胸部查体最可能出现的体征是
A. 叩诊呈过清音
B. 叩诊呈实音
C. 三凹征
D. 呼吸音增强
E. 语音震颤增强

8. 男,55 岁。间断咳嗽、咳痰,反复发作 30 年,近 2 年来渐觉气短。发现高血压 3 年,吸烟 36 年,40 支/d。查体:BP 140/90mmHg,心、肺无明显阳性体征。心脏彩超未发现异常。为明确诊断,首选的检查是
A. 核素心血管显像
B. 运动心肺功能测试
C. 冠状动脉造影
D. 肺功能
E. 胸部 CT

9. 诊断 COPD,确定持续气流受限的条件指
A. 吸入支气管舒张剂后 $FEV_1/FVC<70\%$
B. 吸入组胺激发后 $FEV_1/FVC\leq70\%$
C. 无气道内给药,在静息状态下测得的 $FEV_1/FVC\leq70\%$
D. 残气量/肺总量>40%
E. $PaCO_2$>正常值

[答案] 6. C 7. A 8. D 9. A

10. 目前用于判断 COPD 病情程度的肺功能指标是
  A. FEV_1 占预计值的百分比
  B. FVC 占预计值的百分比
  C. RV/TLC
  D. 最大自主通气量(MVV)占预计值的百分比
  E. FEV_1/FVC

11. COPD 合并Ⅱ型呼吸衰竭的患者,拟给予鼻导管吸入 29% 的氧,其氧流量应为
  A. 1. 5L/min　　B. 1L/min
  C. 2L/min　　D. 3L/min
  E. 0. 5L/min

(12~13 题共用题干)

男,70 岁。慢性咳嗽、咳痰 20 余年,每年持续 3~4 个月,近 2~3 年出现活动后气短,有时双下肢水肿。今日晨起突感左上胸针刺样疼痛,与呼吸有关,继之出现呼吸困难、大汗,不能平卧,来院就诊。

12. 询问病史的重点应是
  A. 胸痛的部位、性质及伴随症状
  B. 冠心病、心绞痛病史
  C. 吸烟史
  D. 近期心电图检查情况
  E. 近期胸部 X 线检查情况

13. 查体的重点应是
  A. 肺部啰音　　B. 心脏听诊
  C. 胸膜摩擦音　　D. 肺下界位置
  E. 胸部叩诊音及呼吸音双侧对比

[答案] 10. A　11. C　12. A　13. E

第二节　慢性肺源性心脏病

【自测摸底】

男,65岁。反复咳嗽、咳痰20年,加重伴心悸、气短1周。咳大量脓痰,心悸、气短于夜间平卧时更明显。患者有高血压病史3年。查体:BP 150/90mmHg,双肺呼吸音低,三尖瓣区可闻及3/6级收缩期杂音,脊柱后凸畸形。心电图示 $RV_1+SV_5=1.18mV$,右束支传导阻滞。该患者最可能的诊断是

A. 风湿性心脏病　　B. 原发性心肌病
C. 高血压心脏病　　D. 冠心病
E. 慢性肺源性心脏病

【名师精讲】

肺源性心脏病(cor pulmonale)是指由支气管-肺组织、胸廓或肺血管病变致肺血管阻力增加,产生肺动脉高压,继而右心室结构或/和功能改变的疾病。根据起病缓急和病程长短,可分为急性和慢性肺源性心脏病两类。临床上以慢性多见。慢性肺源性心脏病是由肺组织、肺血管或胸廓的慢性病变引起,诊断时须排除先天性心脏病和左心病变。

(一)病因和发病机制

1. 病因

(1) 慢性支气管、肺疾病:COPD最为多见,占80%~90%;其次为支气管哮喘、支气管扩张、重症肺结核、肺尘埃沉着病(尘肺)、特发性肺纤维化,以及各种原因引起的肺间质纤维化、结节病、变应性肺泡炎、药物相关性肺疾病等。

(2) 胸廓运动障碍性疾病:较少见。

(3) 肺血管疾病:如慢性血栓栓塞性肺动脉高

压、特发性肺动脉高压等，均可因肺动脉狭窄、阻塞，引起肺血管阻力增加、肺动脉高压和右心室负荷加重，发展成慢性肺源性心脏病。

2. 发病机制

(1) 肺动脉高压的形成：肺动脉高压的形成因素包括肺血管阻力增加的功能性、解剖学因素和血容量增多及血液黏稠度增加三类，其中肺血管阻力增加的功能性因素可通过干预而改善。①肺血管阻力增加的功能性因素：缺氧、高碳酸血症和呼吸性酸中毒使肺血管收缩、痉挛，其中缺氧是肺动脉高压形成的最重要因素。缺氧时收缩血管的活性物质增多，如白三烯、5-羟色胺(5-HT)、血管紧张素Ⅱ、血小板活化因子(PAF)，可使肺血管收缩，血管阻力增加。另外，内皮源性舒张因子(EDRF)和内皮源性收缩因子(EDCF)的平衡失调，在缺氧性肺血管收缩中也起一定作用。此外，缺氧还可使平滑肌细胞膜对 Ca^{2+} 的通透性增加，细胞内 Ca^{2+} 含量升高，肌肉兴奋-收缩耦联效应增强，使肺血管收缩。高碳酸血症时，酸中毒使血管对缺氧的收缩敏感性增强，致肺动脉压升高。②肺血管阻力增加的解剖学因素：是指肺血管解剖结构的变化，形成肺循环血流动力学障碍。③血容量增多和血液黏稠度增加：慢性缺氧产生继发性红细胞增多，血液黏稠度增加。缺氧还可使醛固酮增加，使水、钠潴留，血容量增多。

(2) 心脏病变和心力衰竭：肺循环阻力增加时，右心发挥其代偿功能，以克服肺动脉压升高的阻力而发生右心室肥厚。

(二) 临床表现

1. 肺、心功能代偿期

(1) 症状：咳嗽、咳痰、气促，活动后可有心悸、呼吸困难、乏力和活动耐力下降。急性感染可使上述症状加重。少有胸痛或咯血。

(2) 体征:①不同程度的发绀和肺气肿体征,偶有干、湿啰音;②心脏体征,$P_2>A_2$,三尖瓣区可闻及收缩期杂音或剑突下心脏搏动增强;③部分患者因肺气肿使胸腔内压升高,阻碍腔静脉回流,可有颈静脉充盈。

2. 肺、心功能失代偿期

(1) 呼吸衰竭:常见症状有呼吸困难加重,夜间为甚,常有头痛、失眠、食欲下降,但白天嗜睡,甚至出现表情淡漠、神志恍惚、谵妄等肺性脑病的表现。常见体征有明显发绀,球结膜充血、水肿,严重时可有视盘水肿等颅内压升高的表现。腱反射减弱或消失,出现病理反射。高碳酸血症可出现周围血管扩张的表现,如皮肤潮红、多汗。

(2) 右心衰竭:常见症状有呼吸困难加重、心悸、食欲减退、腹胀、恶心等。常见体征有明显发绀、颈静脉怒张、心率加快,可出现心律失常、三尖瓣区收缩期杂音,肝大且有压痛,肝颈静脉回流征阳性,下肢水肿,重者可有腹水。

(三) 辅助检查

1. X线检查　为首选辅助检查方式。肺动脉高压征象:①右下肺动脉干扩张,其横径≥15mm,横径与气管横径比值≥1.07;②肺动脉段明显凸出或其高度≥3mm;③中央动脉扩张,外周血管纤细,形成“残根”样表现;④右心室增大征,心尖圆隆上翘。

【名师助记】

左、右心室增大的X线片特点见表1-2。

表1-2　左、右心室增大的X线片特点

心室增大	心脏外形	左心室移位
右心室增大	心尖圆隆上翘	向左侧移位
左心室增大	靴形心	向左下移位

2. 心电图检查

（1）主要条件：①电轴右偏、额面平均电轴≥+90°；②V_1 导联 R/S≥1；③重度顺钟向转位；④RV_1+SV_5≥1.05mV；⑤$V_{1\sim3}$ 导联 QRS 波呈 qR、QS、qr（须除外心肌梗死）；⑥肺性 P 波。

（2）次要条件：①右束支传导阻滞；②肢体导联低电压。

符合 1 个主要条件或 2 个次要条件可以诊断。

3. 超声心动图检查　右心室流出道内径≥30mm，右心室内径≥20mm，右心室前壁厚度≥5mm，左、右心室内径比值<2，右肺动脉内径或肺动脉干及右心房增大。

4. 血气分析　低氧血症或合并高碳酸血症。

5. 血液检查　红细胞及血红蛋白可升高。合并感染时白细胞总数升高，中性粒细胞增加。部分患者血清学检查可有肾功能或肝功能改变，电解质紊乱。

（四）诊断

根据患者有慢性阻塞性肺疾病、其他胸肺疾病或肺血管病变病史，并已引起肺动脉高压，有右心室增大或右心功能不全的症状、体征，心电图、胸部 X 线片、超声心动图有右心增大肥厚的征象，可以作出诊断。

（五）并发症

1. 肺性脑病　是慢性肺源性心脏病死亡的首要原因。

2. 酸碱失衡及电解质紊乱　由于缺氧和二氧化碳潴留，表现为呼吸性酸中毒。

3. 心律失常　多表现为房性期前收缩及阵发性室上性心动过速，其中以紊乱性房性心动过速最具特征性，也可有心房扑动及心房颤动。

4. 休克。

5. 消化道出血。

6. 弥散性血管内凝血(DIC)。

(六)治疗

治疗原则是积极控制感染、通畅呼吸道和改善呼吸功能、纠正缺氧和二氧化碳潴留以及控制呼吸衰竭和心力衰竭,防治并发症。具体措施如下:

1. 控制感染 为首选治疗。参考痰细菌培养及药敏试验选择抗生素。

2. 氧疗 通畅呼吸道,纠正缺氧和二氧化碳潴留,持续低浓度低流量给氧。

3. 控制心力衰竭 慢性肺源性心脏病患者一般在积极控制感染、改善呼吸功能后心力衰竭便能得到改善,只有对治疗后无效的较重患者,可适当选用利尿、正性肌力药或血管扩张药。

(1) 利尿剂:原则上宜选用作用轻、小剂量的药物使用,如氢氯噻嗪,一般不超过 4 天。应用利尿剂后可出现低钾、低氯性碱中毒,导致缺氧加重,痰液黏稠不易排痰和血液浓缩,应注意预防。

(2) 正性肌力药:应选择作用快、排泄快的洋地黄类药物,且剂量宜小,一般约为常规剂量的 1/2 或 2/3,如毛花苷 C。由于慢性肺源性心脏病患者有慢性缺氧及感染,对洋地黄类药物的耐受性很低,易发生心律失常,因此在用药前应注意纠正缺氧,防治低钾血症,以免发生药物毒性反应,并严格掌握其应用指征。适应证:①感染已被控制、呼吸功能已改善、利尿剂不能取得良好疗效而反复水肿的心力衰竭患者;②以右心衰竭为主要表现而无明显感染的患者;③出现急性左心衰竭者。

(3) 血管扩张药:血管扩张药可减轻心脏前、后负荷,降低心肌耗氧量,增加心肌收缩力,对部分顽固性心力衰竭有一定效果。

4. 肺性脑病的治疗 以改善通气功能为主，慎用镇静剂。

【名师助记】

慢性肺源性心脏病相关高频考点：

1. 肺源性心脏病主要病因 COPD。

2. 肺源性心脏病主要机制 肺动脉高压。

3. 右心衰竭特点 颈静脉怒张、肝颈静脉回流征阳性、双下肢水肿、腹水。其中最具特征性的是肝颈静脉回流征阳性。

4. 并发症

（1）肺性脑病：是慢性肺源性心脏病死亡的首要原因。

（2）酸碱失衡及电解质紊乱：主要表现为呼吸性酸中毒。

（3）心律失常：多表现为房性期前收缩及阵发性室上性心动过速，其中以紊乱性房性心动过速最具特征性。

5. 首选检查 X线检查。注意X线片、ECG特点。

6. 诊断 肺动脉高压、右心室肥厚。

7. 治疗 首选抗感染治疗。合理氧疗，持续低浓度低流量给氧。

【仿真自测】

1. 肺源性心脏病常见的病因是

A. 肺结核　　B. 肺血栓栓塞症

C. 结缔组织病　　D. 间质性肺炎

E. 慢性阻塞性肺疾病

［答案］1. E

2. 肺源性心脏病最主要的发病机制是
   A. 肺泡毛细血管急性损伤
   B. 支气管肺感染和阻塞
   C. 肺弥散功能障碍
   D. 肺动脉高压
   E. 肺性脑病
3. 以下各项中不属于慢性肺源性心脏病病因的是
   A. 慢性支气管炎　B. 重症肺结核
   C. 重症大叶性肺炎　D. 支气管扩张
   E. 胸廓和脊柱严重畸形
4. 肺源性心脏病肺动脉高压形成的多项因素中,经治疗可明显降低肺动脉压的是
   A. 慢性支气管炎所致血管炎
   B. 缺氧性肺血管收缩
   C. 肺气肿压迫肺毛细血管
   D. 慢性缺氧所致肺血管重建
   E. 肺泡壁破裂所致肺循环阻力增大
5. 不引起缺氧性肺血管收缩的体液因素是
   A. 白三烯增加　B. 前列腺素增加
   C. 血栓素增加　D. 内皮素释放增加
   E. 一氧化氮生成增加
6. 男,65 岁。因呼吸困难、下肢水肿 2 周就诊。既往有 COPD 病史 15 年。该患者体格检查时最不可能的体征是
   A. $P_2>A_2$　B. 桶状胸
   C. 二尖瓣区收缩期杂音　D. 颈静脉怒张
   E. 三尖瓣区收缩期杂音

［答案］2. D　3. C　4. B　5. E　6. C

7. 以下慢性肺源性心脏病 X 线片所见中错误的是
   A. 肺气肿征象
   B. 右下肺动脉横径<15mm
   C. 肺动脉段高度≥3mm
   D. 肺动脉圆锥显著凸出
   E. 右心室增大征
8. 男,65 岁。间断咳嗽、咳痰 20 年,近 5 年来出现活动后喘息。因症状加重伴下肢水肿 1 周入院。该患者胸部 X 线片心脏形态最可能出现的是
   A. 靴形心　　B. 梨形心
   C. 心尖上翘　　D. 全心扩大
   E. 烧瓶形
9. 不符合肺源性心脏病 X 线片表现的是
   A. 右下肺动脉增宽　　B. 梨形心
   C. 心尖上翘　　D. 肺动脉段膨隆
   E. 心脏向左下扩大,呈靴形
10. 不符合慢性肺源性心脏病心电图表现的是
   A. 电轴右偏
   B. $SV_1+RV_5 \geq 1.05mV$
   C. 右束支传导阻滞
   D. V_1 和 V_2 导联出现 QS 波
   E. 肺性 P 波
11. 不是诊断右心室肥厚主要标准的是
   A. 电轴右偏
   B. $RV_1+SV_5 \geq 1.05mV$
   C. 右束支传导阻滞
   D. V_1 和 V_2 导联出现 QS 波
   E. 肺性 P 波

[答案] 7. B　8. C　9. E　10. B　11. C

12. 男,58 岁。活动后呼吸困难半年。心率 85 次/min,P_2>A_2。胸部 X 线片示右下肺动脉直径 1.8cm,双下肺纹理增粗、紊乱。为明确诊断,患者应做的检查是
   A. 肺功能检查　　B. 血气分析
   C. CT　　D. 超声心动图
   E. 支气管镜检查
13. 慢性肺源性心脏病最常见的心律失常是
   A. 房性期前收缩和室上性心动过速
   B. 心房颤动
   C. 心房扑动
   D. 室性心动过速
   E. 室性期前收缩
14. 男,74 岁。反复咳嗽、咳痰 30 年,近 5 年来长期行夜间家庭氧疗。1 周前因受凉后出现喘息,夜间入睡困难。昨夜自服"舒乐安定"(艾司唑仑)2 片,并将吸氧流量提高至 4L/min,自觉喘息症状有所改善。今晨家属发现其呼之不应。入院查体:轻度昏迷,球结膜水肿,口唇无发绀。双肺呼吸音低。双侧 Babinski 征(+)。最可能出现的问题是
   A. 电解质紊乱　　B. 氧中毒
   C. 肺性脑病　　D. 镇静剂中毒
   E. 脑梗死

(15~16 题共用题干)
女,55 岁。反复咳嗽、咳痰、气促 30 年,加重伴低热 1 周。既往有高血压病病史 10 年,血压控制满意。

[答案] 12. D　13. A　14. C

查体:T 38℃,P 110 次/min,R 24 次/min,BP 160/90mmHg。口唇发绀,颈静脉怒张,双肺可闻及哮鸣音和湿啰音,律齐,$P_2>A_2$,剑突下可闻及 3/6 级收缩期杂音。腹膨隆,肝肋下 4cm,压痛(+),肝颈静脉回流征阳性,双下肢水肿。

15. 该患者最可能的诊断是
    A. 冠心病
    B. 心肌病
    C. 肺血栓栓塞症
    D. 肺源性心脏病
    E. 风湿性心脏病

16. 为明确诊断,首选的检查是
    A. 胸部 X 线片
    B. 超声心动图
    C. 血气分析
    D. 心电图
    E. 血 D-二聚体测定

第三节 支气管哮喘

【自测摸底】

1. 引起哮喘不可逆性气道阻塞的主要原因是
    A. 炎症细胞浸润
    B. 气道黏膜水肿
    C. 黏液栓形成
    D. 气道壁重建
    E. 支气管平滑肌痉挛

[答案] 15. D 16. B

2. 男孩,5 岁。反复咳嗽 3 个月,常于夜间咳醒,活动后加重,痰不多,无发热,使用抗生素无效。既往有湿疹史。查体:双肺呼吸音粗,无哮鸣音。最可能的诊断为

A. 咳嗽变异性哮喘　B. 支气管异物

C. 支气管炎　D. 胃食管反流病

E. 喘息性支气管炎

【名师精讲】

（一）概述

支气管哮喘(简称哮喘)是由多种细胞(如嗜酸性粒细胞、肥大细胞、T 淋巴细胞、中性粒细胞、气道上皮细胞等)和细胞组分参与的气道慢性炎症性疾病。这种气道慢性炎症也被认为是哮喘的本质。

（二）病因和发病机制

1. 病因　哮喘的病因尚不完全清楚,患者个体特应性体质及环境因素的影响是发病的危险因素。哮喘与多基因遗传有关,同时受遗传因素和环境因素的双重影响。

(1) 遗传因素:目前有研究表明存在与气道高反应性、IgE 调节和特应性相关的基因,这些基因在哮喘的发病中起着重要作用。

(2) 环境因素:如尘螨、花粉、真菌、动物毛屑、二氧化硫、氨气等各种特异和非特异性吸入物;细菌、病毒、原虫、寄生虫等感染。另外还有食物如鱼、虾、蟹、蛋、奶等。

(3) 药物:如普萘洛尔(心得安)、阿司匹林等。

(4) 其他:气候变化、运动、妊娠等都可能是哮喘的激发因素。

2. 发病机制　哮喘的发病机制不完全清楚。与

哮喘发病关系密切的有：

(1) 免疫-炎症机制：体液介导和细胞介导的免疫均参与哮喘的发病。

1) 抗原通过抗原提呈细胞激活T细胞，活化的辅助性T细胞（主要是Th_2细胞）产生白细胞介素进一步激活B淋巴细胞，后者合成特异性IgE，并结合于肥大细胞和嗜碱性粒细胞等表面的IgE受体。若变应原再次进入体内，可与结合在细胞表面的IgE交联，从而合成并释放多种活性介质导致平滑肌收缩、黏液分泌增加、血管通透性增高和炎症细胞浸润等，导致哮喘的发作。

根据变应原吸入后哮喘发生的时间，可分为速发型哮喘反应（IAR）、迟发型哮喘反应（LAR）和双相型哮喘反应（OAR）。IAR几乎在吸入变应原的同时立即发生反应，15～30分钟达高峰，2小时后逐渐恢复正常。LAR在吸入变应原后6小时左右发病，持续时间长，可达数天，且临床症状重，常呈持续性哮喘表现。

2) 活化的Th_2细胞分泌的细胞因子，直接激活肥大细胞、嗜酸性粒细胞及肺泡巨噬细胞等多种炎症细胞，使之在气道浸润和聚集。这些细胞相互作用后分泌出多种炎症介质（如组胺、前列腺素、白三烯、血小板活化因子等）和细胞因子，进一步加重气道高反应性和炎症。

(2) 神经机制：支气管哮喘与β肾上腺素受体功能低下和迷走神经张力亢进有关。

(3) 气道高反应性（AHR）：目前普遍认为气道炎症是导致气道高反应性的重要机制之一。AHR为支气管哮喘患者的共同病理生理特征，但是长期吸烟、接触臭氧、病毒性上呼吸道感染、COPD等也可出现

AHR，因此，AHR 并非仅见于支气管哮喘。

【名师助记】

1. 特异性抗体　IgE（主要是外源性哮喘）。

2. 参与细胞　肥大细胞、嗜酸性粒细胞、嗜碱性粒细胞。

3. 合成并释放多种活性介质导致平滑肌收缩。

4. 神经因素　支气管哮喘与 β 肾上腺素受体功能低下和迷走神经张力亢进有关。

5. 哮喘共同的病理特征　气道高反应性，但并非仅见于支气管哮喘。

（三）临床表现

1. 症状　发作性伴有哮鸣音的呼气性呼吸困难或发作性胸闷和咳嗽是哮喘的主要症状。严重者可出现端坐呼吸、干咳或咳白色黏液痰，甚至发绀等。症状的重要特点是常在夜间及凌晨发作和加重，可在数分钟内发作，经数小时至数天，用支气管舒张药后缓解或自行缓解。咳嗽变异性哮喘以咳嗽为唯一症状。运动性哮喘则多于运动后出现胸闷、咳嗽和呼吸困难。

2. 体征　非发作期可无异常体征。发作时胸部叩诊呈过清音，可闻及广泛的哮鸣音，呼气相延长。重度哮喘发作时，哮鸣音也可消失，被称为寂静胸（silent chest），常提示病情危重。同时还可出现心率加快、奇脉、胸腹矛盾运动和发绀。

（四）辅助检查

1. 痰液检查　可见较多嗜酸性粒细胞。

2. 呼吸功能检查

（1）通气功能检测：哮喘发作时呈阻塞性通气功能障碍，FEV_1、FEV_1/FVC、最大呼气中期流速（MMEF）以及最大呼气流速（PEF）均减少。FVC 降低，残气量（RV）增加，功能残气量（FRV）增加，残气量占肺总量百分比(RV/TLC)升高。缓解期上述指标可逐渐恢复。

(2) 支气管激发试验(BPT):通常适用于通气功能正常的患者,用以测定气道反应性来诊断哮喘。激发试验常用吸入激发剂为醋甲胆碱。激发试验阳性是指在激发试验设定的激发剂量范围内,FEV_1 下降≥20%。可通过剂量反应曲线计算使 FEV_1 下降 20% 的吸入药物累积剂量(PD20-FEV_1)或累积浓度(PC20-FEV_1),对气道反应性增高的程度作出定量判断。

(3) 支气管舒张试验(BDT):用以测定气道气流受限的可逆性。常用吸入型的支气管舒张药有沙丁胺醇、特布他林等。如 FEV_1 较用药前增加≥12%,且其绝对值增加≥200ml,可诊断为舒张试验阳性。

(4) PEF 及其变异率测定:可反映气道通气功能的变化。哮喘发作时 PEF 下降。平均每天昼夜变异率(连续 7 天,每天 PEF 昼夜变异率之和/7)>10%,或 PEF 周变异率>20%,则符合气道气流受限可逆性改变的特点。

3. 动脉血气分析 是判断病情程度最有意义的检查。

(1) 一般发作时可有缺氧,PaO_2 降低,过度通气则 $PaCO_2$ 下降,表现为呼吸性碱中毒,pH 上升。

(2) 重症哮喘时,气道闭塞严重,可有缺氧及 CO_2 潴留,$PaCO_2$ 上升,表现为呼吸性酸中毒,严重缺氧时还可以合并代谢性酸中毒。

4. 胸部 X 线检查 缓解期多无明显异常。

5. 特异性变应原检测 包括体外、体内试验,皮肤变应原测试,吸入变应原测试。

【名师助记】

1. 支气管激发试验和舒张试验特点(表 1-3)。

表 1-3 支气管激发试验和舒张试验特点

项目	支气管激发试验(BPT)	支气管舒张试验(BDT)
目的	测定气道反应性,用于诊断哮喘	测定气道可逆性,用于鉴别 COPD(不可逆气流受限)
试剂	醋甲胆碱	沙丁胺醇、特布他林
阳性结果	FEV_1 下降≥20%	FEV_1 较用药前增加≥12%,且其绝对值增加≥200ml

2. 动脉血气分析

(1) 一般发作时可有缺氧,PaO_2 降低,$PaCO_2$ 下降,表现为呼吸性碱中毒,pH 上升。

(2) 重症哮喘时,$PaCO_2$ 上升,表现为呼吸性酸中毒,严重缺氧时还可以合并代谢性酸中毒。

(五) 诊断与鉴别诊断

1. 诊断标准

(1) 反复发作性喘息、气急、胸闷或咳嗽,多与接触变应原、冷空气、物理或化学性刺激、病毒性上呼吸道感染、运动等有关。

(2) 发作时在双肺可闻及散在或弥漫性、以呼气相为主的哮鸣音,呼气相延长。

(3) 上述症状和体征可经治疗缓解或自行缓解。

(4) 除外其他疾病引起的喘息、气急、胸闷和咳嗽。

(5) 临床表现不典型者(如无明显喘息或体征)至少应有下列三项中的一项:①支气管激发试验或运动试验阳性;②支气管舒张试验阳性;③平均每天 PEF 昼夜变异率>10% 或 PEF 周变异率>20%。

符合(1)~(4)条或(4)、(5)条者,可以诊断为支气管哮喘。

2. 支气管哮喘急性发作期的病情严重程度分级(表 1-4)。

表 1-4 支气管哮喘急性发作期的病情严重程度分级

临床特点	轻度	中度	重度	危重
气短	步行、上楼时	稍事活动时	休息时	
体位	可平卧	喜坐位	端坐呼吸	
讲话方式	连续成句	常有中断	单字	不能讲话
精神状态	可有焦虑/尚安静	时有焦虑或烦躁	常有焦虑、烦躁	嗜睡、意识模糊
出汗	无	有	大汗淋漓	
呼吸频率	轻度增加	增加	常>30 次/min	
辅助呼吸肌活动及三凹征	常无	可有	常有	胸腹矛盾运动
哮鸣音	散在，呼吸末期	响亮、弥漫	响亮、弥漫	减弱乃至无
脉率	<100 次/min	100~120 次/min	>120 次/min	脉率变慢或不规则
奇脉（收缩压下降）	无（<10mmHg）	可有（10~25mmHg）	常有（>25mmHg）	无
使用 β_2 受体激动剂后 PEF 占预计值百分比	>80%	60%~80%	<60% 或<100L/min 或作用时间<2 小时	
PaO_2（吸空气）	正常	60~80mmHg	<60mmHg	<60mmHg
$PaCO_2$	<45mmHg	≤45mmHg	>45mmHg	>45mmHg
SaO_2（吸空气）	>95%	91%~95%	≤90%	≤90%
pH	–	–	降低	降低

3. 鉴别诊断

（1）急性左心衰竭：亦称心源性哮喘，发作时的症状与哮喘相似，但患者多有高血压、冠状动脉粥样硬化性心脏病、风湿性心脏病和二尖瓣狭窄等病史和体征，以及阵发性咳嗽、咳粉红色泡沫样痰、两肺可闻及广泛的湿啰音和哮鸣音、左心界扩大、心率加快、心尖部可闻及奔马律等表现。胸部 X 线检查可见心脏增大、肺淤血征。若一时难以鉴别，可雾化吸入 β_2 肾上腺素受体激动剂作诊断性治疗，若迅速缓解，则可排除心源性哮喘。在未确诊前忌用肾上腺素或吗啡，以免造成生命危险。

（2）COPD：多见于中老年人，有慢性咳嗽史，喘息长年存在，有急性加重期。多有肺气肿体征，两肺可闻及湿啰音。当两疾病共存时，临床鉴别困难。

（3）气道阻塞：可见于中央型肺癌、气管支气管结核、复发性多软骨炎等。

（4）变态反应性肺浸润：见于热带嗜酸性粒细胞增多症、外源性变应性肺泡炎等。

（六）并发症

本病可并发气胸、纵隔气肿、肺不张；长期反复发作和感染可并发慢性支气管炎、肺气肿和肺源性心脏病。

（七）治疗与管理

1. 脱离变应原　是治疗的关键。

2. 药物治疗　分为两大类药物。

（1）支气管舒张药：是缓解哮喘急性发作症状的首选药物。

1）β_2 受体激动剂

A. 常用药物：短效 β_2 受体激动剂，如沙丁胺醇、特布他林和非诺特罗，作用时间为 4~6 小时。长效 β_2 受体激动剂，如福莫特罗、沙美特罗及丙卡特罗，作用时间为 10~12 小时。长效 β_2 受体激动剂不单独应用，主要与糖皮质激素合用。

B. 用药方法：首选吸入。β_2 受体激动剂的缓释型及控释型制剂疗效维持时间较长，用于防治反复发作性哮喘和夜间哮喘。

2）抗胆碱药：如异丙托溴铵，可以阻断节后迷走神经通路，降低迷走神经兴奋性而起舒张支气管作用，并有减少痰液分泌的作用。尤其适用于夜间哮喘及多痰的患者。

3）茶碱类药：包括氨茶碱和控（缓）释茶碱。该药能抑制磷酸二酯酶，提高平滑肌细胞内的 cAMP 浓度，还能拮抗腺苷受体，刺激肾上腺分泌肾上腺素，增强呼吸肌的收缩，增强气道纤毛清除功能和抗感染作用。茶碱类药的主要不良反应为胃肠道症状（恶心、呕吐）、心血管症状（心动过速、心律失常、血压下降）及多尿，偶可兴奋呼吸中枢，严重者可引起抽搐乃至死亡，因此最好在用药中监测血浆茶碱浓度，其安全有效浓度为 6~15μg/ml。

（2）控制哮喘发作药：是主要治疗哮喘气道炎症的药物。

1）糖皮质激素：是当前控制哮喘最有效的药物，主要作用机制是抑制炎症细胞的迁移和活化，抑制细胞因子的生成，抑制炎症介质的释放，增强平滑肌细胞 β_2 受体的反应性。可以吸入、口服和静脉用药。吸入治疗是目前推荐长期抗炎治疗哮喘的最常用方法。常用吸入药物有倍氯米松（BDP）、布地奈德、氟替卡松等，通常需规律吸入 1 周以上方能生效。

2）白三烯（LT）调节剂：通过调节 LT 的生物活性而发挥抗炎作用，同时也具有舒张支气管平滑肌的作用，可用于轻度哮喘，尤其适用于合并过敏性鼻炎的患者。常用药物有扎鲁司特、孟鲁司特。

3）其他药物：如酮替酚和新一代组胺 H_1 受体拮抗剂，如阿司咪唑、曲尼斯特、氯雷他定，对轻症哮喘和季节性哮喘有一定效果，也可与 β_2 受体激动剂联合用药。

3. 急性发作期的治疗 一般按病情分度进行综合性治疗(表1-5)。

表1-5 哮喘急性发作期分度治疗

严重程度	治疗
轻度	吸入糖皮质激素(BDP 200~500μg/d); 间断吸入短效 β_2 受体激动剂(有症状); 间断加用口服 β_2 受体激动剂控释片或茶碱控释片(200mg/d),或加用抗胆碱药吸入
中度	吸入糖皮质激素(BDP 500~1 000μg/d); 规则吸入 β_2 受体激动剂或联合抗胆碱药吸入,或口服长效 β_2 受体激动剂; 加用口服白三烯调节剂,或口服糖皮质激素(<60mg/d),或加用氨茶碱静脉注射
重度至危重度	持续雾化吸入 β_2 受体激动剂,或联合抗胆碱药吸入; 加用静脉滴注氨茶碱或沙丁胺醇,加用口服白三烯调节剂; 静脉滴注糖皮质激素3~5天后改为口服; 必要时机械通气

4. 免疫疗法 包括特异性和非特异性免疫疗法。

(1) 特异性免疫疗法:也称脱敏疗法(或减敏疗法),是临床较常用的方法。

(2) 非特异性免疫疗法:如注射卡介苗、转移因子、疫苗等生物制品抑制变应原反应的过程。

5. 管理 哮喘患者的教育与管理,关键是让患者学会哮喘发作时简单的紧急自我处理方法。

【名师助记】

支气管哮喘相关高频考点:

1. 哮喘本质 气道慢性炎症。

2. 哮喘主要病理基础 气道高反应性。

3. 哮喘发作特点　反复发作、发作性。

4. 检查　判断气流受限是否可逆——支气管舒张试验;判断病情严重程度——动脉血气分析。

5. 支气管哮喘治疗与管理

(1) 首选短效 β_2 受体激动剂(沙、特)用于发作时。

(2) 与糖皮质激素合用的是长效 β_2 受体激动剂。

(3) 长效 β_2 受体激动剂不单独应用。

(4) 有效的抗炎药:激素(倍氯米松、布地奈德)。

(5) 重症哮喘:静脉滴注琥珀酸氢化可的松、甲泼尼龙。

(6) 无效或并发呼吸衰竭时用机械通气。

(7) 白三烯调节剂:用于过敏性鼻炎、运动性及药物性哮喘。

(8) 重度哮喘的血气分析为呼吸性酸中毒合并代谢性酸中毒,此时应用支气管舒张剂疗效不好。

(9) 抗胆碱能药不属于抗炎药,可降低迷走神经兴奋性。

(10) 哮喘患者的教育与管理,关键是让患者学会哮喘发作时简单的紧急自我处理方法。

【仿真自测】

1. 支气管哮喘的本质是

A. 细菌感染

B. 支气管痉挛

C. 副交感神经兴奋

D. 支气管分泌物增多

E. 气道慢性炎症

[答案] 1. E

2. 引起支气管哮喘时气流受限的原因不包括
   A. 气道黏膜水肿
   B. 气道壁炎症细胞浸润
   C. 腺体分泌亢进及黏液清除障碍
   D. 气道平滑肌痉挛
   E. 肺泡弹性回缩力降低及肺泡破坏、融合
3. 支气管哮喘发作的主要病理基础是
   A. 细菌感染
   B. 支气管痉挛
   C. 副交感神经兴奋
   D. 支气管分泌物增多
   E. 气道高反应引起的非特异性炎症
4. 男,21 岁。3 天前受凉后“感冒”,症状已好转。1 小时前参加篮球比赛后出现气促。查体:双肺散在哮鸣音,心率 84 次/min。该患者发病最可能的机制是
   A. 肺血管阻力增加
   B. 心力衰竭
   C. 神经调节失衡
   D. 气道高反应性
   E. 气道重构
5. 女,45 岁。间断干咳 3 年,无低热、咯血等,反复抗生素治疗无效。查体:无明显阳性体征。胸部 X 线片未见明显异常。最可能的诊断是
   A. 支原体肺炎
   B. 支气管结核
   C. 支气管扩张
   D. 咳嗽变异性哮喘
   E. 慢性支气管炎

[答案] 2. E 3. E 4. D 5. D

6. 支气管哮喘的典型临床表现是
   A. 夜间阵发性呼吸困难
   B. 吸气性呼吸困难
   C. 发作性呼吸困难
   D. 混合性呼吸困难
   E. 劳力性呼吸困难
7. 下列不属于危重哮喘表现的是
   A. 气急不能讲话　　B. 意识模糊
   C. 胸腹部矛盾呼吸　　D. pH 降低
   E. 两肺满布响亮哮鸣音
8. 女,28 岁。发作性干咳、胸闷 3 年,夜间明显,无咯血、发热。每年发作 2~3 次,1~2 周可自行缓解。近 2 天来再次出现上述症状而就诊。查体:双肺呼吸音清晰,未闻及干、湿啰音,心率 86 次/min,心脏各瓣膜听诊区未闻及杂音。胸部 X 线片未见异常。肺通气功能正常。为明确诊断,应采取的进一步检查是
   A. 支气管激发试验　　B. 支气管镜
   C. 胸部高分辨率 CT　　D. 胸部增强 CT
   E. MRI
9. 表明气流受限具有可逆性的是
   A. 第一秒用力呼气容积(FEV_1)占预计值百分比<60%
   B. 最大呼气流量(PEF)<60%
   C. 吸入沙丁胺醇后 FEV_1 增加≥12%
   D. 吸入二丙酸倍氯米松后 FEV_1 增加≥12%
   E. 支气管激发试验阳性

[答案] 6. C　7. E　8. A　9. C

10. 女,21岁。支气管哮喘发作2小时。查体:神志清楚,明显呼吸困难伴双肺广泛哮鸣音。最常见的动脉血气分析结果是
   A. 代谢性酸中毒
   B. 呼吸性酸中毒
   C. 代谢性碱中毒
   D. PaO_2 降低,$PaCO_2$ 正常或降低
   E. PaO_2 明显降低,$PaCO_2$ 明显升高
11. 支气管哮喘与心源性哮喘一时难以鉴别时,可选用的药物是
   A. 呋塞米
   B. 吗啡或哌替啶
   C. 雾化吸入 β_2 肾上腺素受体激动剂
   D. 毛花苷C
   E. 肾上腺素
12. 男,32岁。有哮喘病史。15天来发作喘憋,吸入"万托林"(β_2 受体激动剂)不能缓解来院。查体:烦躁,对话成单字说出,双肺哮鸣音,$PaCO_2$ 65mmHg,心率130次/min,多有奇脉。目前诊断为
   A. 哮喘急性发作期轻度
   B. 哮喘急性发作期中度
   C. 哮喘急性发作期重度
   D. 哮喘急性发作期危重
   E. 哮喘慢性持续期

[答案] 10. D　11. C　12. C

13. 男,35 岁。中度哮喘患者。就诊时下列指标中对于判断哮喘严重程度更为准确的是
 A. 心率加快(105 次/min)
 B. 房性期前收缩(2 次/min)
 C. 血压升高(148/91mmHg)
 D. 奇脉(10~25mmHg)
 E. 房室传导阻滞

14. 应用氨茶碱治疗支气管哮喘,既能使其发挥最好疗效,又不会产生毒性反应的最有效方法是
 A. 缓慢静脉注射
 B. 缓慢静脉滴注
 C. 与沙丁胺醇合用
 D. 与异丙托溴铵合用
 E. 血液药物浓度监测

15. 女,34 岁。哮喘患者,平时规律吸入激素,偶有需要使用短效 β_2 受体激动剂治疗,症状控制较满意。近来过敏性鼻炎发作,喘息症状出现波动。此时为加强抗炎效果,宜首先选择的药物是
 A. 茶碱缓释片
 B. 长效 β_2 受体激动剂
 C. 白三烯受体调节剂
 D. 口服激素
 E. H_1 受体拮抗剂

(16~17 题共用题干)

女,48 岁。反复咳嗽、胸闷、气喘 30 年。平素口服氨茶碱及“止咳祛痰”中药治疗,症状控制不理想。

[答案] 13. D 14. E 15. C

近1周来症状再次出现。查体：P 86次/min，R 24次/min，双肺可闻及散在哮鸣音。诊断为“支气管哮喘”。动脉血气分析：pH 7.46，$PaCO_2$ 32mmHg，PaO_2 64mmHg，HCO_3^- 19.3mmol/L。

16. 该患者目前血气分析结果提示低氧血症合并
    A. 呼吸性碱中毒
    B. 代谢性酸中毒
    C. 代谢性碱中毒
    D. 呼吸性酸中毒
    E. 呼吸性碱中毒合并代谢性酸中毒
17. 对该患者首选的药物治疗是
    A. 吸入短效 β_2 受体激动剂
    B. 联合吸入糖皮质激素及长效 β_2 受体激动剂
    C. 口服糖皮质激素
    D. 吸入长效 β_2 受体激动剂
    E. 口服茶碱类药物

第四节 支气管扩张

【自测摸底】

女，17岁。反复发作咳嗽、咳痰10年。近3年反复咯血，最多一次量约200ml。现胸部CT示左下叶肺萎缩，可见囊柱状支气管扩张影像。最佳治疗方案是
A. 吸氧、止血治疗
B. 抗感染治疗
C. 解痉、化痰
D. 左肺下叶切除
E. 体位排除

［答案］16. E 17. A

【名师精讲】

（一）概述

支气管扩张是指各种原因导致的支气管结构破坏，引起支气管异常和持久性扩张。支气管扩张大多继发于急、慢性呼吸道感染和支气管阻塞。主要临床表现为慢性咳嗽，咳大量脓性痰和/或反复咯血。

（二）病因和发病机制

1. 病因　主要是支气管-肺组织感染和支气管阻塞，两者相互影响，促使支气管扩张的发生和发展。感染最常见的细菌是铜绿假单胞菌。

2. 发病机制　多种疾病可损伤宿主气道清除功能和防御功能，使气道更容易发生感染和炎症。细菌反复感染又使气道逐渐扩大，形成瘢痕并扭曲变形。支气管壁因水肿、炎症和新血管形成而变厚。非结核分枝杆菌也可导致支气管扩张。

（三）临床表现

1. 症状

（1）慢性咳嗽、大量脓痰：急性感染发作时，黄绿色脓痰量每日可达数百毫升，痰液收集于玻璃瓶中静置后可分出三层：上层为泡沫，下悬脓性成分；中层为混浊黏液；下层为坏死组织沉淀物。若合并有厌氧菌感染，则咳脓臭痰。

（2）反复咯血：咯血量与病情严重程度、病变范围有时不一致。临床上也有以反复咯血为唯一症状的"干性支气管扩张"，其病变多位于引流良好的上叶支气管。

（3）反复肺部感染：主要表现为同一肺段反复发生肺炎并迁延不愈，主要考虑为扩张的支气管清除分泌物的功能丧失，引流差所致。

（4）慢性感染中毒症状：长期反复感染，可出现发热、乏力、食欲减退、消瘦、贫血等，儿童可影响发育。

2. 体征 早期或干性支气管扩张可无异常肺部体征,病变重或继发感染时常可在下胸部、背部闻及固定而持久的局限性粗湿啰音,有时可闻及哮鸣音,部分慢性患者伴有杵状指(趾)。

(四)辅助检查

1. 影像学检查 是诊断支气管扩张的重要检查。

(1)胸部X线片:早期轻症患者常无特殊发现,或仅有一侧或双侧下肺纹理局部增多及增粗现象。支气管柱状扩张典型的X线表现是轨道征,为增厚的支气管壁影。囊状扩张特征性改变为卷发样阴影,表现为粗乱肺纹理中有多个不规则的蜂窝状透亮阴影,感染时阴影内出现气液平面。

(2)胸部CT:可显示管壁增厚的柱状扩张或成串成簇的囊状改变。高分辨率CT(HRCT)较常规CT具有更高的空间和密度分辨力,它能够显示次级肺小叶为基本单位的肺内细微结构,已基本取代支气管造影,作为确诊支气管扩张的重要依据。

2. 纤维支气管镜检查 可发现部分患者的出血部位或阻塞原因。还可进行局部灌洗,取灌洗液做细菌学和细胞学检查,有助于诊断与治疗。

3. 细菌学检查 包括痰液涂片染色以及痰液细菌培养,有利于指导抗生素治疗。

(五)诊断

根据慢性咳嗽、大量脓痰、反复咯血和既往有诱发支气管扩张的呼吸道反复感染病史,肺部闻及固定而持久的局限性粗湿啰音体征,结合影像学检查,尤其是胸部CT或HRCT可明确诊断。

(六)治疗

1. 治疗基础疾病。

2. 控制感染 急性感染发作时,如痰量增加,或咳黄绿色脓痰,须应用抗生素治疗。初始治疗时可给予经验性治疗，如轻症患者一般可选用口服阿莫西林或第一、第二代头孢菌素；重症患者特别是假单胞菌属细菌感染者，须选用抗假单胞菌抗生素，如头孢他啶、头孢吡肟和亚胺培南等；如有厌氧菌混合感染，加用甲硝唑或替硝唑，或克林霉素。

3. 改善气流受限　支气管扩张剂可改善气流受限，并协助清理气道分泌物。

4. 清除气道分泌物　给予祛痰药的同时，加以振动、拍背及体位引流等物理治疗有利于清除气道分泌物，保持呼吸道引流通畅，可减少继发感染和减轻全身中毒症状。

5. 咯血的处理　小量咯血，给予对症治疗；中等量咯血，给予垂体后叶素止血；大量咯血，多见于支气管动脉破裂，经药物治疗不能缓解、反复发生威胁生命的大咯血，可考虑外科手术或支气管动脉栓塞术治疗。

(1) 手术：用于反复感染、反复大咯血、内科治疗不理想，但范围局限、全身情况良好者。

(2) 支气管动脉栓塞术：用于范围不局限者。

【名师助记】

支气管扩张相关高频考点：

1. 病因　支气管-肺组织感染和支气管阻塞。致病菌多为铜绿假单胞菌。

2. 表现　慢性咳嗽、大量脓痰、反复(题眼)咯血、固定持久粗湿啰音、杵状指(趾)。

3. 干性支气管扩张特点　咯血，病变在左上肺。

4. 确诊——HRCT；确定病变部位——造影。

5. 治疗

(1) 积极抗感染及引流：口服阿莫西林，铜绿假单胞菌感染用第三代头孢菌素——头孢他啶。

(2) 改善气流受限：支气管扩张剂。

(3) 咯血处理：小量——对症；中等量——垂体

后叶素;大量——内科治疗无效,考虑介入栓塞或手术。

【仿真自测】

1. 支气管扩张患者因感染反复加重多次住院,再次因感染加重行抗感染治疗时,应特别注意覆盖的病原体是
   A. 肠杆菌
   B. 耐甲氧西林金黄色葡萄球菌
   C. 军团菌
   D. 铜绿假单胞菌
   E. 耐青霉素肺炎链球菌
2. 支气管扩张引起大咯血的原因主要为
   A. 支气管动脉先天性解剖畸形
   B. 支气管动脉与肺动脉终末支扩张血管瘤破裂
   C. 合并重度支气管炎
   D. 支气管发生囊性扩张
   E. 支气管黏膜溃疡
3. 男,43 岁。反复咳嗽、咳脓痰 10 年,加重 5 天入院。吸烟史 15 年,已戒 10 年。查体:右下肺可闻及较多湿啰音及少量哮鸣音。可见杵状指。胸部 X 线片示右下肺纹理增粗、紊乱。该患者应首先考虑的诊断是
   A. 支气管结核
   B. 支气管哮喘
   C. 慢性阻塞性肺疾病
   D. 支气管扩张
   E. 支气管肺癌

[答案] 1. D 2. B 3. D

4. 男,50 岁。咳嗽、间断咯血 3 个月,咳大量脓痰伴发热 1 周来诊。吸烟史 30 年。胸部 X 线片示左下肺阴影伴空洞,洞壁厚薄不一,有气液平面。诊断为肺脓肿。该患者应首先考虑的基础疾病是
   A. 肺结核　　B. 肺血管炎
   C. 支气管肺癌　　D. 支气管扩张
   E. 支气管囊肿
5. 下列支气管扩张的治疗措施中不正确的是
   A. 恰当体位引流
   B. 轮换使用抗生素
   C. 禁用支气管扩张剂
   D. 积极治疗基础疾病
   E. 大咯血可考虑外科手术
6. 女,35 岁。间断咳嗽、咳痰伴咯血 20 年。行 HRCT 检查示右中叶支气管囊状扩张,其余肺叶未见异常。今日再次咯血,量约 200ml,给予静脉滴注垂体后叶素治疗,效果欠佳。该患者宜选择的最佳治疗措施为
   A. 静脉滴注鱼精蛋白
   B. 换用酚妥拉明静脉滴注
   C. 支气管动脉栓塞
   D. 支气管镜下止血
   E. 手术切除病变肺叶
7. 支气管扩张合并咯血时治疗一般不主张应用
   A. 抗生素　　B. 止血药
   C. 镇咳药　　D. 支气管舒张药
   E. 镇静药

[答案] 4. D　5. C　6. E　7. C

8. 属于支气管扩张手术治疗禁忌证的是
   A. 双下肺均存在局限性支气管扩张病变
   B. 合并反复感染
   C. 窦性心动过缓,阿托品试验(+)
   D. 合并大咯血
   E. 合并肺源性心脏病

第五节 肺 炎

【自测摸底】

1. 男,35岁。高热伴咳嗽、咳痰3天。查体:右上肺语颤增强,闻及湿啰音和支气管呼吸音。实验室检查:血白细胞 $12.0\times10^9/L$,中性粒细胞占80%。最可能的诊断是
   A. 急性支气管炎
   B. 细菌性肺炎
   C. 肺结核
   D. 支原体肺炎
   E. 病毒性肺炎
2. 男,45岁。发热、咳嗽、咳脓痰2天。查体:体温38.5℃,双下肺可闻及湿啰音。痰涂片革兰氏染色示阳性球菌成簇分布。胸部X线片示双下肺炎症影,其中可见多个透亮区。该患者最可能感染的病原体是
   A. 厌氧菌
   B. 卡他莫拉菌
   C. 军团菌
   D. 肺炎链球菌
   E. 金黄色葡萄球菌

[答案] 8. E

【名师精讲】

一、概述

肺炎是指终末气道、肺泡和肺间质的炎症，可由病原微生物、理化因素、免疫损伤、过敏及药物所致。细菌性肺炎是最常见的肺炎。肺炎的发生取决于病原体和宿主的因素。

（一）肺炎的分类

1. 解剖分类

（1）大叶性肺炎：病原体先在肺泡引起炎症，经肺泡间 Cohn 孔向其他肺泡扩散，致使部分或整个肺段、肺叶发生炎症改变。典型者表现为肺实质炎症，通常并不累及支气管。致病菌多为肺炎链球菌。

（2）小叶性肺炎：病原体经支气管入侵，引起细支气管、终末细支气管及肺泡炎症，常继发于其他疾病。其病原体有肺炎链球菌、葡萄球菌、病毒、肺炎支原体及军团菌等。

（3）间质性肺炎：以肺间质为主的炎症，多由支原体、衣原体、病毒或肺孢子菌等引起。X 线片通常表现为一侧或双侧肺下部的不规则条索状阴影，从肺门向外伸展，可呈网状，其间可有小片肺不张阴影。

2. 病因分类　主要有细菌性肺炎、非典型病原所致肺炎、病毒性肺炎、真菌性肺炎、其他病原体所致肺炎、理化因素所致的肺炎。

3. 患病环境分类　是目前应用最多的分类法。

（1）社区获得性肺炎（CAP）：是指在医院外罹患的感染性肺实质炎症。常见病原体为肺炎链球菌、流感嗜血杆菌、卡他莫拉菌和非典型病原体。

（2）医院获得性肺炎（HAP）：亦称医院内肺炎（NP），是指患者入院时不存在，也不处于潜伏期，而于入院 48 小时后在医院（包括老年护理院、康复院）内发生的肺炎。呼吸机相关性肺炎（VAP）和卫生保健相关性肺炎(HCAP)也归属于 HAP。

1）无感染高危因素(无基础疾病,无前期使用抗生素,住院时间短等)患者的常见病原体依次为肺炎链球菌、流感嗜血杆菌、金黄色葡萄球菌、大肠埃希菌、肺炎克雷伯菌等。

2）有感染高危因素(有基础疾病,前期使用过抗生素,住院时间长等)患者的常见病原体依次为金黄色葡萄球菌、铜绿假单胞菌、肠杆菌属、肺炎克雷伯菌等。

（二）临床表现

1. 症状　肺炎的症状主要决定于宿主和病原体的状态。常见症状有咳嗽、咳痰、胸痛伴发热,严重者有呼吸困难。

2. 体征　主要体征为肺部实变体征,但早期可无明显异常体征。

（三）肺炎严重程度评估及诊断标准

1. 肺炎严重程度　取决于:①局部炎症程度;②肺部炎症播散;③全身炎症反应程度。

2. 重症肺炎诊断标准　符合下列 1 项主要标准或≥3 项次要标准者可诊断为重症肺炎。

(1）主要标准:①需要气管插管行机械通气治疗;②脓毒症休克经积极液体复苏后仍需要血管活性药物治疗。

(2）次要标准:①呼吸频率≥30 次/min;②氧合指数(PaO_2/FiO_2)≤250mmHg;③多肺叶浸润;④意识障碍/定向障碍;⑤血尿素氮(BUN)≥7.14mmol/L;⑥收缩压<90mmHg 需要积极的液体治疗。

（四）治疗

抗感染治疗是肺炎治疗的最主要环节,抗生素治疗后 48~72 小时应对病情进行评价。如用药 72 小时后症状无改善,主要原因可能为:①药物未能覆盖致病菌,或细菌耐药;②特殊病原体感染,如结核分枝杆菌、真菌、病毒等；③出现并发症或存在影响疗效的宿主因素（如免疫抑制）；④非感染性疾病误诊为肺炎；⑤药物热。

二、肺炎链球菌肺炎

（一）概述

肺炎链球菌肺炎是由肺炎链球菌（或称肺炎球菌）所引起的肺炎，约占社区获得性肺炎的半数。

（二）病因和发病机制

1. 病因　主要由肺炎链球菌感染所致。肺炎链球菌为革兰氏染色阳性球菌，多成双或短链排列，可分为 86 个血清型。成人致病菌中以第 3 型毒力最强。

2. 发病机制　肺炎链球菌不产生毒素，不引起原发性组织坏死或形成空洞。其致病力是由于多糖荚膜对组织的侵袭作用。

（三）临床表现

1. 症状　典型症状为发热、胸痛、咳铁锈色痰。特征表现：①发病前常有受凉淋雨、疲劳、醉酒、病毒感染等诱因；②起病多急骤，高热、寒战，数小时内体温升至 39~40℃，或呈稽留热，全身肌肉酸痛；③胸痛，并可放射至肩部或腹部；④咳嗽、咳痰，但痰少，可带血或呈铁锈色；⑤食欲缺乏，偶有恶心、呕吐、腹痛或腹泻，可被误诊为急腹症。目前典型症状并不多见。

2. 体征　呈急性热病容，口角及鼻周可有单纯疱疹。有感染中毒症者，可出现皮肤、黏膜出血点，巩膜黄染。早期肺部可无明显异常体征。肺实变时叩诊呈浊音，语音震颤增强并可闻及支气管呼吸音。消散期可闻及湿啰音。重症患者有肠胀气，上腹部压痛多与炎症累及膈胸膜有关。

严重感染伴发休克、急性呼吸窘迫综合征等时，可有血压降低、四肢厥冷、多汗、神志模糊、烦躁、呼吸困难、嗜睡、谵妄、昏迷等。病变累及胸膜时，可有胸膜炎或胸腔积液体征。

本病自然病程为1~2周，使用有效的抗菌药物后体温可在1~3天内恢复正常。

（四）辅助检查

1. 实验室检查

（1）血白细胞计数升高，达(10~20)×10^9/L，中性粒细胞多在80%以上，并有核左移，细胞内可见中毒颗粒。年老、免疫功能低下者白细胞计数可正常或降低，但中性粒细胞的百分比仍高。

（2）痰涂片(革兰氏染色)镜检，可发现典型的革兰氏染色阳性、带荚膜的双球菌或链球菌。

（3）痰培养可以确定病原体。

（4）血培养，10%~20%合并菌血症的患者可培养出肺炎链球菌。

（5）合并胸腔积液者宜进行胸腔积液培养。

2. 胸部X线检查　早期仅见肺纹理增粗或受累的肺段、肺叶稍模糊。随着病情进展，肺泡内充满炎性渗出物，表现为大片炎症浸润阴影或实变影，在实变阴影中可见支气管充气征，肋膈角可有少量胸腔积液。在消散期，X线片显示炎症浸润逐渐吸收，可有片状区域吸收较快，呈现“假空洞”征，多数病例在起病3~4周后才完全消散。老年患者病灶消散较慢，容易出现吸收不完全而成为机化性肺炎。

（五）诊断与鉴别诊断

根据典型症状与体征，结合胸部X线检查，可作出初步诊断，确诊本病的主要依据是病原菌检测。但由于临床表现常不典型，需与其他疾病鉴别(参见本节概述)。

（六）并发症

主要并发症有感染性休克、胸膜炎、脓胸、心包炎、脑膜炎和关节炎，但目前均较少见。

（七）治疗

1. 抗菌药物治疗　首选抗生素为青霉素 G；对青霉素过敏者，可用喹诺酮类左氧氟沙星、莫西沙星等，以及头孢噻肟或头孢曲松等药物；对耐青霉素或多重耐药菌株感染者，可选用万古霉素、替考拉宁等。

2. 支持疗法　患者应卧床休息，注意补充足够蛋白质、热量及维生素。密切监测病情变化，注意防治休克。不用阿司匹林或其他解热药，以免过度出汗、脱水及干扰真实热型。烦躁不安、谵妄、失眠者，酌情采用地西泮或水合氯醛，禁用抑制呼吸的镇静药。

3. 并发症的处理　经抗菌药物治疗后，高热常在 24 小时内消退，或数天内逐渐下降。若体温降而复升或 3 天后仍不下降，应积极寻找可能发生的并发症，如脓胸、心包炎或关节炎等，除此之外，还应考虑存在耐青霉素的肺炎链球菌（PRSP）或混合细菌感染、药物热或并存其他疾病。

【名师助记】

肺炎链球菌肺炎相关高频考点：

1. 病因和发病机制　主要致病菌为肺炎链球菌，靠荚膜致病。

2. 症状　发热、胸痛、咳铁锈色痰。

3. 体征　触觉语颤增强，叩诊呈浊音，可闻及管状呼吸音、湿啰音。

4. X 线片　大片炎症浸润阴影或实变影。

5. 并发症　严重感染伴发休克。

6. 治疗及病程　首选青霉素，耐药可选喹诺酮类（沙星类）或第三代头孢菌素（头孢曲松）。自然病程 1~2 周，热退后 3 天停药。

7. 注意　肺炎链球菌肺炎不引起气管移位。

三、葡萄球菌肺炎

（一）概述

葡萄球菌肺炎是由葡萄球菌引起的急性肺化脓性炎症。葡萄球菌肺炎至今仍为病死率较高的肺炎。

（二）病因和发病机制

葡萄球菌为革兰氏染色阳性球菌，包括凝固酶阳性的葡萄球菌（主要为金黄色葡萄球菌）和凝固酶阴性的葡萄球菌（如表皮葡萄球菌和腐生葡萄球菌等）。感染途径包括经呼吸道吸入和经血液循环抵达肺部两种。金黄色葡萄球菌凝固酶为阳性，是化脓性感染的主要原因，但其他凝固酶阴性的葡萄球菌亦可引起感染。尤其值得注意的是凝固酶阴性葡萄球菌、耐甲氧西林金黄色葡萄球菌（MRSA）感染也在不断增加。

（三）临床表现

1. 症状　多急骤起病，寒战、高热（体温多高达39~40℃），胸痛，咳脓性痰，痰量多，带血丝或呈脓血状。全身肌肉、关节酸痛，体质衰弱，精神萎靡等毒血症状明显，病情严重者可早期出现周围循环衰竭。院内感染者通常起病较隐袭，体温逐渐上升。老年人症状可不典型。血源性葡萄球菌肺炎常有皮肤伤口、疖、痈和静脉导管置入等，或有静脉吸毒史，咳脓性痰较少见。

2. 体征　早期可无体征，常与严重的中毒症状和呼吸道症状不平行，其后可出现两肺散在湿啰音。病变较大或融合时可有肺实变体征。并发气胸或脓气胸时有相应体征。血源性葡萄球菌肺炎还可有肺外病灶，静脉吸毒者多有三尖瓣赘生物，可闻及心脏杂音。

（四）辅助检查

1. 外周血检查　白细胞计数明显升高，中性粒细胞比例升高。

2. 胸部X线片　显示肺段或肺叶实变，可形成空洞，或呈小叶状浸润，其中有单个或多发的液气囊腔是其重要特征，且气囊影的形态和位置易变。一般经2~4周治疗后病变逐渐消散至完全消失，或遗留少许条索状阴影或肺纹理增多等。

（五）诊断

根据全身毒血症状，咳嗽、咳脓血痰，白细胞计数升高、中性粒细胞比例增加，可见核左移和中毒颗粒以及胸部X线片表现，可作出初步诊断。细菌学检查是确诊的依据。

（六）治疗

1. 强调早期引流原发病灶，选用敏感的抗菌药物。

2. 选用耐青霉素酶的半合成青霉素或头孢菌素，如苯唑西林钠、氯唑西林、头孢呋辛钠等，联合氨基糖苷类如阿米卡星等亦有较好疗效。

3. 对于耐甲氧西林金黄色葡萄球菌（MRSA）感染，则应选用万古霉素、替考拉宁、利奈唑胺等。

四、肺炎克雷伯菌肺炎

（一）概述

肺炎克雷伯菌肺炎是由肺炎克雷伯菌引起的急性肺部炎症，多见于老年、营养不良、慢性阻塞性肺疾病及全身衰竭的患者，预后差，病死率高。

（二）病因和发病机制

肺炎克雷伯菌常寄生在人体的上呼吸道和肠道。该菌具有荚膜，在肺泡内生长繁殖时，可引起组织坏死、液化，形成单个或多个脓肿，若病变累及胸膜或心包，可引起渗出性或脓性积液。当机体抵抗力降低时，该菌途经呼吸道进入肺内引起大叶或小叶融合性病变，以上叶多见。另外，由于病灶中渗出液黏稠而重，常致叶间裂下坠。

（三）临床表现

1. 症状 急性起病，高热、咳嗽、咳痰和胸痛。常伴有畏寒、气急、心悸，可早期出现休克。痰呈黏稠脓性，量多，带血，典型痰呈砖红色、胶冻状。

2. 体征 可有全身衰竭、呼吸急促、发绀。肺部呼吸音减弱，可闻及湿啰音，或有肺不张体征。

（四）辅助检查

1. 血常规 血白细胞计数升高，中性粒细胞比例升高，核左移，严重者白细胞计数可正常或降低。

2. 痰直接涂片镜检 可见有荚膜包围的短粗革兰氏染色阴性杆菌的典型表现。

3. 痰、血、胸腔积液培养 可有部分阳性结果。

4. 胸部X线片 肺叶实变，多为右肺上叶、双肺下叶，可有多发性蜂窝状脓肿，可见叶间裂下坠。

（五）诊断与鉴别诊断

根据典型症状与体征，结合胸部X线检查，可作出初步诊断，确诊本病的主要依据是病原菌检测。对老年体弱患者的急性肺炎应特别警惕，并应与其他肺炎鉴别。

（六）治疗

初期经验治疗，可用第三代头孢菌素联合氨基糖苷类抗生素，待细菌培养结果明确后调整抗生素治疗。

五、肺炎支原体肺炎

（一）概述

肺炎支原体肺炎是由肺炎支原体引起的呼吸道和肺部的急性炎症改变，常同时有咽炎、支气管炎和肺炎。

（二）病因和发病机制

肺炎支原体是介于细菌和病毒之间，兼性厌氧，能独立生活的最小微生物。感染途径主要是通过呼吸道吸入,感染后常有 2~3 周的潜伏期。病原体通常存在于纤毛上皮之间,不侵入肺实质,通过细胞膜上神经氨酸受体位点,吸附于宿主呼吸道上皮细胞表面,抑制纤毛活动与破坏上皮细胞,形成支气管肺炎或间质性肺炎、细支气管炎。儿童及青年人患病较多,婴儿间质性肺炎亦应考虑本病的可能。

(三)临床表现

1. 症状　起病较缓慢,多有咽痛、咳嗽、发热、头痛、肌痛、耳痛、腹泻、食欲缺乏、乏力等。咳嗽常为阵发刺激性呛咳,或有少量黏液。发热可持续 2~3 周,体温恢复正常后可能仍有咳嗽。偶伴有胸骨后疼痛。

2. 体征　可见咽部充血,儿童偶可并发鼓膜炎或中耳炎,颈淋巴结肿大。皮肤可见斑丘疹和多形红斑。胸部可无明显体征。

(四)辅助检查

1. 血常规　血白细胞总数正常或略增高,以中性粒细胞为主。

2. 冷凝集试验　起病 2 周后测定可阳性,若滴定效价大于 1∶32,更有诊断价值。

3. 血清支原体 IgM 抗体测定　阳性(酶联免疫吸附试验最敏感,免疫荧光法特异性强,间接血凝法较实用)。

4. 直接检测标本中肺炎支原体抗原　可用于临床早期快速诊断。

5. 胸部 X 线片　表现为肺部多种形态的浸润影,呈节段性分布,以肺下野多见,或从肺门附近向外伸展。病变常经 3~4 周后自行消散。部分患者出现少量胸腔积液。

(五)诊断与鉴别诊断

综合临床表现、胸部 X 线片表现及血清学检查结果可作出诊断。培养分离出肺炎支原体可确诊，但由于检出率较低，所需时间长，因此临床少用，而仍以血清学试验作为诊断参考依据。本病需与病毒性肺炎、军团菌肺炎、肺嗜酸性粒细胞浸润症等鉴别。

（六）治疗

可选用大环内酯类抗生素如红霉素、罗红霉素、阿奇霉素，以及喹诺酮类抗菌药物如左氧氟沙星和莫西沙星等。因肺炎支原体无细胞壁，青霉素或头孢菌素类等抗生素无效。对剧烈呛咳者，应适当给予镇咳药。

六、病毒性肺炎

（一）概述

病毒性肺炎是由上呼吸道病毒感染向下蔓延所致的肺部炎症，约占需住院的社区获得性肺炎的 8%。儿童或老年人易发生重症病毒性肺炎，病情较重，甚至死亡。近年来还出现具有流行病学特点的 H1N1 流感病毒、高致病性禽流感病毒等所致的病毒性肺炎，病情进展快，可出现呼吸衰竭、多脏器功能不全或衰竭，进而导致死亡。

（二）病因和发病机制

引起成人肺炎的常见病毒为甲型、乙型流感病毒，腺病毒，副流感病毒，呼吸道合胞病毒和冠状病毒等。免疫抑制宿主为疱疹病毒和麻疹病毒的易感者，骨髓移植和器官移植受者易患疱疹病毒和巨细胞病毒肺炎。单纯病毒性肺炎多为间质性肺炎，病变吸收后可留有肺纤维化。

（三）临床表现

1. 有季节性，起病较急。在急性流感症状尚未消退时，即出现咳嗽、痰少或白色黏液痰、咽痛等呼吸道症状，发热、头痛、全身酸痛、倦怠明显。重症者表现为呼吸困难、嗜睡、精神萎靡，甚至发生休克、心力衰竭、呼吸衰竭等。

2. 一般无明显胸部体征，病情严重者有呼吸浅速、心率加快、发绀及肺部干、湿啰音。

3. 白细胞计数正常、稍高或偏低，红细胞沉降率（血沉）通常在正常范围。

4. 痰涂片所见的白细胞以单核细胞居多，痰培养常无致病菌生长。

5. 胸部X线检查可见肺纹理增多，小片状浸润或广泛浸润，病情严重者显示双肺弥漫性结节性浸润，随病情发展可出现肺泡实变或融合，呈小片状浸润，甚至大片致密影如“白肺”。

（四）诊断

病毒性肺炎的诊断依据为临床症状及X线片改变，确诊则有赖于病原学检查。

（五）治疗

1. 病毒性肺炎以对症治疗为主，原则上不宜应用抗生素预防细菌感染。目前，抗病毒治疗特异性较强的药物有：①流感病毒感染早期（48小时内）选用金刚烷胺（金刚胺）、神经氨酸酶抑制剂（奥司他韦）；②疱疹病毒、水痘病毒感染可选用阿昔洛韦（无环鸟苷）；③巨细胞病毒感染选用更昔洛韦；④呼吸道合胞病毒、腺病毒、副流感病毒、流感病毒感染可选用利巴韦林（三氮唑核苷、病毒唑）。

2. 有典型流感症状（发热、肌痛、全身不适和呼吸道症状）、发病小于2天的高危患者及处于流感流行期时，考虑联合应用抗病毒治疗。

【名师助记】

肺炎相关高频考点：

各类肺炎的鉴别见表1-6。

表 1-6 各类肺炎的鉴别

鉴别要点	肺炎链球菌肺炎	葡萄球菌肺炎	肺炎克雷伯菌肺炎	肺炎支原体肺炎
痰	铁锈色痰	黏稠痰或脓血痰	砖红色胶冻样痰	咳嗽突出，不引起休克、空洞，症状不特异
X 线片	肺叶或肺段实变	液气囊腔，伴肺脓肿、脓胸	叶间裂弧形下坠，蜂窝状改变	肺部多种形态的浸润影，呈节段性分布，以肺下野多见，或从肺门附近向外伸展
首选药	青霉素 G，耐药时可选用喹诺酮类药物、头孢曲松	耐青霉素酶的半合成青霉素或头孢菌素，对于 MRSA 感染，可选用万古霉素、替考拉宁	第三代头孢菌素+氨基糖苷类药物	大环内酯类药物，如红霉素

【仿真自测】

1. 下列不符合大叶性肺炎特点的描述是
   A. 大多数由肺炎球菌引起
   B. 常伴有急性支气管炎
   C. 可以合并肺脓肿
   D. 大叶性肺炎是纤维素性炎
   E. 自然病程可以分期
2. 既往身体健康的成年人,社区获得性肺炎的常见病原不包括
   A. 肺炎链球菌　　B. 肺炎支原体
   C. 肺炎衣原体　　D. 流感嗜血杆菌
   E. 铜绿假单胞菌
3. 医院获得性肺炎中,病原体进入肺组织引发肺炎最主要的感染途径是
   A. 飞沫(气溶胶)吸入　　B. 血源性播散
   C. 胃食管反流物误吸　　D. 口咽部分泌物吸入
   E. 污染空气吸入
4. 肺炎链球菌肺炎出现机化性肺炎是由于
   A. 合并混合感染
   B. 合并肺外感染
   C. 没有应用抗生素雾化吸入
   D. 肺泡内纤维蛋白没有完全吸收
   E. 细菌毒力大
5. 关于肺炎链球菌肺炎的病理生理过程,下列叙述不正确的是
   A. 病变开始于肺的外周
   B. 经 Cohn 孔扩散
   C. 首先引起肺泡壁水肿
   D. 分为充血期、红色肝变期、灰色肝变期、消散期四期
   E. 引起原发性组织坏死并形成空洞

[答案] 1. B　2. E　3. D　4. D　5. E

6. 男,20 岁。寒战、高热、咳嗽、咳少量黏痰、痰中略带血 3~4 天。因气急、发绀、休克死亡,尸检病理切片见肺泡内充满红细胞、白细胞和浆液性渗出,但肺泡壁尚完整。最可能的诊断为
   A. 坏死性肺炎　B. 肺炎链球菌肺炎
   C. 干酪性肺炎　D. 肺不张合并感染
   E. 肺梗死
7. 常见异常支气管呼吸音的情况是
   A. 肺实变　B. 胸膜增厚
   C. 气胸　D. 气道阻塞
   E. 胸腔积液
8. 以下提示重症肺炎诊断的依据是
   A. 血压 80/50mmHg　B. 心率 90 次/min
   C. 胸痛,烦躁不安　D. 畏寒,高热
   E. 呼吸频率 26 次/min
9. 肺炎链球菌肺炎患者对青霉素过敏,宜选用的有效抗菌药物是
   A. 庆大霉素　B. 阿米卡星
   C. 链霉素　D. 左氧氟沙星
   E. 阿莫西林
10. 女,22 岁,受凉后出现寒战、发热、咳嗽、咳少许黏痰 3 天,自服“感冒药”(不详)后热退。查体:T 39.5℃。急性病容,右肺呼吸音减弱,语音震颤增强。血 WBC 13.4×10^9/L,N 0.87。胸部 X 线片显示右下肺大片状模糊影。该患者抗感染治疗不宜首选的是
   A. 青霉素　B. 左氧氟沙星
   C. 阿莫西林　D. 阿米卡星
   E. 头孢曲松

[答案] 6. B　7. A　8. A　9. D　10. D

11. 女,53岁。寒战、高热1周,咳少量脓血痰。查体:T 39.4℃。右下肺散在湿啰音。血WBC 15.3×10^9/L,N 0.96。胸部X线片示右下肺叶实变阴影伴小空洞形成。该患者感染的病原菌最可能是
A. 结核分枝杆菌
B. 肺炎链球菌
C. 铜绿假单胞菌
D. 金黄色葡萄球菌
E. 流感嗜血杆菌

12. 女,78岁,离休干部。患COPD 40年,近半年来加重,长期住院。近3天来有畏寒、高热、咳嗽、咳黏稠痰、气急。查体:T 38.8℃。呼吸急促、发绀,肺部可闻及湿啰音。痰培养为正常口腔菌。胸部X线检查示右肺上叶实变影伴叶间裂下坠。该患者治疗应选择的药物是
A. 万古霉素
B. 苯唑西林
C. 庆大霉素+利福平
D. 阿米卡星+红霉素
E. 阿米卡星+头孢西丁

13. 男,16岁。低热、咳嗽、咽部不适2周。血WBC 10×10^9/L。胸部X线片示两肺下部网状及按小叶分布的斑片状浸润影。患者最可能的诊断是
A. 支原体肺炎
B. 病毒性肺炎
C. 军团菌肺炎
D. 肺炎链球菌肺炎
E. 浸润性肺结核

14. 不符合肺炎支原体肺炎X线片改变的是
A. 间质性肺炎改变
B. 均质性片状阴影
C. 支气管肺炎改变
D. 多发空洞
E. 肺门阴影增浓

[答案] 11. D 12. E 13. A 14. D

15. 女,24 岁。1 周前从外地旅游返家,4 天前出现寒战、高热伴咳嗽、呼吸困难。查体:呼吸 30 次/min。口唇发绀,双肺呼吸音粗糙。血 WBC 3.2×10^9/L。胸部 X 线片示双肺毛玻璃样阴影。该患者最可能感染的病原体是
A. 肺炎链球菌　B. 肺炎克雷伯菌
C. 金黄色葡萄球菌　D. 念珠菌
E. 病毒

第六节　肺　结　核

【自测摸底】

1. 男,32 岁。咳嗽 1 月余,伴低热、痰中带血 10 天。胸部 X 线片示右肺上叶尖段炎症,伴有空洞形成。最可能的诊断是
A. 肺脓肿　B. 浸润性肺结核
C. 支气管扩张　D. 癌性空洞伴感染
E. 金黄色葡萄球菌肺炎
2. 女,28 岁,工人。发热、干咳 1 个月,发病时胸部 X 线片示肺纹理增多。先后使用“青霉素”“头孢菌素”抗感染治疗半月余症状未见好转。查体:T 39.8℃。消瘦,双侧颈部可触及多个成串小淋巴结,双肺未闻及干、湿啰音。PPD 试验(-)。胸部 X 线片示双肺弥漫分布直径约 2mm 的小结节影。该患者最可能的诊断是
A. 病毒性肺炎
B. 过敏性肺炎
C. 急性血行播散性肺结核
D. 细菌性肺炎
E. 真菌性肺炎

[答案] 15. E

【名师精讲】

（一）概述

肺结核是由结核分枝杆菌侵犯肺组织所致。特征性病理改变为结核结节和干酪样坏死。临床可有低热、盗汗、纳差、乏力、消瘦等全身结核中毒症状及咳嗽、咯血、胸痛等呼吸系统表现。

（二）临床表现

1. 症状　常见有全身结核中毒症状，如低热、盗汗、乏力、食欲缺乏和体重减轻等，育龄女性可有月经不调或闭经。主要呼吸道症状为咳嗽、咳痰和咯血，以干咳为主；有空洞形成时，痰量增多，若合并细菌感染，痰可呈脓性；若合并支气管结核，表现为刺激性咳嗽。约1/3的患者有咯血，但多为少量咯血。若病变累及胸膜，可有胸膜性胸痛，出现大量胸腔积液时，可有呼吸困难。少数青少年女性患者可有类似风湿热样表现，称为结核性风湿症。

2. 体征　病变范围较小时，肺部可无体征。渗出性病变范围较大或干酪样坏死时，可有肺实变体征，即触诊语音震颤增强，叩诊呈浊音，听诊可闻及支气管呼吸音或细湿啰音。当有较大范围的纤维条索形成时，气管向患侧移位，患侧胸廓塌陷，叩诊呈浊音，听诊呼吸音减弱并可闻及湿啰音。结核性胸膜炎时有胸腔积液体征。支气管结核可有局限性哮鸣音。有结核性风湿症者，可在四肢大关节附近有间歇性结节性红斑或环形红斑。

（三）辅助检查

1. 胸部X线检查　可早期发现并进行肺结核分类。

2. 痰结核分枝杆菌检查　是确诊肺结核病的主要方法，也是制订化疗方案和考核治疗效果的主要依据。痰涂片抗酸染色检查是简单、快速、易行和可靠的方法，但由于非结核分枝杆菌亦可出现阳性结果，因此还需进行痰培养，痰培养出结核分枝杆菌常作为结核病诊断的“金标准”。

3. 结核菌素试验　目前世界卫生组织及国际防痨和肺病联合会推荐使用的结核菌素为纯蛋白衍化物(PPD)。

(1) 注射方法：选择 PPD 0.1ml(5U)于左或右前臂内侧行皮内注射。注射后在穿刺处周围皮肤将出现红晕、硬结反应，注射 48~72 小时后测量和记录反应面积，观察皮肤局部反应结果。

(2) 结果判断：我国规定以硬结为判断标准。硬结直径≤5mm 为阴性(-)，5~9mm 为一般阳性(+)，10~19mm 为中度阳性(++)，≥20mm 或虽不足 20mm 但有水疱或坏死为强阳性(+++)。

(3) 临床意义：①阴性，常见于未曾感染过结核分枝杆菌或还处于感染早期(4~8 周)或血行播散性肺结核等重症结核病患者、使用免疫抑制剂或糖皮质激素者、HIV(+)或恶性肿瘤患者以及结节病患者等；②阳性，常提示有结核分枝杆菌感染或卡介苗接种后的免疫反应，3 岁以下儿童须按活动性结核病处理，成人强阳性须考虑有活动性结核病可能。

4. 纤维支气管镜检查　通常应用于支气管结核和淋巴结支气管瘘的诊断。

(四) 肺结核诊断和分类

1. 诊断方法　包括病史、症状和体征、影像学检查、痰结核分枝杆菌检查(是确诊肺结核病的主要方法)、纤维支气管镜检查、结核菌素试验。

2. 肺结核分类标准和诊断要点　我国于 2017 年制定的结核病分类标准如下：

（1）原发性肺结核：包括原发综合征及胸内淋巴结结核。多见于少年儿童，无症状或症状轻微，多有结核病家庭接触史。结核菌素试验多为强阳性。胸部X线片呈现哑铃形阴影，即原发病灶、引流淋巴管炎和肿大的肺门淋巴结，形成典型的原发综合征。原发病灶一般吸收较快，可不留任何痕迹。若胸部X线片仅见肺门淋巴结肿大，则诊断为胸内淋巴结结核。

（2）血行播散性肺结核：包含急性血行播散性肺结核（急性粟粒型肺结核）及亚急性、慢性血行播散性肺结核。急性血行播散性肺结核多见于婴幼儿和青少年，特别是营养不良、患传染病和长期应用免疫抑制剂导致抵抗力明显下降的儿童，多同时伴有原发性肺结核。成人也可发生急性血行播散性肺结核，可由病变中和淋巴结内的结核分枝杆菌侵入血管所致。起病急，持续高热，中毒症状严重，半数以上的儿童和成人合并结核性脑膜炎。虽然病变侵及两肺，但极少有呼吸困难。全身浅表淋巴结肿大，肝脾大，有时可发现皮肤淡红色粟粒疹，可出现颈项强直等脑膜刺激征，眼底检查少数患者可发现脉络膜结核结节。部分患者结核菌素试验阴性，随病情好转可转为阳性。胸部X线片和CT检查开始为肺纹理重，在症状出现2周左右时可发现由肺尖至肺底呈大小、密度和分布三均匀的粟粒状结节阴影，结节直径2mm左右。亚急性、慢性血行播散性肺结核起病较缓，症状较轻，胸部X线片呈双上、中肺野为主的大小不等、密度不同和分布不均的粟粒状或结节状阴影，新鲜渗出与陈旧硬结和钙化病灶共存。慢性血行播散性肺结核起病缓慢，症状较轻。

（3）继发性肺结核：多发生在成人，病程长，易反复。常有活动性渗出病变、干酪样病变和愈合性病变共存。因此，继发性肺结核X线片表现特点为多样性，好发于上叶尖后段和下叶背段。痰结核分枝杆菌检查常为阳性。继发性肺结核包括：

1）浸润性肺结核：最常见，多发生于肺尖和锁骨下。主要特点是渗出性病变易吸收，而纤维干酪增殖病变吸收很慢，可长期无改变。

2）空洞性肺结核：主要特点是临床症状较多，有发热、咳嗽、咳痰和咯血等。空洞性肺结核患者痰中可排菌，在应用有效的化学治疗后，可出现空洞不闭合，但又长期多次查痰菌阴性，空洞壁由纤维组织或上皮细胞覆盖，称为“净化空洞”。另一些患者空洞内残留一些干酪组织，长期多次查痰菌阴性，临床上称为“开放菌阴综合征”，对此类患者必须随访。

3）结核球：多由干酪样病变吸收和周边纤维膜包裹或干酪空洞阻塞性愈合而形成。病灶直径为2～4cm，多小于3cm。结核球内有钙化灶或液化坏死形成的空洞，同时80%以上的结核球周围有卫星灶。

4）干酪性肺炎：病灶呈大叶性密度均匀磨玻璃状阴影，逐渐出现溶解区，呈虫蚀样空洞。多发生在机体免疫力低下和体质衰弱又受到大量结核分枝杆菌感染的患者。痰中能查出结核分枝杆菌。

5）纤维空洞性肺结核：病灶呈纤维厚壁空洞，肺门抬高，肺纹理呈垂柳样，纵隔向患侧移位，胸膜粘连，有代偿性肺气肿。病变特点是病程长，反复进展恶化，肺组织破坏重，肺功能严重受损，并发肺源性心脏病。纤维空洞性肺结核是重要的社会传染源。

（4）结核性胸膜炎：包括结核性干性胸膜炎、结核性渗出性胸膜炎、结核性脓胸。

（5）其他肺外结核：按部位和脏器命名，如骨关节结核、肾结核、肠结核等。

（6）菌阴肺结核：菌阴肺结核为三次痰涂片及一

次培养阴性的肺结核。诊断标准:①典型肺结核临床症状和胸部 X 线片表现;②抗结核治疗有效;③临床可排除其他非结核性肺部疾病;④PPD(5U)试验强阳性,血清抗结核抗体阳性;⑤痰结核分枝杆菌 PCR 和探针检测呈阳性;⑥肺外组织病理证实为结核病变;⑦支气管肺泡灌洗液(BALF)检出抗酸分枝杆菌;⑧支气管或肺部组织病理证实为结核病变。具备①~⑥项中 3 项或⑦~⑧项中任何 1 项可确诊。

(五)并发症

常见并发症有结核性脓胸、自发性气胸、支气管扩张、肺气肿、肺源性心脏病等。

(六)治疗

1. 化学治疗的原则 早期、规律、全程(短期疗程为 6~9 个月)、适量、联合(可提高疗效,同时通过交叉杀菌作用减少或防止耐药性的产生)。

2. 常用抗结核药物

(1) 异烟肼(INH,H):对巨噬细胞内、外的结核分枝杆菌均具有杀菌作用。成人剂量为每日 300mg,顿服;儿童剂量为每日 5~10mg/kg,最大剂量每日不超过 300mg。结核性脑膜炎和血行播散性肺结核的用药剂量可加大。偶可发生药物性肝炎,肝功能异常者慎用。需注意观察,如果发生周围神经炎,可服用维生素 B_6(吡哆醇)。

(2) 利福平(RFP,R):对巨噬细胞内、外的结核分枝杆菌均有快速杀菌作用,特别是对 C 菌群有独特的杀灭作用。INH 与 RFP 联用可显著缩短疗程。口服后药物集中在肝脏,主要经胆汁排泄。利福平及其代谢物为橘红色,服后大小便、眼泪等为橘红色。用药后如出现一过性转氨酶上升可继续用药,加保肝治疗观察;如出现黄疸,应立即停药。流感样症状、皮肤综合征、血小板减少多在间歇疗法时出现。妊娠3个月以内者忌用,超过3个月者要慎用。

(3) 吡嗪酰胺(PZA,Z):主要杀灭巨噬细胞内酸性环境中的B菌群。在6个月标准短程化疗中,PZA与INH和RFP联合用药是三个不可缺少的重要药物。对于新发现初治涂阳患者,PZA仅在头2个月使用,因为使用2个月的效果与使用4个月和6个月的效果相似。常见不良反应为高尿酸血症、肝损害、食欲缺乏、关节痛和恶心。

(4) 乙胺丁醇(EMB,E):不良反应为视神经炎。鉴于儿童无症状判断能力,故不用。

(5) 链霉素(SM,S):对巨噬细胞外碱性环境中的结核分枝杆菌有杀菌作用。不良反应主要为耳毒性、前庭功能损害和肾毒性等。

【名师助记】

常用的肺结核化疗药物见表1-7。

3. 统一标准化学治疗方案(表1-8)。

4. 耐药肺结核治疗　选择至少2~3种敏感或未曾使用过的抗结核药物,强化期最好由5种药物组成,巩固期至少有3种药物,并实施全程督导化疗管理完成治疗。一般在痰菌阴转后,继续治疗18~24个月。

5. 其他治疗

(1) 对症治疗:咯血处置的目的是预防和抢救因咯血所致的窒息并防止肺结核播散。少量咯血,多以安慰患者、消除紧张、卧床休息为主。大咯血时先用垂体后叶素。垂体后叶素收缩小动脉,使肺循环血量减少而达到较好的止血效果。高血压、冠状动脉粥样硬化性心脏病、心力衰竭患者和孕妇禁用。对支气管动脉破坏造成的大咯血可采用支气管动脉栓塞法。在大咯血时,患者突然停止咯血,并出现呼吸急促、面色苍

表 1-7 常用肺结核化疗药物

常用药物	作用	不良反应	处理及注意事项
异烟肼(INH,H)	杀菌,抑制结核分枝杆菌 DNA 与细胞壁的合成	周围神经炎,偶有肝功能损害	给予维生素 B_6
利福平(RFP,R)	杀菌,对巨噬细胞内、外的结核分枝杆菌均有快速杀菌作用,特别是对 C 菌群	肝功能损害、过敏反应	转氨酶升高时加保肝药;出现黄疸则立即停药
吡嗪酰胺(PZA,Z)	杀菌,主要杀灭巨噬细胞内酸性环境中的结核分枝杆菌 B 菌群	高尿酸、关节痛、肝损害	慎用噻嗪类药
乙胺丁醇(EMB,E)	抑菌	视神经炎、视力下降、视野缺损	儿童不用
链霉素(SM,S)	杀菌,主要杀灭巨噬细胞外碱性环境中的结核分枝杆菌	听力障碍、眩晕、肾功能损害	儿童慎用

表 1-8 肺结核统一标准化学治疗方案

阶段	每日用药方案	间歇用药方案
初治活动性肺结核(含痰涂片阳性及阴性)	2HRZE/4HR,顿服	$2H_3R_3Z_3E_3/4H_3R_3$
复治活动性肺结核(含痰涂片阳性及阴性)	2HRZSE/4~6HRE	$2H_3R_3Z_3S_3E_3/6H_3R_3E_3$

注:平排数字代表用药持续时间(月);下角数字代表每周给药次数。间歇方案应采用全程督导化疗管理,保证患者不间断规律用药。

白、口唇发绀、烦躁不安等症状时,常为咯血窒息,应及时抢救。置患者头低足高45°俯卧位,同时拍击健侧背部,保持充分的体位引流,尽快使积血和血块由气管排出,或直接刺激咽部以咳出血块。

(2) 糖皮质激素治疗:仅用于结核中毒症状严重者。必须确保在有效抗结核药物治疗的情况下使用。

(3) 肺结核外科手术治疗:主要适用于经合理化学治疗后无效、多重耐药的厚壁空洞、大块干酪灶、结核性脓胸、支气管胸膜瘘和大咯血保守治疗无效者。

【名师助记】

肺结核相关高频考点:

1. 临床特点 低热、盗汗、纳差、乏力、消瘦等全身结核中毒症状及咳嗽、咯血、胸痛等呼吸系统表现。抗生素治疗无效。

2. 诊断、分类 首选X线检查:①原发性肺结核——原发综合征;②血行播散性肺结核——粟粒状阴影;③浸润性肺结核——肺尖或锁骨上下云雾状阴影;④干酪性肺炎——虫蚀样改变;⑤慢性纤维空洞性肺结核——垂柳征,该型是重要的社会传染源。

3. 确诊 痰培养出结核分枝杆菌常作为结核病诊断的“金标准”。

4. 治疗 ①一线抗结核药:H、R、Z、E、S;②咯血首选垂体后叶素。

5. 预防 切断肺结核传染途径的最有效方法是发现并治愈涂阳患者。

【仿真自测】

1. 判断肺结核传染性最主要的依据是
   A. 红细胞沉降率加快
   B. 胸部 X 线片显示空洞性病变
   C. 结核菌素试验阳性
   D. 痰涂片找到结核分枝杆菌
   E. 反复痰中带血
2. 男,2.5 岁。咳嗽 2 周,结核菌素试验阳性(1∶2 000)。关于该患者的诊断,需要考虑的是
   A. 排除结核分枝杆菌感染
   B. 曾有结核分枝杆菌感染
   C. 有活动性结核病
   D. 做支气管镜检查
   E. 做胸部 CT 检查

[答案] 1. D 2. C

3. 肺结核原发综合征的临床表现是
   A. 病灶常为多结节性
   B. 原发灶、淋巴管炎及肺门淋巴结结核
   C. 肺内可有一个或多个空洞
   D. 病灶位于锁骨上、下
   E. 肺内常见结核球
4. 男,28 岁。因低热、咳嗽 2 个月,痰中带血 1 周门诊就诊。吸烟。查体:T 37.5℃。双侧颈部可触及多个可活动的淋巴结,右上肺可闻及支气管肺泡音。胸部 X 线片示右上肺云雾状阴影。最可能的诊断是
   A. 原发性肺结核
   B. 血行播散性肺结核
   C. 浸润性肺结核
   D. 支气管肺癌
   E. 慢性纤维空洞性肺结核
5. 女,29 岁。咳嗽、咯血伴发热 2 周。痰抗酸杆菌涂片(+++)。首选的治疗方案是
   A. 异烟肼+利福平+乙胺丁醇 9 个月
   B. 异烟肼+利福平+吡嗪酰胺 2 个月,继续异烟肼+利福平 4 个月
   C. 对氨基水杨酸+链霉素+利福平 2 个月,继续异烟肼+利福平 4 个月
   D. 异烟肼+链霉素+对氨基水杨酸 18 个月
   E. 异烟肼+利福平+乙胺丁醇 6 个月

[答案] 3. B 4. C 5. B

6. 男，24 岁。浸润性肺结核患者，使用异烟肼、利福平、吡嗪酰胺、乙胺丁醇四联抗结核治疗，治疗过程中患者有双手及双足麻木感。首先应采取的措施是
   A. 加用维生素 B_6
   B. 停用乙胺丁醇
   C. 停用利福平
   D. 停用吡嗪酰胺
   E. 停用异烟肼
7. 女，28 岁。发热、咳嗽 2 个月。胸部 X 线片示左上肺不规则片状阴影。予抗结核治疗 1 月余。查体：T 36.5℃。巩膜稍黄染。双肺未闻及干、湿啰音。血常规：WBC 4.3×10^9/L，N 0.55。肝功能检查：ALT、AST 正常，总胆红素 40.5μmol/L，结合胆红素 17.8μmol/L。该患者现应停用的药物是
   A. 利福平
   B. 异烟肼
   C. 吡嗪酰胺
   D. 乙胺丁醇
   E. 链霉素
8. 降低肺结核传染性最主要的措施是
   A. 合理处理肺结核患者痰液
   B. 减少接触排菌者的密切程度
   C. 高危人群预防性化学治疗
   D. 治愈涂阳肺结核患者
   E. 接种卡介苗

［答案］6. A 7. A 8. D

第七节　肺　　癌

【自测摸底】

1. 下列关于肺癌转移方式的叙述正确的是
   A. 鳞癌发生血行转移早
   B. 肺泡细胞癌早期发生血行、淋巴转移
   C. 腺癌早期发生淋巴转移,血行转移较晚
   D. 未分化癌早期出现血行、淋巴转移
   E. 淋巴转移只发生于肺癌同侧
2. 男,68岁。痰中带血1个月。无发热,抗菌药物治疗无效。慢性支气管炎病史20年。查体:右下肺呼吸音减弱。该患者应首先考虑的诊断是
   A. 支气管肺癌
   B. 支气管扩张
   C. 支气管哮喘
   D. 肺结核
   E. 肺血栓栓塞症

【名师精讲】

（一）概述

肺癌是原发性支气管肺癌的简称,是指起源于支气管黏膜、腺体或肺泡上皮的肺部恶性肿瘤。发病年龄大多在40岁以上。肺癌的发病率已居男性各种肿瘤的首位,死亡率占我国恶性肿瘤死亡率的第一位。

（二）病因和发病机制

病因和发病机制尚未明确,通常认为与大气污染

和吸烟有关;流行病学调查证实,工业废气中致癌物质污染大气是肺癌发病率增加的重要原因。

（三）病理

1. 大体分型

（1）中央型:肿瘤位于肺门区,发生于段或段以上支气管。癌组织沿管壁浸润性生长,然后向周围肺组织直接浸润扩展。

（2）周围型:肿瘤发生于段支气管以下的支气管,在肺叶周边部形成球形或结节状无包膜的肿块。

2. 组织分型

（1）非小细胞肺癌:包括鳞癌、腺癌、大细胞癌等。

1）鳞状细胞癌(鳞癌):患者年龄大多在50岁以上,男性占绝大多数,多有吸烟史。大多起源于肺段以上大的支气管,故为中央型肺癌。鳞癌组织学可分为高分化、中分化、低分化三型,分化程度不一。与其他类型肺癌相比生长速度缓慢,病程较长,对放射治疗和化学治疗较敏感。通常经淋巴转移,血行转移发生较晚。

2）腺癌:患者发病年龄较小,女性相对多见。多数起源于肺段以下支气管上皮,故为周围型肺癌;少数起源于大支气管。早期一般没有明显临床症状,往往在胸部X线检查时发现,表现为圆形或椭圆形分叶状肿块,肿块常累及胸膜。组织学与其他部位腺癌相似。一般生长较慢,但有时在早期即发生血行转移。

3）大细胞癌:甚为少见,约半数起源于大支气管。大细胞癌分化程度低,恶性度高,生长快,预后很差。

（2）小细胞肺癌:癌细胞很小,呈梭形或淋巴细胞样，与小淋巴细胞相似，形如燕麦穗粒，因而又称燕麦细胞癌。小细胞肺癌恶性程度高，生长快，较早出现淋巴和血行广泛转移。发病率比鳞癌低，发病年龄较轻，多见于男性。一般起源于较大支气管，大多数为中央型肺癌。虽对放射治疗和化学治疗较敏感，但在各型肺癌中预后较差。

此外，少数肺癌病例同时存在不同类型的癌组织，如腺癌内有鳞癌组织，鳞癌内有腺癌组织或鳞癌与小细胞癌并存，这类肺癌称为混合型肺癌。

3. 扩散及转移

（1）直接扩散：肺癌形成后，肿瘤沿支气管壁向支气管腔内生长，可以造成支气管腔阻塞。肿瘤的中心部分可以坏死液化形成癌性空洞。

（2）淋巴转移：是常见的转移途径。

（3）血行转移：是肺癌的晚期表现。小细胞癌和腺癌的血行转移较鳞癌更为常见，常见的转移部位有肝、骨骼、脑、肾上腺等。

4. 肺癌分期

（1）非小细胞肺癌：TNM 分期中，T 代表原发肿瘤、N 代表区域淋巴结、M 代表远处转移。

（2）小细胞肺癌：分为两期。

1）局限期：肿瘤局限于一侧胸腔内，包括锁骨上或前斜角肌淋巴结转移和同侧胸腔积液。

2）广泛期：病变超过局限期。

【名师助记】

常见肺癌的特点见表 1-9。

表 1-9 常见肺癌的特点

肺癌组织分型	患者特点	与吸烟的关系	肿瘤生长特点	转移特点
鳞癌	老年男性	最密切	起源于肺段以上大支气管，多向管腔内生长。生长速度缓慢，病程较长	淋巴转移早
腺癌	女性多见	无关	起源于肺段以下支气管上皮	有时在早期即发生血行转移
小细胞肺癌	年龄多较轻，男性较多	有关	生长快，转移早，引起副肿瘤综合征	淋巴、血行转移都早

（四）临床表现

1. 早期肺癌　早期肺癌特别是周围型肺癌往往没有任何症状，大多在胸部X线检查时发现。肿瘤在较大的支气管内长大后，常出现刺激性咳嗽。另一个常见症状是血痰（对诊断最有意义的症状），通常为痰中带血点、血丝或断续地少量咯血；大量咯血较少见。有些肿瘤阻塞较大支气管，患者可出现胸痛、胸闷、哮鸣、气促、发热等症状。

2. 晚期肺癌　压迫、侵犯邻近器官、组织或发生远处转移时，可以产生下列征象：

（1）压迫或侵犯膈神经，引起同侧膈肌麻痹。

（2）压迫或侵犯喉返神经，引起声带麻痹、呛咳、声音嘶哑。

（3）压迫上腔静脉，引起面部、颈部、上肢和上胸部静脉怒张，皮下组织水肿，上肢静脉压升高，甚至出现眼结膜充血、视物模糊、头晕、头痛。

（4）侵犯胸膜，可引起胸腔积液，往往为血性；大量积液时可引起气促；有时肿瘤侵犯胸膜及胸壁，可引起持续性剧烈胸痛。

（5）肿瘤侵入纵隔，压迫食管，可引起吞咽困难。

（6）上叶顶部肺癌（Pancoast tumor）亦称肺上沟瘤，可以侵入纵隔和压迫位于胸廓上口的器官或组织，如第1肋骨、锁骨下动脉和静脉、臂丛神经、颈交感神经等，产生剧烈胸肩痛、上肢静脉怒张、水肿、臂痛和上肢运动障碍、同侧上眼睑下垂、瞳孔缩小、眼球内陷、面部无汗等颈交感神经综合征（Horner综合征）。

（7）近期出现的头痛、恶心、眩晕或视物不清等神经系统症状和体征，应当考虑脑转移的可能。

（8）持续固定部位的骨痛、血浆碱性磷酸酶或血钙升高，应当考虑骨转移的可能。

（9）右上腹痛、肝大，碱性磷酸酶、谷草转氨酶、乳酸脱氢酶或胆红素升高，应当考虑肝转移的可能。

（10）肺癌远处转移时，可有锁骨上窝或其他部位浅表淋巴结肿大，或者皮下触及结节。

（11）肺癌血行转移后，按侵入的器官而产生不同症状。

3. 肿瘤所引起的肺外表现　由于肿瘤产生内分泌物质，临床上呈现非转移性的全身症状。

（1）肺性肥大性骨关节病：长骨远端受累，表现为杵状指（趾）和肥大性骨关节病，鳞癌多见。

（2）分泌促性腺激素：男性乳腺发育。

（3）分泌促肾上腺皮质激素：Cushing 综合征。

（4）分泌抗利尿激素：稀释性低钠血症。

（5）神经肌肉综合征。

（6）类癌综合征（副肿瘤综合征的一种）：5-HT 等增多，致哮喘、心动过速、水样泻、皮肤潮红等。这些症状在肺癌切除后可能消失。

（五）辅助检查

1. 痰细胞学检查　肺癌表面脱落的癌细胞可随痰液咳出，痰细胞学检查找到癌细胞可以明确诊断，是目前简单方便的肺癌无创诊断方法。

2. 肿瘤标志物检查

（1）癌胚抗原（CEA）：30%～70% 的肺癌患者血清中有异常高水平的 CEA，但主要见于较晚期肺癌患者。

（2）神经元特异性烯醇化酶（NSE）：是小细胞肺癌首选标志物。

（3）鳞癌相关抗原（CYFRA21-1）：是非小细胞肺癌的首选标志物，对鳞癌诊断的敏感度可达 60%。

3. X 线检查　是诊断肺癌的重要手段。大多数肺癌可经胸部 X 线检查和 CT 检查获得临床诊断。

（1）中央型肺癌 X 线片表现：早期可无异常征象；当肿瘤发展到一定大小，可出现肺门阴影，表现为靠近肺门的类圆形或不规则团块，可有毛刺或分叶；由于肿块阴影常被纵隔组织影所掩盖，需做胸部 CT 检查才能显示清楚。当肿瘤阻塞支气管，排痰不畅，受累的肺段或肺叶可出现局限性肺气肿或阻塞性肺炎征象；若支气管完全阻塞，可产生肺叶不张，呈反"S"征或一侧全肺不张。

（2）周围型肺癌 X 线片表现：最常见的是肺野周围孤立性圆形或椭圆形影，直径可以从 0.5cm 到 5～6cm 或更大。块影轮廓不规则，常呈现小的分叶或切迹，边缘模糊毛糙，常显示细短的毛刺影。周围型肺癌长大阻塞支气管管腔后，可出现节段性肺炎或肺不张。肿瘤中心部分坏死液化，可见厚壁偏心性空洞，内壁凹凸不平，很少有明显的气液平面。

4. CT　使用连续薄层横断面扫描，可清楚显示肺野中 5mm 以内的阴影，还可发现一般 X 线检查的隐藏区（如肺尖、膈穹窿旁、脊柱旁、心影后、纵隔等处）早期肺癌病变，对于中央型肺癌、周围型肺癌的诊断均有重要价值。

5. 放射性核素肺扫描检查　肺癌及其转移病灶与枸橼酸镓[^{67}Ga]、汞[^{197}Hg]氯化物等放射性核素有亲和力。

6. 纤维支气管镜检查　对中央型肺癌诊断的阳性率较高。

7. 纵隔镜检查　可直接观察气管前隆嵴下及两侧支气管区淋巴结情况，并可取组织做病理切片检查，明确肺癌是否已转移到肺门和纵隔淋巴结，是术前分期的重要手段。

8. CT 引导下经胸壁肺穿刺活组织检查　对周围型肺癌诊断的阳性率较高。

9. 超声检查 主要用于发现腹部重要器官及腹腔、腹膜后淋巴结有无转移。

10. 骨扫描 对肺癌骨转移检出的敏感性较高。

11. 转移病灶活组织检查 晚期肺癌病例,已有锁骨上、颈部、腋下等处淋巴结转移或出现皮下转移结节者,可切取转移病灶组织做病理切片检查。

12. 胸腔积液检查 常用超声定位抽取胸腔积液,经离心处理后,取其沉淀做涂片检查,寻找癌细胞。

13. 胸腔镜探查 肺部肿块经多种方法检查仍不能明确病变的性质,而肺癌的可能性又不能排除时,如患者全身情况许可,应做胸腔镜探查。

（六）诊断

40 岁以上成人,应定期做胸部 X 线普查。久咳不愈或出现血痰,应做周密的检查;胸部 X 线检查发现肺部肿块阴影,应首先考虑肺癌的可能,需进一步详细检查。

（七）治疗原则

1. 手术治疗 是肺癌最重要和最有效的治疗手段。

(1) 非小细胞肺癌:凡非小细胞肺癌病灶较小,局限在支气管和肺内,尚未发现远处转移,患者的全身情况较好,心肺功能可以耐受者,均应采用手术治疗。

(2) 小细胞肺癌:常早期发生转移,手术疗效不佳。

2. 放射治疗 小细胞肺癌对放射治疗敏感性较高,鳞癌次之,腺癌最低。

3. 化学治疗 有些分化程度低的肺癌,特别是小细胞肺癌,疗效较好。

【名师助记】

肺癌相关高频考点:

1. 症状、体征　单侧吸气性呼吸困难，听诊可闻及高调金属音、哮鸣音。

2. 临床表现

(1) 早期症状：刺激性咳嗽、痰中带血。

(2) 压迫症状：压迫或侵犯喉返神经，引起声带麻痹、呛咳、声音嘶哑；压迫颈交感神经表现为Horner综合征。

(3) 肿瘤引起的肺外表现(副肿瘤综合征)：如杵状指(趾)、男性乳房发育、Cushing综合征、分泌抗利尿激素致稀释性低钠血症、神经肌肉综合征及类癌综合征。

3. 中央型肺癌　完全阻塞可致肺不张。伴有肺门淋巴结肿大时，下缘可表现为反"S"状阴影(典型征象)，气管向患侧移位。纤维支气管镜检查可确诊。

4. 周围型肺癌　厚壁偏心性空洞，内壁凹凸不平，很少有气液平面。可做经皮针吸细胞学检查。

5. 肺癌治疗的基本原则　①非小细胞肺癌：早期以手术治疗为主。②小细胞肺癌：以化疗为主，辅以手术和/或放疗。

【仿真自测】

1. 下列关于肺鳞癌的描述不正确的是

A. 肺癌中最常见

B. 常为中央型

C. 生长迅速，病程短

D. 对放疗、化疗较敏感

E. 血行转移发生晚

［答案］1. C

2. 男，29 岁。刺激性咳嗽 1 个月，头痛 10 天。胸部 X 线片显示左肺门块状阴影；颅脑 CT 发现颅内占位性病变。考虑为肺癌脑转移。肺内原发癌最可能的病理类型为
   A. 鳞癌 B. 腺癌
   C. 小细胞癌 D. 大细胞癌
   E. 细支气管肺泡癌
3. 肺癌的肺外表现常见的是
   A. 杵状指
   B. 面、颈部水肿
   C. 吞咽困难
   D. 一侧瞳孔缩小
   E. 锁骨上淋巴结肿大
4. 鉴别中央型肺癌和周围型肺癌最有价值的检查是
   A. 血肿瘤标志物
   B. 胸部正、侧位 X 线片
   C. 胸部 CT
   D. 胸部 MRI
   E. 痰细胞学检查
5. 鉴别肺癌空洞、肺结核空洞及肺脓肿空洞的最主要方法是
   A. 病史、症状和体征
   B. 胸部正、侧位 X 线片
   C. 放射性核素肺扫描
   D. 磁共振检查
   E. 痰细胞学和细菌学检查

[答案] 2. C 3. A 4. C 5. E

6. 男,65岁。低热、咳嗽并痰中带血丝3个月。胸部X线片显示左肺上叶不张,少量胸腔积液。为确诊,进一步检查应首选
   A. 胸部CT
   B. 开胸探查
   C. 胸腔镜检查
   D. 支气管镜检查
   E. 经胸壁穿刺活组织检查
7. 男,62岁。胸痛2个月。胸部X线片发现右上肺外周3.0cm×2.5cm阴影。下述检查对确诊最有价值的是
   A. 肿瘤标志物检测
   B. CT或超声引导下经胸壁活检
   C. 胸部MRI
   D. 胸部CT
   E. 支气管动脉造影
8. 周围型肺癌的典型X线影像特点不包括
   A. 胸壁空洞,内见气液平面
   B. 团块呈分叶状
   C. 胸膜凹陷征
   D. 孤立性团块影
   E. 团块有毛刺
9. 男,61岁。右颈部疼痛3个月,逐渐加重,呈持续性,且向右臂放射。查体见眼球内陷,余无异常。胸部X线片提示右肺尖胸膜增厚。本例最可能的诊断是
   A. 肺结核　B. 胸膜增厚粘连
   C. 肺上沟瘤　D. 肺结节病
   E. 转移性肺肿瘤

[答案] 6. D　7. B　8. A　9. C

10. 肺上沟瘤常伴有的症状是
    A. 痰中带血
    B. 声音嘶哑
    C. 库欣综合征
    D. Horner 综合征
    E. 持续性剧烈胸痛
11. 男,70 岁。咳嗽半年,声音嘶哑 1 个月。胸部 X 线片显示左肺门明显增大。胸部 CT 显示左肺上叶可见直径 4cm 的块状影,主动脉弓下及弓旁淋巴结明显肿大、融合。该患者最可能的诊断是
    A. 肺结核
    B. 纵隔淋巴瘤
    C. 肺脓肿
    D. 阻塞性肺炎
    E. 肺癌

(12~13 题共用题干)

男,40 岁。痰中带血 1 个月,乏力、头晕 1 周。实验室检查:血钠 114mmol/L。补钠治疗效果欠佳。胸部 X 线检查发现右肺门 4cm×4cm 块状影。纤维支气管镜检查示右主支气管黏膜粗糙、水肿,管腔狭窄,黏膜活检可见肿瘤细胞。

12. 最可能的病理类型是
    A. 大细胞癌
    B. 腺癌
    C. 类癌
    D. 小细胞癌
    E. 鳞癌
13. 对该患者首选的治疗方法是
    A. 免疫治疗
    B. 放射治疗
    C. 手术治疗
    D. 靶向药物治疗
    E. 化学治疗

[答案] 10. D 11. E 12. E 13. C

第八节 呼 吸 衰 竭

【自测摸底】

女,74 岁。2 年前诊断为肺源性心脏病;咳嗽、咳痰、喘息加重,双下肢水肿 1 周。查体:肺内多量湿啰音,心率 100 次/min,肝肋下 2.5cm,双下肢水肿。白细胞计数及中性粒细胞比例均升高。血气分析:pH 7.33,PaO_2 50mmHg,$PaCO_2$ 78mmHg,HCO_3^- 34mmol/L,BE 4mmol/L。

患者目前不存在的并发症是

A. 肺部感染

B. 心力衰竭

C. 呼吸衰竭

D. 呼吸性酸中毒

E. 呼吸性酸中毒合并代谢性酸中毒

【名师精讲】

一、概述

(一)概念与分类

1. 概念 呼吸衰竭是指各种原因引起的肺通气和/或换气功能严重障碍,以致在静息状态下亦不能维持足够的气体交换,导致低氧血症伴(或不伴)高碳酸血症,进而引起一系列病理生理改变和相应临床表现的综合征。明确诊断有赖于动脉血气分析。

2. 分类 主要按动脉血气分析分类(表 1-10)。

(二)病因和发病机制

1. 病因

(1) 气道阻塞性病变:气管-支气管的炎症、痉挛、肿瘤、异物等。

表 1-10 呼吸衰竭分类及特点

项目	Ⅰ型呼吸衰竭	Ⅱ型呼吸衰竭
又称	低氧血症	高碳酸血症
血气分析	PaO_2<60mmHg $PaCO_2$ 正常或降低	PaO_2<60mmHg $PaCO_2$>50mmHg
发病机制	肺换气功能障碍(肺衰竭)	肺泡通气功能障碍(泵衰竭)
常见疾病	严重肺部感染、炎症,ARDS,急性肺栓塞等	COPD(最常见)、肺结核、间质性肺疾病、神经肌肉病变
起病急缓	急性	慢性

(2) 肺组织病变:各种累及肺泡和/或肺间质的病变,如肺炎、肺气肿等。

(3) 肺血管疾病:肺栓塞、肺血管炎等。

(4) 胸廓与胸膜病变:严重的自发性或外伤性气胸、脊柱畸形。

(5) 神经肌肉疾病:脑血管疾病、颅脑外伤、脑炎以及镇静催眠药中毒等。

2. 发病机制 低氧血症和高碳酸血症的发生机制:①肺通气不足。肺泡通气量减少会引起缺氧和 CO_2 潴留,是Ⅱ型呼吸衰竭的主要机制。②弥散障碍。因二氧化碳弥散能力为氧的20倍,故弥散障碍时,通常以低氧血症为主。③通气/血流比例失调(Ⅰ型呼吸衰竭的主要机制)。正常成人肺泡通气量约为4L/min,肺毛细血管血流量约为5L/min,通气/血流值约为0.8。一方面,当肺毛细血管损害而通气正常时,通气/血流值增大,导致生理无效腔增加,即为无效腔效应;另一方面,当肺泡通气量减少(如肺不张、肺水肿、肺炎实变等)而肺血流量正常时,则通气/血流值降低,使肺动脉的混合静脉血未经充分氧合而进入肺静脉,形成肺动-静脉样分流或功能性分流。无论通气/血流值升高还是降低,均影响肺的有效气体交换,可导致缺氧,而无二氧化碳潴留。④氧耗量增加。发热、寒战、呼吸困难和抽搐均增加氧耗量而使机体缺氧加重。

二、急性呼吸衰竭

(一)病因

急性呼吸衰竭是指患者原呼吸功能正常,由于某些突发的致病因素,使肺通气和/或换气功能迅速出现严重障碍,在短时间内引起呼吸衰竭。

1. 呼吸系统疾病 如严重呼吸系统感染、急性呼吸道阻塞、急性肺水肿、胸廓外伤、自发性气胸和急剧增加的胸腔积液等。

2. 颅脑损伤 急性颅内感染、颅脑外伤、脑血管病变(脑出血、脑梗死)等。

3. 其他 脊髓灰质炎、重症肌无力、有机磷杀虫药中毒等。

(二)临床表现

1. 呼吸困难 是呼吸衰竭最早出现的症状。

2. 发绀 是缺氧的典型表现。严重休克等原因引起末梢循环障碍的患者,即使动脉血氧分压尚正常,也可出现发绀,称作外周性发绀。由于动脉血氧饱和度降低引起的发绀,称作中央性发绀。

3. 精神神经症状 急性缺氧可出现精神错乱、躁狂、昏迷、抽搐等症状。如合并急性二氧化碳潴留,可出现嗜睡、淡漠,以至呼吸骤停。

4. 循环系统表现 多数患者有心动过速;严重低氧血症、酸中毒可引起心肌损害,亦可引起周围循环衰竭、血压下降、心律失常、心搏停止。

5. 消化和泌尿系统表现 严重呼吸衰竭患者可出现谷丙转氨酶与血浆尿素氮升高;个别病例可出现

蛋白尿、红细胞尿和管型尿。因胃肠道黏膜屏障功能损伤,导致胃肠道黏膜充血水肿、糜烂渗血或应激性溃疡,引起消化道出血。

（三）辅助检查

1. 动脉血气分析 对判断呼吸衰竭和酸碱失衡的严重程度及指导治疗具有重要意义(表1-11)。

表1-11 血气分析及其临床意义

指标	正常值	临床意义
pH	7.35~7.45	判断代偿和失代偿的总体指标,超出正常范围即为失代偿
动脉血氧分压(PaO_2)	95~100mmHg	<60mmHg为呼吸衰竭诊断指标
动脉血氧饱和度(SaO_2)	94%~100%	用于合理氧疗和考核氧疗效果
动脉血二氧化碳分压($PaCO_2$)	35~45mmHg	<35mmHg为通气过度;>50mmHg为通气不足,为Ⅱ型呼吸衰竭的诊断指标
碳酸氢根(HCO_3^-)	20~27mmol/L	血浆缓冲碱,缓冲体内酸
碱剩余(BE)	-3~+3	不受呼吸因素影响,是代谢成分的指标

【名师助记】

酸碱失衡的判断:

(1) pH:总体指标超出正常范围即为失代偿。

(2) 呼吸性酸中毒、呼吸性碱中毒由肺脏调节,

判断依据 $PaCO_2$,数值越大越酸。

（3）代谢性酸中毒、代谢性碱中毒由肾脏调节，判断依据 HCO_3^- 或 BE,数值越大越碱。

2. 肺功能检测　肺功能检测判断通气功能障碍的性质及是否合并换气功能障碍。

3. 胸部影像学检查　包括胸部 X 线、胸部 CT 和放射性核素肺通气/灌注扫描、肺血管造影等,有助于明确呼吸衰竭的病因。

（四）治疗

1. 保持呼吸道通畅　对任何类型的呼吸衰竭,保持呼吸道通畅是最基本、最重要的治疗措施。主要措施有:

（1）若患者昏迷,应使其处于仰卧位,头后仰,托起下颌并将口打开。

（2）清除气道内分泌物及异物。

（3）若以上方法不能奏效,必要时应建立人工气道。

2. 氧疗　确定吸氧浓度的原则是保证 PaO_2 迅速提高到 60mmHg 或经皮动脉血氧饱和度（SpO_2）达 90% 以上的前提下,尽量减低吸氧浓度。Ⅰ型呼吸衰竭患者用较高浓度（>35%）给氧。对于伴有高碳酸血症的急性呼吸衰竭患者,则需要低浓度给氧。

3. 增加通气量、改善 CO_2 潴留

（1）呼吸兴奋剂:呼吸兴奋剂的使用原则有四个。①必须保持气道通畅,否则会促发呼吸肌疲劳,并进而加重 CO_2 潴留;②脑缺氧、水肿未纠正而出现频繁抽搐者慎用;③患者的呼吸肌功能基本正常;④不可突然停药。

呼吸兴奋剂主要适用于以中枢抑制为主、通气量不足引起的呼吸衰竭,对以肺换气功能障碍为主所致的呼吸衰竭则不宜使用。常用药物有尼可刹米和洛贝林。

（2）机械通气：当机体出现严重的通气和/或换气功能障碍时，以人工辅助通气装置（呼吸机）来改善通气和/或换气功能，即为机械通气。无创机械通气适用于清醒患者，有创机械通气适用于昏迷患者。

4. 病因治疗　在解决呼吸衰竭本身造成危害的前提下，针对不同病因采取适当的治疗。

5. 一般支持疗法　纠正电解质紊乱和酸碱平衡失调，加强液体管理。

6. 其他重要脏器功能的监测与支持。

三、慢性呼吸衰竭

（一）病因

慢性呼吸衰竭多由支气管-肺疾病引起，其中最常见的原因为 COPD，其次为严重肺结核、肺间质纤维化、肺尘埃沉着病等。胸廓和神经肌肉病变如胸部手术、外伤、广泛胸膜增厚、胸廓畸形、脊髓侧索硬化症等，亦可导致慢性呼吸衰竭。

（二）临床表现

1. 呼吸困难　COPD 呼吸衰竭患者开始常表现为呼吸费力伴呼气延长，严重时发展成浅快呼吸。若并发 CO_2 潴留，可由呼吸过速转为浅慢呼吸或潮式呼吸。

2. 神经症状　慢性呼吸衰竭伴 CO_2 潴留时，随 $PaCO_2$ 升高可表现为先兴奋后抑制现象。兴奋症状包括失眠、烦躁、躁动、夜间失眠而白天嗜睡（昼夜颠倒现象），但此时切忌用镇静或催眠药，以免加重 CO_2 潴留，发生肺性脑病。肺性脑病表现为神志淡漠、肌肉震颤或扑翼样震颤、间歇抽搐、昏睡，甚至昏迷等。

3. 循环系统表现　CO_2 潴留使外周体表静脉充盈、皮肤充血、温暖多汗、血压升高、心排血量增多而致脉搏洪大；多数患者有心率加快，因脑血管扩张产生搏动性头痛。

（三）辅助检查

慢性呼吸衰竭的血气分析诊断标准参见急性呼吸衰竭。临床上Ⅱ型呼吸衰竭患者还常在吸氧治疗后 PaO_2>60mmHg，但 $PaCO_2$ 仍高于正常水平。

（四）治疗

1. 氧疗　慢性呼吸衰竭氧疗时需注意保持低浓度吸氧，防止血氧含量过高。

2. 机械通气　根据病情选用无创机械通气或有创机械通气。在COPD急性加重早期给予无创机械通气可以防止呼吸功能不全加重，缓解呼吸肌疲劳，减少后期气管插管率，改善预后。

3. 抗感染治疗　慢性呼吸衰竭急性加重的常见诱因是感染，一些非感染因素诱发的呼吸衰竭也容易继发感染，可结合当地细菌耐药监测选择抗生素治疗。

4. 呼吸兴奋剂的应用　慢性呼吸衰竭患者可应用呼吸兴奋剂，以通过刺激颈动脉体和主动脉体的化学感受器兴奋呼吸中枢，增加通气量。

5. 纠正酸碱平衡失调　慢性呼吸衰竭常有 CO_2 潴留，导致呼吸性酸中毒。

6. 肺性脑病狂躁不安的处理　重点改善通气功能。

【名师助记】

呼吸衰竭相关高频考点：

1. 呼吸衰竭最主要的临床表现　呼吸困难与发绀。

2. Ⅱ型呼吸衰竭

(1) 血气诊断：PaO_2<60mmHg，$PaCO_2$>50mmHg。

(2) 发生机制：最主要的是肺泡通气不足。

(3) 常见病因：COPD。

(4) 诱因：COPD合并呼吸道感染。

(5) CO_2 潴留的最主要机制：通气不足。

3. 检查 动脉血气分析对于判断呼吸衰竭和酸碱失衡的严重程度及指导治疗均具有重要意义。

4. 治疗 保持呼吸道通畅是最基本、最重要的治疗。

(1) 高浓度给氧：Ⅰ型呼吸衰竭、重症肺炎、ARDS、肺栓塞。

(2) 低浓度给氧：Ⅱ型呼吸衰竭、COPD、肺源性心脏病。

5. 肺性脑病狂躁不安的处理 重点改善通气功能。

【仿真自测】

1. 呼吸衰竭的血气诊断标准最主要的是
   A. 动脉血氧含量(PaO_2)低于20%
   B. 动脉血氧分压(PaO_2)低于60mmHg
   C. pH<7.35
   D. 动脉血二氧化碳分压($PaCO_2$)高于50mmHg
   E. 动脉血氧饱和度(SaO_2)低于90%
2. 男，67岁。反复咳嗽、咳痰、喘息5年，再发加重1周。查体：嗜睡，口唇发绀，两肺可闻及哮鸣音和湿啰音，心率120次/min。动脉血气分析：pH 7.10，PaO_2 54mmHg，$PaCO_2$ 80mmHg。该患者发生呼吸衰竭的最主要机制是
   A. 肺泡通气量减少
   B. 无效腔通气减少
   C. 呼吸中枢抑制
   D. 胸廓扩张受限
   E. 弥散功能障碍

[答案] 1. B 2. A

3. 有关通气/血流值,下列叙述错误的是
   A. 通气/血流值大于 0.8,导致无效通气
   B. 肺泡通气量约为 4L/min
   C. 肺毛细血管血流量约为 5L/min
   D. 通气/血流比例失调可以引起 CO_2 潴留
   E. 通气/血流值小于 0.8,形成动-静脉样分流
4. 支气管哮喘患者发生Ⅰ型呼吸衰竭最主要的机制是
   A. 肺泡通气量减少
   B. 通气/血流比例失调
   C. 肺弥散功能障碍
   D. 肺内分流
   E. 氧耗量增加
5. 肺弥散功能障碍最常出现的血气指标改变是
   A. PaO_2 正常,$PaCO_2$ 上升
   B. PaO_2 下降,$PaCO_2$ 上升
   C. PaO_2 正常,$PaCO_2$ 正常
   D. PaO_2 正常,$PaCO_2$ 下降
   E. PaO_2 下降,$PaCO_2$ 正常或下降
6. 男,34 岁。四肢广泛挤压伤后 3 小时急诊入院。查体:BP 85/65mmHg。呼吸急促,口唇发绀,双肺可闻及湿啰音,心率 140 次/min。血气分析(未吸氧):PaO_2 50mmHg,$PaCO_2$ 30mmHg。除扩容治疗外,此时应首选的治疗措施为
   A. 机械通气　　B. 持续高浓度吸氧
   C. 持续低浓度吸氧　　D. 静脉应用抗生素
   E. 应用糖皮质激素

[答案] 3. D　4. B　5. E　6. B

（7～8 题共用题干）

女，65 岁。咳嗽、咳痰伴喘息 30 余年，加重 1 周。痰白色，量较多。2 天来嗜睡。查体：BP 170/96mmHg，R 30 次/min，P 120 次/min。嗜睡，球结膜水肿，皮肤红润，唇发绀，双肺可闻及干、湿啰音，双侧腱反射减弱，双下肢凹陷性水肿（++）。WBC 12.8×10^9/L，N 0.82。

7. 患者神志障碍最可能的原因是
   A. 脑血管意外
   B. CO_2 潴留引起的肺性脑病
   C. 低血糖性昏迷
   D. 感染中毒性脑病
   E. 高血压脑病
8. 为明确诊断，应尽快进行的检查是
   A. 头颅 CT
   B. 血气分析
   C. 血培养
   D. 腰椎穿刺
   E. 脑电图

第九节 胸腔积液

【自测摸底】

1. 女，67 岁。发热、咳嗽 1 个月，胸闷 3 天。体温最高 38℃，咳少量痰，近 3 天感渐进性胸闷，卧位时更明显。曾行抗感染治疗，效果欠佳。查体：右下胸略膨隆，语音震颤减弱，叩诊实音，呼吸音消失。该患者首先考虑的诊断是
   A. 脓胸
   B. 阻塞性肺炎
   C. 浸润性肺结核
   D. 肺炎支原体肺炎
   E. 结核性胸膜炎

［答案］7. B 8. B

2. 男,35岁。2周前发热、咳嗽、咳黄痰,经抗感染治疗后好转,现再次出现高热、咳嗽、胸闷。查体:T 39.5℃,P 115次/min,R 24次/min。气管右移,左侧语颤减弱,叩诊实音,呼吸音消失。血常规 WBC 22×10^9/L。最有效的治疗措施是
A. 胸腔闭式引流　　B. 胸腔成形术
C. 胸膜剥脱术　　D. 静脉滴注广谱抗生素
E. 胸腔内注入抗生素

【名师精讲】

一、概述

胸膜腔是位于肺脏和胸壁之间的潜在、密闭腔隙。正常情况下胸膜腔内有一层很薄的液体,在呼吸运动时起润滑作用。

任何因素使胸膜腔内液体形成过快或吸收过缓,即产生胸腔积液。

(一)病因和发病机制

1. 胸膜毛细血管内静水压升高　是产生胸腔漏出液的主要机制。临床上常见于充血性心力衰竭、缩窄性心包炎、血容量增加、上腔静脉受阻等。

2. 胸膜通透性增加　是产生胸腔渗出液的主要机制。临床可见于肺结核、肺炎、肺梗死和结缔组织病所致胸膜炎症、恶性肿瘤转移、间皮瘤等胸膜肿瘤。

3. 胸膜毛细血管内胶体渗透压降低　也是造成胸腔漏出液的机制之一。常见于低蛋白血症、肝硬化、肾病综合征、急性肾小球肾炎、黏液性水肿等。

4. 壁胸膜淋巴引流障碍　是产生胸腔渗出液的机制之一。常见于癌性淋巴管阻塞、发育性淋巴管引流异常等。

5. 损伤　是产生血胸、脓胸和乳糜胸的主要机

制。常见于主动脉瘤破裂、食管破裂、胸导管破裂等。

（二）临床表现

1. 症状 胸腔积液量少于300ml时可无症状。少量积液可有刺激性干咳，患侧胸痛，于吸气时加重；当积液增多时，胸痛可减轻或消失。胸腔积液量大于500ml时，可出现呼吸困难。此外，可有其他基础疾病表现。例如：炎症引起的渗出性胸腔积液者，可有发热等中毒症状；而非炎症所致的漏出性胸腔积液者，常伴有心力衰竭、腹水或水肿等症状；恶性胸腔积液者可有胸痛、消瘦和呼吸道或原发部位肿瘤的症状。

2. 体征 少量积液者，常无明显体征，或仅见患侧胸廓呼吸动度减弱。中至大量积液时，可见呼吸浅快，患侧呼吸运动受限，肋间隙丰满，心尖搏动及气管移向健侧，语音震颤和语音共振减弱或消失，在积液区可叩得浊音或实音，积液区上方有时可闻及支气管呼吸音。

（三）辅助检查

1. 胸腔积液检查

（1）pH：正常胸腔积液pH接近7.6。pH降低可见于多种原因所致的胸腔积液，如脓胸、食管破裂、类风湿性积液，结核性和恶性胸腔积液pH也可降低；pH<7.0仅见于脓胸及食管破裂所致的胸腔积液。pH对感染的鉴别诊断价值优于葡萄糖。

（2）酶：①乳酸脱氢酶（LDH）。渗出液LDH含量>200U/L，且胸腔积液LDH/血清LDH值>0.6，LDH>500U/L提示恶性肿瘤或已并发细菌感染。②淀粉酶。胸腔积液中淀粉酶含量升高可见于急性胰腺炎、恶性肿瘤等。淀粉酶同工酶测定有助于肿瘤的诊断，如唾液淀粉酶升高而非食管破裂，则恶性肿瘤的可能性极大。③腺苷脱氨酶（ADA）。胸腔积液中ADA含量高于45U/L，常强烈提示结核性胸膜炎，但HIV合并结核性胸膜炎患者的胸腔积液 ADA 含量不升高。肿瘤时 ADA<45U/L。

(3) 肿瘤标志物:癌胚抗原(CEA)在恶性胸腔积液中早期即可升高,且比血清更显著。若胸腔积液 CEA>20μg/L 或胸腔积液 CEA/血清 CEA 值>1,强烈提示为恶性胸腔积液。

2. 胸部 X 线检查　少量游离性胸腔积液,胸部 X 线片仅见肋膈角变钝;积液量增多时,胸部 X 线片显示向外、向上的弧形上缘的积液影;大量积液时,胸部 X 线片可见患侧胸部有致密影,气管和纵隔推向健侧。液气胸时有气液平面。包裹性积液不随体位改变而变动,边缘光滑饱满,多局限于叶间或肺与膈之间。CT 检查可显示少量胸腔积液、肺内病变、胸膜间皮瘤、胸内转移性肿瘤、纵隔和气管旁淋巴结等病变,有助于病因诊断。

3. 超声检查　超声探测是确定有无胸腔积液的首选检查,并用于协助胸腔穿刺定位和用于包裹性和少量胸腔积液的引导下胸腔穿刺。

4. 胸膜活检　经皮闭式胸膜活检对胸腔积液的病因诊断有重要意义,可发现肿瘤、结核和其他胸膜病变。

5. 胸腔镜或开胸活检　对上述检查不能确诊者,必要时可经胸腔镜或开胸直视下多处活检。

(四) 诊断与鉴别诊断

1. 诊断　胸腔积液的诊断分三个步骤。

(1) 确定有无胸腔积液:超声、胸部 CT 检查可确定有无胸腔积液。中量以上的胸腔积液可有明显症状和体征;少量积液(300ml)仅表现为肋膈角变钝,需与胸膜粘连、胸膜增厚鉴别。

(2) 确定胸腔积液性质:诊断性胸腔穿刺抽出液通过常规检测,可确定积液是渗出液还是漏出液(表 1-12)。

表 1-12 渗出液与漏出液的性质鉴别

鉴别要点	渗出液	漏出液
外观	草黄色,血性,混浊	无色或淡黄色,清晰透明
比重	>1.018	<1.018
Rivalta 试验	阳性	阴性
蛋白定量试验	>30g/L	<25g/L
细胞计数	$>500\times10^6$/L,脓胸时白细胞可达 $10\,000\times10^6$/L 以上	$<100\times10^6$/L
细胞分类	各种细胞(以中性粒细胞、淋巴细胞为主)增多	以淋巴细胞和间皮细胞为主
葡萄糖定量	低于血糖水平	与血糖水平相近
胸腔积液蛋白/血清总蛋白	>0.5	<0.5
LDH	>200U/L	<200U/L
胸腔积液 LDH/血清 LDH	>0.6	<0.6
病原菌	可找到病原菌	无

(3) 寻找胸腔积液的病因:引起胸腔积液的病因很多,常见病因见表 1-13。

2. 鉴别诊断 胸腔积液病因的鉴别诊断中最重要的是区别良、恶性。胸腔积液脱落细胞检查、胸膜活检、胸部影像学检查、纤维支气管镜及胸腔镜检查均有助于鉴别诊断。

表 1-13 胸腔积液的常见病因及其临床特点

胸腔积液性质	常见疾病	临床特点
渗出液	结核性胸膜炎	多有结核中毒症状，胸腔积液 ADA 含量多升高
	类肺炎性胸腔积液（肺炎、肺脓肿和支气管扩张等所致）	多有不同疾病所致感染征象，胸腔积液葡萄糖含量和 pH 降低
	恶性肿瘤侵犯胸膜（肺癌、乳腺癌、淋巴瘤等）或胸膜间皮瘤	有血痰、发热、胸痛、呼吸困难、体重下降明显等症状，胸腔积液生长速度快，多呈血性，CEA 含量明显升高
	风湿性疾病（系统性红斑狼疮、类风湿关节炎等）	多为双侧胸腔积液，有风湿性疾病自身特点
漏出液	充血性心力衰竭	多为双侧胸腔积液
	肝硬化	多伴腹水
	肾病综合征	多为双侧
	低蛋白血症	多伴有全身水肿

（五）治疗原则

胸腔积液为胸部或全身疾病的一部分，病因治疗尤为重要。渗出性胸腔积液除病因治疗外，反复胸腔穿刺抽液是其重要的治疗之一；漏出液常在纠正病因后可吸收。

【名师助记】

胸腔积液相关高频考点：

1. 诊断 胸廓膨隆+气管偏向健侧+语颤减弱+叩

诊浊音+呼吸音减弱+心界移位+心界叩不清。

2. 辅助检查

(1) 胸腔积液常规检查:明确积液性质及病因。

(2) 超声检查:是确定有无胸腔积液的首选检查。

3. 渗出液和漏出液的鉴别 见表1-14。

表1-14 渗出液与漏出液产生原因和特点的鉴别

项目	渗出液	漏出液	
机制	胸膜破坏,通透性增加	毛细血管静水压升高	血浆胶体渗透压降低
常见疾病	炎症、结核、肿瘤、结缔组织疾病	循环系统疾病(充血性心力衰竭、缩窄性心包炎、血容量增加、上腔静脉受阻等)	肝硬化腹水、肾病综合征
特点	蛋白、比重增加,细胞计数增多。注意,因是消耗性疾病,故葡萄糖含量降低,pH降低	蛋白<25g/L; 比重<1.018; 细胞计数<100×10^6/L	

二、结核性胸膜炎

(一)病因

结核性胸膜炎的病原菌为结核分枝杆菌。

(二)临床表现

1. 症状 ①发热、盗汗、乏力、全身不适等结核中毒症状;②可有干咳、胸痛;③大量胸腔积液时可有胸闷、气促。

2. 体征　干性胸膜炎可有胸膜摩擦音，积液量少可无体征。积液量多时可有患侧胸廓饱满，呼吸运动减弱，气管及心脏向健侧移位，患侧语颤减弱，叩诊呈浊音或实音，呼吸音减弱或消失。

（三）诊断与鉴别诊断

1. 诊断　①有上述临床症状、体征；②胸腔积液常规检查符合以淋巴细胞为主的渗出液、胸腔积液ADA>45U/L；③PPD试验强阳性；④胸腔积液找到结核菌，胸膜活检或胸腔镜检查组织病理诊断为结核病变；⑤诊断性抗结核治疗有效。

2. 鉴别诊断　①类肺炎性胸腔积液：多急性起病，肺内常有感染病变，胸腔积液不多，常规检查常以中性粒细胞为主，经有效抗生素治疗可吸收。②恶性胸腔积液：多由肺癌、乳腺癌及其他部位恶性肿瘤胸膜转移所致，恶性胸膜间皮瘤亦可引起。多数患者不发热，常有不能缓解的胸痛，多为血性胸腔积液。③风湿性疾病所致胸腔积液：如系统性红斑狼疮、类风湿性胸膜炎等，常有自身疾病的临床表现，多为双侧胸腔积液。④可导致漏出液的各种疾病：如心、肝、肾功能不全，低蛋白血症等。

（四）治疗

1. 一般治疗　包括休息、营养支持和对症治疗。

2. 抽液治疗　防止发生胸膜粘连和肥厚。大量胸腔积液者每周抽液2~3次，直至胸腔积液完全消失。抽液的主要并发症：①复张后肺水肿，表现为剧咳、气促，咳大量泡沫样痰，双肺满布湿啰音，PaO_2下降，胸部X线片显示肺水肿征。此时应立即吸氧，酌情应用糖皮质激素及利尿剂，控制液体入量，严密监测病情与酸碱平衡，必要时行机械通气。②胸膜反应或过敏反应，表现为抽液时发生头晕、冷汗、心悸、面色苍白、脉细、四肢发凉。此时应立即停止抽液，使患者平卧，必要时皮下注射 0.1% 肾上腺素 0.5ml，密切观察病情，注意血压，防止休克。

3. 抗结核治疗　见本章第七节肺结核的治疗。

4. 糖皮质激素治疗　只有在出现全身严重中毒症状、大量胸腔积液致呼吸困难时，可考虑在抗结核药物治疗的同时加用糖皮质激素。

三、恶性胸腔积液

（一）病因

原发性恶性胸膜间皮瘤可直接引起恶性胸腔积液，其他多由肺癌、乳腺癌及其他部位恶性肿瘤胸膜转移所致。

（二）临床表现

胸腔积液主要特点：①积液生长速度快；②积液量大，出现呼吸困难；③积液呈血性。

（三）诊断与鉴别诊断

1. 诊断　①胸腔积液中肿瘤细胞或胸膜活检组织学及原发肿瘤的发现均有确诊意义；②胸腔积液中各种肿瘤标志物，如 CEA、CA125、CA19-9 等显著升高有辅助诊断意义。

2. 鉴别诊断　主要与良性胸腔积液相鉴别。

（四）治疗

1. 原发病治疗。

2. 反复胸腔穿刺抽液。

3. 化学性胸膜固定术　在抽吸胸腔积液或胸腔插管引流后，可胸腔内注入博来霉素、顺铂、丝裂霉素等抗肿瘤药物，也可注入胸膜粘连剂，如滑石粉和四环素等。

【仿真自测】

1. 肝硬化患者出现胸腔积液的主要原因是
   A. 胸膜炎
   B. 真菌感染
   C. 低蛋白血症
   D. 充血性心力衰竭
   E. 门静脉高压
2. 因毛细血管通透性增加而致胸腔积液的疾病是
   A. 肾病综合征　B. 肝硬化
   C. 类风湿关节炎　D. 左心衰竭
   E. 缩窄性心包炎
3. 男，18 岁。2 周前受寒后出现咳嗽、发热、左胸疼痛，近 4 天来活动后气短。查体：左下胸叩诊浊音，浊音上方可闻及支气管呼吸音，其下方呼吸音减弱，以至消失。最可能的诊断是
   A. 左下大叶性肺炎
   B. 支原体肺炎
   C. 化脓性胸膜炎
   D. 渗出性胸膜炎
   E. 左下干酪性肺炎
4. 鉴别胸腔积液性质最重要的是
   A. 胸腔积液的蛋白定性检测
   B. 胸腔积液的 pH 测定
   C. 胸腔积液常规检查
   D. 胸腔积液中胆固醇结晶
   E. 胸腔积液中红细胞数

[答案] 1. C　2. C　3. D　4. C

5. 男,60 岁。因咳嗽、活动后气短检查发现胸腔积液,胸腔积液化验为渗出液,经抗结核治疗 2 个月,胸腔积液仍增多。为明确诊断,进一步应采取的措施是
   A. 加强抗结核治疗
   B. 胸腔积液的酶学检查
   C. 胸腔积液的结核分枝杆菌培养
   D. 胸部超声检查
   E. 胸腔积液的病理细胞检查和胸膜活检
6. 男,78 岁。因进行性气短 2 周就诊,无咳嗽、发热、胸痛。胸部 X 线片示左侧大量胸腔积液。血 WBC 8.9×10^9/L,N 0.72,Hb 110g/L,ESR 36mm/1h。为明确诊断,首先应进行的检查是
   A. 支气管镜　　B. 胸腔穿刺
   C. 胸腔镜　　D. 纵隔镜
   E. 胸部 CT
7. 结核性胸膜炎患者,除抗结核治疗外,减轻胸膜肥厚最重要的措施是
   A. 反复胸腔穿刺抽液
   B. 胸腔内注入抗结核药物
   C. 胸腔内注射糜蛋白酶
   D. 口服糖皮质激素
   E. 胸腔内注射尿激酶
8. 女,58 岁。发热、左胸痛 3 天。查体:T 37.5℃,BP 150/90mmHg。左下肺呼吸音减弱,可闻及双相摩擦音,心率 100 次/min。可能的诊断是
   A. 肺炎　　B. 自发性气胸
   C. 心肌梗死　　D. 肺栓塞
   E. 胸膜炎

[答案] 5. E　6. B　7. A　8. E

9. 胸痛在深呼吸时加重、屏气时减轻的情况最常见于
   A. 肋间神经痛
   B. 肺栓塞
   C. 胸膜炎
   D. 肋软骨炎
   E. 肺癌
10. 男,40岁。发热2周(37.5~38℃),右胸疼痛,近4天胸痛减轻,感胸闷、气促。吸烟史20年。查体:右下胸部语音震颤减弱,叩诊浊音,呼吸音降弱。最可能的诊断为
   A. 肺炎链球菌肺炎
   B. 支原体肺炎
   C. 结核性胸膜炎
   D. 浸润性肺结核
   E. 支气管扩张
11. 男,65岁。痰中带血伴胸痛1个月。胸部X线片示右侧中量胸腔积液,淡血性。胸腔积液常规检查:蛋白36g/L,李凡他试验阳性,白细胞 51×10^9/L,淋巴细胞0.70。最可能为
   A. 癌性胸腔积液
   B. 结核性胸膜炎
   C. 漏出液
   D. 化脓性胸膜炎
   E. 渗出液

第十节 血 胸

胸膜腔积血称为血胸,可与气胸同时存在,称为血气胸。

[答案] 9. C 10. C 11. A

（一）病因

1. 体循环血管出血 心脏、胸内大血管（如主动脉）及其分支等体循环血管出血，常需要紧急手术止血。少数患者病情稳定恢复活动后，由于骨折肋骨断端移位刺破肋间血管或血管破裂处凝血块脱落而发生延迟出现的胸腔内积血，称为迟发性血胸。

2. 肺循环血管出血 一般出血较缓慢，出血量少，可以自行停止，常伴有血痰或血气胸。

（二）临床表现

1. 成人血胸的量 <500ml 为少量血胸，500~1 000ml 为中量血胸，>1 000ml 为大量血胸。

2. 进行性血胸 具备以下征象：

（1）脉搏逐渐加快，血压降低。

（2）虽经补充血容量，血压仍不稳定；或血压升高后又逐渐下降。

（3）血红蛋白量、红细胞计数和血细胞比容进行性降低。

（4）检测胸腔积血的血红蛋白量和红细胞计数与周围血相接近，且离体后迅速凝固。

（5）胸腔闭式引流量每小时超过 200ml，持续 3 小时。

（6）虽然胸腔穿刺或引流均无液体流出，但 X 线检查胸腔积液影像继续增大。

3. 凝固性血胸 当胸腔在短时间内迅速积聚大量血液，超过肺、心包和膈肌运动所起的去纤维蛋白作用时，胸腔内积血发生凝固，形成凝固性血胸。凝固性血胸具备以下征象：

（1）胸腔穿刺抽出血液确诊血胸，但是引流不出积血。

（2）X 线检查胸腔仍有大量积液。

（3）超声检查胸腔内有大量非液性暗区。

4. 感染性血胸　具备以下征象：

（1）有畏寒、高热等感染的全身表现。

（2）抽出的胸腔积液出现混浊或絮状物提示感染。

（3）检测胸腔积液白细胞计数明显升高，红细胞与白细胞比例达 100∶1，可以确定为感染性血胸。

（4）胸腔积液涂片和细菌培养发现致病菌有助于诊断，并可依据药敏试验选择有效的抗生素。

（三）诊断

1. 胸部 X 线检查　可见患侧透过度降低、肋膈角变钝或外高内低的抛物线影。

2. CT 检查　可见积液弧形影。

3. 超声检查　可见液性暗区。

4. 胸腔穿刺　抽出血液可确定诊断。

（四）鉴别诊断

1. 结核性胸膜炎　一般均有慢性病史及结核病史。

2. 恶性胸腔积液　无外伤史，胸部 X 线片、CT 常有肺内占位，可助鉴别。

（五）治疗

1. 非进行性血胸可根据积血量多少，采用胸腔穿刺或胸腔闭式引流术治疗，并使用抗生素预防感染。

2. 进行性血胸应及时行开胸探查手术。

3. 凝固性血胸应待患者情况稳定后尽早手术，清除血块，并剥除胸膜表面血凝块机化而形成的包膜。

4. 感染性血胸应及时改善胸腔引流，排尽感染性积血、积脓。

【名师助记】

血胸相关高频考点：

1. 进行性血胸具备的征象

(1) 脉搏逐渐加快,血压降低。

(2) 虽经补充血容量,血压仍不稳定;或血压升高后又逐渐下降。

(3) 血红蛋白量、红细胞计数和血细胞比容进行性降低。

(4) 检测胸腔积血的血红蛋白量和红细胞计数与周围血相接近,且离体后迅速凝固。

(5) 胸腔闭式引流量每小时超过 200ml,持续 3 小时。

(6) 虽然胸腔穿刺或引流均无液体流出,但是 X 线检查胸腔积液影像继续增大。

2. 进行性血胸确诊依据 穿刺抽得血液。

3. 进行性血胸的处理 及时行开胸探查手术。

【仿真自测】

1. 损伤性血胸,出血可自行停止,最可能的原因为
   A. 肋间动脉出血
   B. 肺裂伤出血
   C. 心脏破裂大出血
   D. 腔静脉破裂出血
   E. 胸廓内动脉破裂出血
2. 胸部损伤后血胸,血液不凝固,可能的原因是
   A. 各种凝血因子减少
   B. 血小板减少
   C. 胸廓内脏器运动的去纤维蛋白作用
   D. 严重损伤引起弥漫性失血
   E. 凝血酶减少

[答案] 1. B 2. C

3. 进行性血胸表现为
   A. 反常呼吸运动
   B. 胸膜腔压力持续升高
   C. 呼吸时纵隔左右扑动
   D. 静脉压升高，心搏微弱，动脉压降低
   E. 胸膜腔引流血量>200ml/h，连续3小时
4. 进行性血胸的诊断依据不包括
   A. 脉快，血压持续下降
   B. 胸腔引流连续3个小时总量300ml
   C. Hb、RBC反复测定呈持续下降
   D. 胸腔穿刺抽不出血，但X线片示胸内阴影增大
   E. 经输血补液后血压不回升，逐渐下降
5. 右侧血胸患者，急诊入院。查体：P 120次/min，BP 80/50mmHg。气管左移。输血同时行右胸闭式引流术，引流量第1小时200ml，第二小时250ml，第三小时180ml。虽经输血，血压不见回升。此时最有效的处置是
   A. 继续输血补液
   B. 给止血药
   C. 开胸探查止血
   D. 闭式引流加负压吸引
   E. 给血管活性药

第十一节 脓胸

一、急性脓胸

脓胸是指脓性渗出液积聚于胸膜腔内的化脓性感染。急性脓胸主要是由胸膜腔的继发性感染所致。

［答案］3. E 4. B 5. C

（一）病因及致病菌进入胸膜腔的途径

1. 病因　致病菌以肺炎球菌、链球菌多见。但由于抗生素的应用，这些细菌所致肺炎和脓胸已较前少见，而葡萄球菌特别是耐药性金黄色葡萄球菌引起的脓胸却更为多见，尤以儿童为多，且感染不易控制。此外，致病菌还有大肠埃希菌、铜绿假单胞菌、真菌等，虽略少见，但亦较以前增多。若为厌氧菌感染，则成腐败性脓胸。

2. 致病菌进入胸膜腔的途径

（1）直接进入：由化脓病灶侵入或破入胸膜腔，或因外伤、手术污染胸膜腔。

（2）经淋巴途径：如膈下脓肿、肝脓肿、纵隔脓肿、化脓性心包炎等，通过淋巴管侵犯胸膜腔。

（3）血源性播散：在全身败血症或脓毒血症时，致病菌可经血液循环进入胸膜腔。

（二）临床表现

1. 症状　常有高热、脉快、呼吸急促、食欲缺乏、胸痛、全身乏力、白细胞增多等征象。积脓较多者尚有胸闷、咳嗽、咳痰症状。

2. 体征　查体患侧语颤减弱，叩诊呈浊音，听诊呼吸音减弱或消失。严重者可伴有发绀和休克。

（三）诊断

1. 胸部X线检查　患部显示有积液所致的致密阴影。若有大量积液，患侧呈现大片浓密阴影，纵隔向健侧移位。如脓液在下胸部，可见一由外上向内下的斜行弧线形阴影。脓液不多者，有时可同时看到肺内病变。伴有气胸时则出现气液平面。若未经胸腔穿刺而出现气液平面者，应高度怀疑有支气管瘘或食管瘘。

2. 超声检查　所示积液反射波能明确范围和准确定位，有助于脓胸诊断和定位穿刺。

3. 胸腔穿刺　抽得脓液是最确切的诊断措施。同时要观察脓液外观性状、质地稀稠、有无臭味，并做涂片镜检、细菌培养及药敏试验,以指导临床用药。

4. 胸腔镜检查　有助于明确病变性质,同时可以进行及时治疗。

（四）治疗原则

1. 依据致病菌对药物的敏感性,选用有效抗生素,足量使用至体温正常后 2 周以上。

2. 控制原发感染,全身支持治疗,给予高热量、高蛋白及富含维生素的饮食,注意水和电解质的平衡,矫正贫血等。

3. 彻底排净脓液,使肺早日复张。排净脓液的方法有:

(1) 胸腔穿刺:反复胸腔穿刺,并可反复向胸膜腔内注入抗生素或尿激酶,同时使用 2% 碳酸氢钠溶液反复冲洗胸腔,使脓液变稀,易于引流。

(2) 胸腔闭式引流术:若脓液稠厚不易抽出,或经过治疗脓量不见减少,患者症状无明显改善,或发现有大量气体,疑伴有支气管瘘、食管瘘或腐败性脓胸等,均宜及早施行。

二、慢性脓胸

（一）病因

1. 急性脓胸未及时治疗,经 6~8 周逐渐进入慢性期。

2. 急性脓胸处理不当,如引流太迟、引流管拔除过早、引流管过细、引流位置不恰当或插入过深,导致排脓不畅。

3. 脓腔内有异物存留,如弹片、死骨、棉球、引流管残段等,使胸膜腔内感染难以控制。

4. 合并支气管瘘或食管瘘而未及时处理;或胸膜腔毗邻的慢性感染病灶,如膈下脓肿、肝脓肿、肋骨骨髓炎等反复继发感染,致脓腔不能闭合。

5. 有特殊病原菌存在,如结核分枝杆菌、放线菌等慢性炎症所致的纤维层增厚,肺膨胀不全,使脓腔长期不愈。

（二）慢性脓胸的特征

1. 脏、壁胸膜纤维性增厚。由于脓腔壁坚硬肥厚，肺不能膨胀，脓腔不能缩小，感染也不能控制。

2. 壁胸膜增厚的纤维板使肋骨聚拢，肋间隙变窄，胸廓塌陷。

3. 脓腔壁收缩使纵隔向患侧移位。

4. 上述改变严重影响呼吸功能，部分患者有杵状指（趾）。

（三）临床表现

1. 常有长期低热、食欲减退、消瘦、贫血、低蛋白血症等慢性全身中毒症状。

2. 有时尚有气促、咳嗽、咳脓痰等症状。

（四）诊断

根据病史、查体和胸部X线片，诊断慢性脓胸并不困难。脓腔造影或瘘管造影可明确脓腔范围和部位，但对怀疑有支气管胸膜瘘的患者造影必须慎重。

（五）治疗

治疗原则：消除脓腔，尽力使受压的肺复张，恢复肺功能。常用手术如下：

（1）改进引流：针对引流不畅的原因，如引流管过细、引流位置不在脓腔最低位等，予以改进，使脓腔逐渐缩小，为根治手术创造条件，是手术前的准备措施。

（2）胸膜纤维板剥除术：最大限度地恢复肺功能，是治疗慢性脓胸的主要手术之一，也是较为理想的手术。适用于病程短、无明显肺内病变的患者。

（3）胸廓成形术：目的是去除胸廓局部的坚硬组织，使胸壁内陷，以消灭两层胸膜间的无效腔。适用于病程长、有明显肺内病变的患者。

（4）胸膜肺切除术：慢性脓胸合并肺内严重病变，如支气管扩张或结核性空洞或纤维化实变毁损或伴有不易修补成功的支气管胸膜瘘，可将纤维板剥除术与病肺切除术一次完成。

【名师助记】

脓胸相关高频考点：

1. 急性脓胸　确诊依据为穿刺抽得脓液。处理原则为彻底排净脓液，使肺早日复张。

2. 慢性脓胸　急性脓胸未及时治疗，经6~8周逐渐进入慢性期。处理原则为消除脓腔，尽力使受压的肺复张，恢复肺功能。

【仿真自测】

1. 急性脓胸最常继发于
   A. 肺部感染　　B. 胸部开放性损伤
   C. 膈下脓肿　　D. 脓毒血症
   E. 胸外科手术后

2. 男，18岁。2个月前急性脓胸，经多次胸腔穿刺抽脓及抗菌治疗后，仍有低热、消瘦。胸部X线片示右胸仍有包裹性脓腔。入院后行胸腔闭式引流术，每日引流脓液30~50ml。胸部X线片及CT显示右下胸部有一10cm×6cm残腔，壁厚约2mm，未见钙化，肺内未见病变。进一步治疗应选择
   A. 继续改进胸腔引流
   B. 将闭式引流改为开放引流
   C. 胸膜纤维板剥除术
   D. 胸膜肺切除术
   E. 改进全身情况，消除中毒症状和营养不良

（3~4题共用题干）

男，40岁。急性肺炎经抗生素治疗后症状控制，昨起突发高热，剧烈胸痛，呼吸困难。血常规：WBC 16×10^9/L，N 0.89。X线片提示胸膜腔中等量积液。

［答案］1. A　2. C

3. 患者目前最可能的原因是
   A. 全身抵抗力降低　B. 脓毒血症
   C. 肺炎加重　D. 并发脓胸
   E. 肺癌
4. 最适宜的治疗措施为
   A. 联用抗生素
   B. 改善全身情况
   C. 开胸探查
   D. 对症治疗观察
   E. 选用敏感抗生素加胸腔穿刺抽脓，必要时行胸腔闭式引流

第十二节 气　胸

【自测摸底】

某人被车撞伤右胸部，呼吸 20 次/min，X 线检查示右侧气胸，肺受压 20%，第 4 后肋有骨折线。处理原则是
   A. 胸腔穿刺排气　B. 一般观察
   C. 肋间闭式引流术　D. 牵引固定
   E. 胶布固定

【名师精讲】

胸膜腔是不含气体、密闭、潜在性的腔隙。当气体进入胸膜腔造成积气时，称为气胸。

（一）病因及分类

1. 依据发病原因分类　气胸可分为自发性气胸、

[答案] 3. D　4. E

外伤性气胸、医源性气胸等。

2. 依据胸膜腔内压力分类　气胸可分为闭合性气胸、开放(交通)性气胸和张力性气胸。

(1) 闭合性气胸:常常是自发性气胸,也可称为单纯性气胸。测定时可以为负压也可以为正压,抽气后压力下降而不复升,表明破裂口不再漏气。根据临床表现把自发性气胸分成稳定型和不稳定型。稳定型气胸:呼吸频率<24 次/min;心率 60~120 次/min;血压正常;呼吸空气时 SaO_2>90%;两次呼吸之间说话成句。不符合这些条件的为不稳定型气胸。

(2) 开放(交通)性气胸:胸壁外伤破损,外界空气经胸壁伤口缺损处随呼吸自由进出胸膜腔,胸膜腔内压几乎等于大气压。吸、呼气时,两侧胸膜腔压力不均衡,出现周期性变化,使纵隔在吸气时向健侧移位,呼气时向患侧移位,形成纵隔扑动。

(3) 张力性气胸:亦称高压性气胸。气管、支气管及肺损伤处或者胸壁伤口处形成单向活瓣,吸气时胸廓扩大,胸膜腔内压变小,空气进入胸膜腔;呼气时胸膜腔内压升高,压迫活瓣使之关闭,致使胸膜腔内空气越积越多,内压持续升高,导致胸膜腔内压力在短时间内高于大气压,使肺脏迅速受压,纵隔向健侧移位,影响心脏血液回流,迅速出现严重呼吸、循环障碍。

(二) 临床表现

1. 症状　与有无肺内原有疾病及原有肺功能状态、气胸发生的速度、胸膜腔内积气引起的压力大小有关。

起病前部分患者可能有持重物、屏气、剧烈体力活动等诱因,但多数患者在正常活动或安静休息时发生。大多数起病急骤,患者突感一侧胸痛,针刺样或刀割样,持续时间短暂,继之胸闷和呼吸困难,可伴有刺激性咳嗽,系气体刺激胸膜所致。

2. 体征 取决于积气量的多少和是否伴有胸腔积液。

（1）大量气胸时，气管、纵隔向健侧移位，患侧胸部隆起；呼吸运动与触觉语颤减弱；叩诊呈过清音或鼓音，心、肝浊音界缩小或消失；听诊呼吸音减弱或消失。

（2）左侧少量气胸或纵隔气肿时，有时可在左心缘处听到与心搏一致的气泡破裂音，称 Hamman 征。液气胸时，胸内有振水声。

（3）血气胸如失血量过多，可使血压下降，甚至发生失血性休克。

（4）开放性气胸胸壁伤口可闻及气体进出胸腔发出的声音，气管向健侧移位。

（5）张力性气胸时患侧肺完全被压缩萎陷，气管、纵隔向健侧显著移位，使健侧肺同时受压，腔静脉回流障碍，心率快，血压低，颈静脉怒张。胸膜腔内的高压驱使气体经支气管、气管周围疏松结缔组织或壁胸膜裂伤处进入纵隔或胸壁软组织，形成纵隔气肿及/或面、颈、胸部甚至全身的皮下气肿。

（三）辅助检查

1. 胸部 X 线检查 是诊断气胸的重要方法。气胸的典型 X 线表现为外凸弧形的细线条形阴影，称为气胸线。线外透亮度增高，无肺纹理；线内为压缩的肺组织。

2. CT 对于小量气胸、局限性气胸以及肺大疱与气胸的鉴别比胸部 X 线片更敏感和准确。

（四）诊断

根据临床症状、体征及 X 线片或 CT 显示气胸线的确切表现，气胸的诊断通常并不困难。

（五）治疗

气胸的治疗目的是促进患侧肺复张、消除病因及减少复发。

1. 少量气胸的处理原则 少量气胸尤其是首次发生的气胸无须特殊处理，酌情予镇静、镇痛等药物。

2. 大量气胸的处理原则 大量气胸或者复发性气胸，需要进行胸腔穿刺，抽尽积气或行胸腔闭式引流术，促使肺尽早膨胀。部分患者需要手术治疗。

3. 开放性气胸急救处理原则

（1）给氧，补充血容量，纠正休克。

（2）清创、缝合胸壁伤口，阻断空气进入胸膜腔的通路，缓解呼吸困难症状。

（3）尽快做胸腔闭式引流，避免发生张力性气胸，促进肺尽快复张。

（4）怀疑有胸腔内脏器损伤或进行性出血时，需行开胸探查手术。

（5）给予抗生素，鼓励患者咳嗽排痰，早期活动，预防感染。

4. 张力性气胸急救处理原则 张力性气胸是可迅速致死的危急重症，紧急时亦需立即胸腔穿刺排气，如果没有抽气设备，可用粗针头迅速刺入胸膜腔。进一步再放置胸腔闭式引流。

5. 胸腔闭式引流术的适应证

（1）不稳定型气胸患者，呼吸困难明显，肺压缩程度较重。

（2）开放（交通）性气胸或张力性气胸患者。

（3）反复发生气胸、胸腔穿刺术治疗后气胸无改善的患者。

（4）需使用机械通气或人工通气的气胸或血气胸患者。

（5）拔除胸腔引流管后气胸或血胸复发的患者，无论其气胸容量多少，均应尽早行胸腔闭式引流。

6. 胸腔闭式引流术的部位 引流气体一般在前

胸壁锁骨中线第2肋间隙,引流液体则在腋中线与腋后线间第6~8肋间隙。

7. 手术治疗　适用于开放性气胸、血气胸、先后或同期发作的双侧气胸、复发性气胸、张力性气胸、肺膨胀不全、引流后持续漏气,以及影像学可见明显肺大疱的患者。手术治疗成功率高、安全、复发率低。

【名师助记】

气胸相关高频考点:

1. 三类气胸的鉴别　见表1-15。

表1-15　三类气胸的鉴别

鉴别要点	闭合性气胸	开放(交通)性气胸	张力性气胸
特点	气体进入胸膜腔后,胸膜裂口闭合,气体不再出入	气体自由出入,纵隔扑动	气体只进不出,严重者可有皮下气肿
处理	轻者以观察为主;肺组织被压30%~50%,大量肺萎陷,需做胸腔穿刺抽气	封闭伤口,立即将开放性气胸变为闭合性气胸	迅速抽气减压

2. 气胸闭式胸腔引流术的方法

(1) 气体引流:一般在前胸壁锁骨中线第2肋间隙。

(2) 液体引流:在腋中线与腋后线第6~8肋间隙。引流管的侧孔应深入胸膜腔内2~5cm。引流管外接闭式引流装置,保证外界空气、液体不会吸入胸膜腔。术后保持管腔通畅,记录每小时或24小时引流液量。肺膨胀良好,无气体和液体排出后,可在患者深吸气屏气时拔除引流管,并封闭伤口。

【仿真自测】

1. 开放性气胸是指
   A. 肺裂伤
   B. 支气管破裂
   C. 胸部存在伤口
   D. 胸部伤口与胸膜腔相通
   E. 胸部伤口深达肌层
2. 下列关于开放性气胸的病理生理改变错误的是
   A. 伤侧负压消失
   B. 伤侧肺萎陷
   C. 肺内部分气体对流
   D. 纵隔扑动
   E. 伤侧有反常呼吸(发生多根多处肋骨骨折时)
3. 开放性气胸患者呼吸困难最主要的急救措施是
   A. 吸氧
   B. 输血补液
   C. 气管插管行辅助呼吸
   D. 立即开胸探查
   E. 迅速封闭胸部伤口
4. 张力性气胸造成呼吸、循环障碍的机制是
   A. 胸壁软化,反常呼吸
   B. 肺组织挫伤,通气受阻
   C. 肺泡间质水肿,换气受阻
   D. 患侧肺萎陷,纵隔向健侧移位
   E. 严重皮下气肿,肺内气体流失

［答案］1. D　2. E　3. E　4. D

5. 一张力性气胸患者，急诊入院。X线片见右肺完全萎缩，纵隔向左移位。立即在右锁骨中线第2肋间置闭式引流逸出大量气体，但患者呼吸困难不见好转，左侧呼吸音消失，皮下气肿有扩延。此时诊断应考虑为
   A. 支气管或肺广泛裂伤
   B. 食管裂伤
   C. 引流管位置过高
   D. 血心包
   E. 并发血胸
6. 张力性气胸主要的病理生理紊乱为
   A. 急性肺水肿　B. 纵隔扑动
   C. 静脉回心血量增加　D. 每分通气量增加
   E. 患侧胸膜腔正压
7. 张力性气胸产生休克，急救措施首先是
   A. 输血
   B. 用升压药
   C. 抗休克同时开胸探查
   D. 患侧胸膜腔排气减压
   E. 气管插管辅助呼吸
8. 男，7岁。6小时前由货车上跌下，伤后即呼吸困难，并逐渐加重。入院查体：P 130次/min，BP 80/46mmHg，R 22次/min。颜面发绀，吸气性呼吸困难，颈上胸部有皮下气肿，气管向左移位，右侧呼吸音消失。急救措施是
   A. 立即输血、补液、抗休克
   B. 抗休克同时开胸探查
   C. 胸腔闭式引流排气减压
   D. 大量吸氧
   E. 呼吸机辅助呼吸

［答案］5. A　6. E　7. D　8. C

（9~10题共用题干）
男，30岁。30分钟前被刀刺伤右前胸部，咳血痰，呼吸困难。查体：BP 107/78mmHg，P 96次/min。右前胸有轻度皮下气肿，右锁骨中线第4肋间可见3cm长创口，随呼吸有气体进出伤口的响声。

9. 该患者纵隔的位置是
   A. 右偏
   B. 左偏
   C. 正中位
   D. 在右侧与正中间摆动
   E. 在左侧与正中间摆动

10. 该患者半小时后收入病房，患者呼吸困难，轻度发绀，右胸部皮下气肿明显加重。胸部X线片示右肺完全萎陷，纵隔向左侧偏移，右侧平膈肌水平可见气液平面。正规处理是
   A. 立即输血
   B. 准备行手术探查
   C. 伤口清创并行胸腔闭式引流
   D. 用注射器穿刺排气
   E. 继续观察

[答案] 9. E　10. C

第十三节 肋骨骨折

【自测摸底】

男,40 岁。被自行车撞伤右胸,因胸痛不能深呼吸,1 天后来门诊。查体发现右腋前线第 5 肋压痛。为明确有无肋骨骨折,在病史或查体方面最需补充的是

A. 受伤后有无呕吐
B. 是否有血痰
C. 受伤时意识是否清楚
D. 局部是否有血肿
E. 双手挤压前后胸时是否引起局部疼痛

【名师精讲】

（一）概述

1. 肋骨解剖特点 第 1~3 肋骨粗短,且有锁骨、肩胛骨保护,不易发生骨折。第 4~7 肋骨长而薄,最易折断。第 8~10 肋前端肋软骨形成肋弓与胸骨相连,第 11、12 肋前端游离,弹性都较大,均不易骨折,若发生骨折,应警惕腹内脏器和膈肌损伤。

2. 多根多处肋骨骨折 局部胸壁失去完整肋骨支撑而软化,出现反常呼吸运动,即吸气时软化区胸壁内陷,呼气时外突,又称连枷胸。常伴有广泛肺挫伤,挫伤区域的肺间质或肺泡水肿导致氧弥散障碍,出现低氧血症。同时可以使患侧肺受到塌陷胸壁的压迫,呼吸时两侧胸膜腔压力不均衡造成纵隔扑动,影响肺通气,导致体内缺氧和二氧化碳潴留,并影响静脉血液回流,严重时可发生呼吸和循环衰竭。

（二）临床表现

1. 症状 局部疼痛,在深呼吸、咳嗽或变动体位

时疼痛加剧。多根多处肋骨骨折时胸壁可以有畸形，并可见患侧胸壁反常呼吸运动。

2. 体征　局部有压痛、骨擦音、骨擦感、肋骨异常活动。按压胸骨或肋骨的非骨折部位而出现骨折处疼痛（间接压痛），即胸廓挤压试验阳性。多根多段肋骨骨折，伤侧胸壁可有反常呼吸运动或伴皮下气肿、气胸、血胸等并发症。

（三）诊断方法

1. 胸部X线片　是肋骨骨折的首选检查。可显示肋骨骨折断裂线或断端错位，但前胸肋软骨骨折常无明显X线征象。

2. CT胸廓成像　可以显现肋骨、胸骨的完整性，并可以显现肋软骨。

（四）诊断要点

1. 依据临床表现、体征（胸廓挤压试验）、影像学检查结果确定是否存在肋骨骨折。

2. 注意仔细查体，明确是否有皮肤破损，以确定是否为开放性肋骨骨折。

3. 明确肋骨骨折的根数、部位、单处或是多处、是否存在连枷胸。

4. 综合判断是否合并血胸、气胸、肺不张，尤其要警惕活动性血胸、张力性气胸。

（五）治疗

1. 闭合性单处肋骨骨折　骨折两断端因有上、下完整的肋骨和肋间肌支撑，较少有错位及并发症，多能自行愈合。处理的原则是镇痛，可酌情使用肠内或肠外途径的镇痛剂和镇静剂，或肋间神经阻滞，甚至硬膜外置管镇痛。鼓励患者咳嗽排痰，清理呼吸道分泌物，早期活动，减少呼吸系统并发症。

2. 多根单处肋骨骨折并伴有明显上下或内外移位，或血胸、血气胸 可以采用肋骨钉、肋骨爪固定。

3. 闭合性多根多处肋骨骨折 胸壁软化范围大、反常呼吸运动明显的连枷胸患者，常常咳嗽无力，不能有效排痰，从而引起感染，甚至呼吸衰竭，需做气管插管或气管切开，以利于抽吸痰液、给氧和辅助呼吸。近年有人采用电视胸腔镜直视下导入钢丝的方法固定，也有人在肋骨两断端分别钻孔，贯穿不锈钢丝固定肋骨断端；应用可吸收材料的肋骨钉、肋骨爪进行断端内固定效果更好。

4. 开放性肋骨骨折 胸壁伤口需要彻底清创，用不锈钢丝或可吸收肋骨钉固定肋骨断端，缝合伤口。如果胸膜已经穿破，则需做胸腔闭式引流术。术后应用抗生素预防感染。

【名师助记】

1. 肋骨骨折相关高频考点

(1) 肋骨骨折多发生于第 4~7 肋。

(2) 多根多处肋骨骨折的特点：反常呼吸。

(3) 首选检查：X 线片。

(4) 闭合性单处肋骨骨折的处理：止痛、镇静，固定胸廓，早期活动和预防并发症。

(5) 多根多处肋骨骨折的处理原则：迅速消除反常呼吸。

2. 胸部损伤相关高频考点

(1) 反常呼吸运动——多根多处肋骨骨折。

(2) 胸膜腔压力持续升高——张力性气胸。

(3) 呼吸时纵隔左右扑动——开放性气胸。

(4) 静脉压升高，心搏微弱，动脉压降低——心脏压塞。

（5）胸膜腔引流血量>200ml/h，连续 3 小时——进行性血胸。

【仿真自测】

1. 能出现反常呼吸的肋骨骨折是
   A. 两根肋骨骨折　　B. 两根以上肋骨骨折
   C. 双侧肋骨单根骨折　　D. 多根多处肋骨骨折
   E. 多发性肋软骨骨折
2. 多根多处肋骨骨折最主要的急救要点是
   A. 输血补液，防治休克
   B. 控制反常呼吸，保持呼吸道通畅
   C. 立即行开胸探查术
   D. 加压给氧
   E. 镇静、镇痛

［答案］1. D　2. B

第二章

心血管系统

【考情分析】

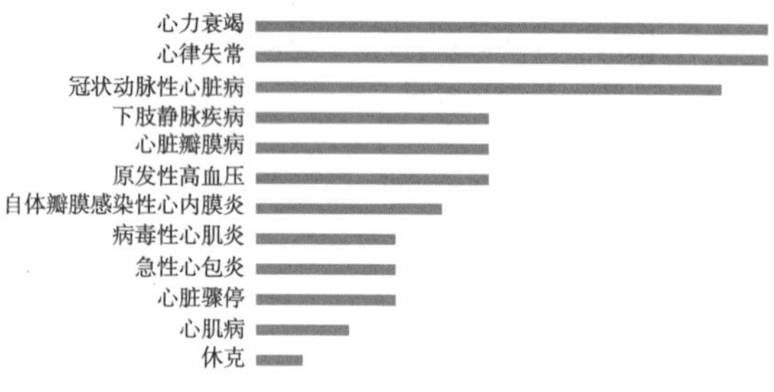

第一节 心力衰竭

【自测摸底】

1. 下列可引起右心室容量负荷过重的是
   A. 主动脉瓣关闭不全
   B. 肺动脉瓣关闭不全
   C. 三尖瓣狭窄
   D. 肺源性心脏病
   E. 高血压

2. 男,50岁。活动后心悸、气短伴双下肢水肿10余年,每于"着凉"后症状加重,不能平卧。查体:颈静脉怒张,双肺可闻及细湿啰音,心界向两侧扩大,心率110次/min,无杂音,肝颈静脉回流征阳性,双下肢凹陷性水肿。目前该患者心力衰竭的类型是

A. 急性右心衰竭　B. 急性左心衰竭
C. 慢性左心衰竭　D. 全心衰竭
E. 慢性右心衰竭

【名师精讲】

一、概述

心力衰竭是一个综合征,是指由于心脏结构或功能异常而不能维持足够的心排血量满足组织代谢需求的一种病理生理状态。

(一)心力衰竭的基本病因及诱因

1. 心力衰竭的基本病因

(1) 心肌损害、心肌收缩力减弱:冠心病、心肌炎和心肌病等。

(2) 后负荷(阻力、压力)增加:后负荷是指心脏收缩以后遇到的阻碍。后负荷增加常见于高血压、主动脉瓣狭窄、肺动脉高压和肺动脉瓣狭窄等。

(3) 前负荷(容量)增加:前负荷是指心脏收缩之前遇到的阻碍。前负荷增加常见于二尖瓣反流、主动脉瓣反流、房间隔缺损、室间隔缺损和代谢需求增加的疾病(甲状腺功能亢进症、动静脉瘘等)等。

2. 诱因

(1) 治疗不当:主要为洋地黄用量不当,以及合并使用了抑制心肌收缩力的药物(维拉帕米、β受体拮抗剂)或导致水钠潴留的药物(大剂量非甾体抗炎

药),或过多、过快输液。

(2) 感染:呼吸道感染和感染性心内膜炎是较重要的诱因。

(3) 心律失常:特别是心室率快的心房颤动和其他快速心律失常。

(4) 肺动脉栓塞。

(5) 体力或精神负担过大。

(6) 合并代谢需求增加的疾病:如甲状腺功能亢进症、动静脉瘘等。

【名师助记】

心力衰竭病因高频考点:

1. 心力衰竭最主要的病因 冠心病。

2. 后负荷增加 见于两个瓣膜(主动脉瓣、肺动脉瓣)狭窄,两根血管(主动脉、肺动脉)及两个循环(体循环、肺循环)压力升高。记忆:门窄压高。

3. 前负荷增加 见于瓣膜关闭不全、间隔缺损、贫血、甲状腺功能亢进症。

4. 心力衰竭主要诱因 以呼吸道感染为主。

(二)心力衰竭的分类

1. 左心衰竭、右心衰竭和全心衰竭。

2. 急性心力衰竭和慢性心力衰竭。

3. 射血分数降低的心力衰竭、射血分数中间状态的心力衰竭、射血分数正常的心力衰竭。

4. 低排血量型心力衰竭和高排血量型心力衰竭。

(三)心力衰竭的病理生理

1. 心力衰竭的代偿

(1) 心脏局部:心腔扩张、心肌肥厚和心率加快。

(2) 全身:心力衰竭激活两个关键神经内分泌系统,即交感神经系统和肾素-血管紧张素-醛固酮系统。在心功能代偿过程中,Frank-Starling 机制、心室重构和神经体液的激活发挥了重要作用。

2. 心室重构　目前已明确，导致心力衰竭发生发展的基本机制是心室重构。原发性心肌损害和心脏负荷过重使室壁应力增加，导致心室反应性肥大和扩张，心肌细胞和细胞外基质-胶原网的组成均有变化，即心室重构过程。当心肌肥厚不足以克服室壁压力时，左心室进行性扩大伴功能减退，最后发展至不可逆性心肌损害的终末阶段。

（四）心功能分级

1. Killip分级　用于评估急性心肌梗死患者的心功能状态，见表2-1。

表2-1　急性心肌梗死心力衰竭的Killip分级

Killip分级	分级依据
Ⅰ级	无肺部啰音
Ⅱ级	肺部有啰音，但啰音的范围小于1/2肺野
Ⅲ级	肺部啰音的范围大于1/2肺野（急性肺水肿）
Ⅳ级	心源性休克

2. 纽约心脏病协会（NYHA）分级　适用于慢性单纯性左心衰竭、射血分数降低的心力衰竭患者的心功能分级，见表2-2。

表2-2　心力衰竭的NYHA分级

NYHA分级	分级依据
Ⅰ级	体力活动不受限制。一般体力活动不引起气短、疲乏或心悸
Ⅱ级	体力活动轻度受限制。休息时无症状，一般体力活动可引起气短、疲乏或心悸
Ⅲ级	体力活动明显受限制。休息时无症状，但小于一般体力活动即可引起气短、疲乏或心悸
Ⅳ级	患者不能从事任何体力活动，休息时也有症状。任何体力活动均使不适增加

3. 心力衰竭发展阶段　可分为A、B、C、D四个阶段，见表2-3。

表2-3 心力衰竭的发展阶段

阶段	又称	依据
阶段A	前心衰阶段	包括心力衰竭的高发危险人群，如高血压病、冠心病、糖尿病等患者，但目前尚无心脏结构或功能异常，也无心力衰竭的症状和/或体征
阶段B	前临床心衰阶段	患者无心力衰竭的症状和/或体征，但已发展成结构性心脏病，如左心室肥厚、无症状性瓣膜性心脏病、既往有心肌梗死史等。此阶段相当于无症状性心力衰竭，或NYHA心功能Ⅰ级
阶段C	临床心衰阶段	患者已有基础的结构性心脏病，以往或目前有心力衰竭的症状和/或体征，或目前虽无心力衰竭的症状和/或体征，但以往曾因此治疗过。此阶段包括NYHA Ⅱ、Ⅲ级和部分Ⅳ级心功能患者
阶段D	难治性终末期心衰阶段	患者有进行性结构性心脏病，虽经积极的内科治疗，休息时仍有症状，且需要特殊干预（如等待心脏移植），此阶段患者预后极差

【名师助记】

心力衰竭心功能分级相关高频考点：

1. Killip分级　只适用于急性心肌梗死患者心功

能分级。

2. NYHA 分级　适用于单纯性左心衰竭、射血分数降低的心力衰竭。重点掌握Ⅱ级的特点：体力活动轻度受限制。休息时无症状，一般体力活动可引起气短、疲乏或心悸。

3. 心力衰竭发展阶段　分为 A、B、C、D 四个阶段。阶段 C 为临床心衰阶段，包括 NYHA Ⅱ、Ⅲ级和部分Ⅳ级心功能患者。

二、慢性心力衰竭

（一）临床表现

1. 低心排血量　缺乏特异性，主要是各组织器官低灌注相关的表现，如倦怠无力、劳动耐量下降、夜尿增多、少尿以及焦虑、头痛、失眠等。

2. 左心衰竭　主要是肺循环淤血所致的临床表现。

（1）症状

1）主要症状：肺淤血所致的程度不等的呼吸困难。①最先出现劳力性呼吸困难，休息后可缓解；②典型者发展为夜间阵发性呼吸困难（发生于夜间睡眠时，患者因喘憋突然醒来，伴严重的焦虑和窒息感，需迅速坐起，通常伴有哮鸣音，称为心源性哮喘）和端坐呼吸；③严重时可出现急性肺水肿，是急性左心衰竭最严重的临床表现。

2）其他：咳嗽、咳痰和咯血，通常为白色泡沫样痰，偶可出现痰中带血，严重时出现咳粉红色泡沫样痰和咯血。

（2）体征：两肺底闻及湿啰音是左心衰竭的特征。支气管黏膜充血、分泌物过多和/或痉挛可引起哮鸣音。急性肺水肿时两肺布满大水泡音和哮鸣音。心脏听诊可闻及肺动脉瓣区第二心音亢进、S_3 奔马律，查体还可发现心脏扩大等原有心脏病的体征。

3. 右心衰竭　主要是体循环淤血所致的临床表现。

(1) 症状：由于各脏器慢性持续淤血和水肿，患者可有食欲缺乏、恶心、呕吐、腹胀、腹痛和尿少、夜尿增多等。

(2) 体征：颈静脉充盈或怒张；肝颈静脉回流征阳性；肝大、压痛；下垂性对称性水肿；胸腔积液、腹水，腹水多发生在病程晚期，反映长期体循环静脉压力升高；奔马律；发绀。

4. 全心衰竭　左、右心衰竭的临床表现同时存在，但夜间阵发性呼吸困难等肺淤血表现反较单纯性左心衰竭时减轻。

5. 并发症

(1) 心律失常。

(2) 电解质紊乱：低钠血症、低钾血症较常见。

(3) 肝淤血：严重者可发生心源性肝硬化。

(4) 血栓栓塞：可导致肺栓塞。

【名师助记】

慢性心力衰竭临床表现高频考点(表2-4)：

表2-4　慢性心力衰竭的临床表现

项目	左心衰竭	右心衰竭
机制	肺循环淤血	体循环淤血
症状	不同程度呼吸困难。①劳力性呼吸困难(最早)；②夜间阵发性呼吸困难(又称心源性哮喘，最典型)：卧位血液回流到胸腔，使肺血流量增加；③端坐呼吸、急性肺水肿(最严重、最具特征性)	各脏器慢性持续淤血和水肿，患者可有食欲缺乏、恶心、呕吐、腹胀、腹痛和尿少、夜尿增多等

续表

项目	左心衰竭	右心衰竭
体征	交替脉、两肺底湿啰音、舒张期奔马律(反映左心室顺应性受损,因左心室舒张早期容量负荷过度)是重要体征	①颈静脉怒张、肝颈静脉回流征阳性(最具特征)、肝大、下垂部位水肿;②胸腔积液、腹水,由毛细血管滤过压或静水压升高所致
全心衰竭:夜间阵发性呼吸困难等肺淤血表现反较单纯性左心衰竭时减轻		

(二)辅助检查

1. 超声心动图　首选,简单、安全,是评价心功能最常用的检查方法,应常规使用。超声心动图检查评价心脏收缩功能的主要指标是左心室射血分数(LVEF 大于 50%)。

2. 血浆脑钠肽(BNP)测定　BNP 由心衰细胞分泌,有助于心力衰竭的诊断和预后判断。对未经治疗的患者,如其水平正常,可排除心力衰竭的诊断。

3. X 线检查　Kerley B 线为慢性肺淤血的特征性表现。

(三)诊断与鉴别诊断

1. 诊断　心力衰竭的诊断是根据病史、体格检查和一定的辅助检查结果作出的临床判断。

2. 鉴别诊断

(1) 心源性哮喘应与支气管哮喘鉴别。若患者高龄,有高血压、冠心病病史,有端坐呼吸、双肺底湿啰音、咳粉红色泡沫样痰等症状、体征,血浆 BNP 升高,可诊断为心源性哮喘。

(2) 右心衰竭引起的水肿、腹水应与肾性水肿、心包疾病如缩窄性心包炎、肝硬化(一般不会出现颈静脉怒张)和内分泌疾病等相鉴别。

(四) 治疗

1. 心力衰竭的治疗目的 ①预防或延缓心力衰竭进展;②改善或保持患者的生活质量;③延长患者寿命,提高存活率。

2. 一般治疗 ①去除病因及诱因。②休息与适度运动。③限钠与限水:轻度心力衰竭患者钠摄入控制在2~3g/d,中重度心力衰竭患者钠摄入<2g/d,重度心力衰竭患者考虑限制液体摄入,<1.5~2L/d。④监测体重:每天测定体重以早期发现液体潴留。3天内体重突然增加2kg以上,要考虑患者有液体潴留,应调整利尿剂的应用。⑤营养与饮食:注意营养均衡和适当的热量摄入。

3. 药物治疗

(1) 改善症状的药物:包括利尿剂和洋地黄类药物。

1) 利尿剂(表2-5)。

表2-5 利尿剂在慢性心力衰竭治疗中的应用

要点	具体内容
常用利尿剂及剂量	①袢利尿剂:呋塞米,起始剂量20~40mg,常用剂量40~240mg/d;②噻嗪类利尿剂:氢氯噻嗪,常用剂量12.5~100mg/d;③保钾利尿剂:螺内酯/依普利酮,起始剂量25~50mg,常用剂量100~200mg/d
适应证	有呼吸困难和液体潴留的心力衰竭患者

续表

要点	具体内容
禁忌证和慎用情况	低钾血症(血钾<3.5mmol/L)、肾功能不全[血肌酐>221μmol/L 或 eGFR<30ml/(min·1.73m^2)]和低血压(收缩压<90mmHg)
不良反应	电解质紊乱,如低钾、低镁可诱发心律失常;低血压;氮质血症等
应用要点	①通常从小剂量开始逐渐加量,体重每天减轻 0.5~1kg 为宜;②根据病情轻重选择利尿剂,轻中度心力衰竭可选噻嗪类利尿剂,重度心力衰竭选用袢利尿剂;③根据治疗反应调整剂量;④间断使用:液体潴留纠正后可短期停用利尿剂,以避免利尿剂抵抗和电解质紊乱;⑤肾功能不全时应选择袢利尿剂,禁用保钾利尿剂;⑥注意水、电解质紊乱,特别是低钾、低镁和低钠血症

2) 洋地黄类药物(表 2-6)。

表 2-6 洋地黄类药物在慢性心力衰竭治疗中的应用

要点	具体内容
常用洋地黄制剂及剂量	①地高辛片,0.25mg/d;②毛花苷 C,0.2~0.4mg 静脉注射,根据病情可重复使用多次,24 小时总量 1.0~1.6mg
适应证	应用β受体拮抗剂、ACEI(或 ARB)和醛固酮受体拮抗剂后仍有症状且 LVEF≤45%的患者,尤其适用于射血分数降低的心力衰竭伴有快速心室率的心房颤动/心房扑动患者

续表

要点	具体内容
不宜应用的情况	①预激综合征合并心房颤动；②二度或三度房室传导阻滞；③病态窦房结综合征，特别是老年人；④单纯性射血分数正常的心力衰竭，如肥厚型心肌病；⑤单纯性重度二尖瓣狭窄伴窦性心律而无右心衰竭；⑥急性心肌梗死，尤其在最初24小时内，除非合并心房颤动或/和心腔扩大
影响因素	老年人、心肌缺血缺氧或有急性病变、重度心力衰竭、低钾血症或/和低镁血症、肾功能减退等情况，对洋地黄类药物较敏感，应予减量应用
与其他药物的相互作用	奎尼丁、普罗帕酮、维拉帕米、胺碘酮等与地高辛合用时，宜将地高辛剂量减半应用
洋地黄毒性反应	①胃肠道反应；②神经系统表现，如视物模糊、黄视或绿视等；③心脏毒性，主要表现为各种类型的心律失常，尤其是室性期前收缩呈二联律
洋地黄中毒的治疗措施	立即停用洋地黄。出现快速性心律失常，如血钾浓度低则可静脉补钾，如血钾浓度正常则可应用苯妥英钠或利多卡因；一般禁用电复律，因易导致心室颤动。有传导阻滞及缓慢性心律失常者，可予阿托品静脉注射，此时异丙肾上腺素易诱发室性心律失常，不宜应用

（2）改善预后的药物（表2-7）。

表 2-7 三类常用的改善心力衰竭预后的药物

分类	血管紧张素转换酶抑制剂(ACEI)或血管紧张素Ⅱ受体拮抗剂(ARB)	β受体拮抗剂	醛固酮受体拮抗剂(MRA)
常用药物	卡托普利,初始用量 6. 25mg,t. i. d. ,目标剂量 50mg,t. i. d. ;当 ACEI 不能耐受时可用 ARB 代替	比索洛尔,初始剂量 1. 25mg,q. d. ,目标剂量 10mg,q. d.	螺内酯,起始剂量 25mg,q. d. ,目标剂量 50mg,q. d.
适应证	所有无禁忌证的心力衰竭患者	稳定的轻中度射血分数降低的心力衰竭患者	有症状(NYHA Ⅱ~Ⅳ级)的心力衰竭患者
禁忌证和慎用情况	妊娠、血管性水肿、双侧肾动脉狭窄者禁用;高钾血症(血钾>5. 5mmol/L)、肾功能不全[血肌酐>265μmol/L 或 eGFR <30ml/(min · 1. 73m^2)]、低血压(收缩压<90mmHg)者慎用	支气管哮喘、二度或三度房室传导阻滞者禁用;当前或近期(4 周内)心力衰竭恶化、心率<60 次/min、低血压(收缩压<90mmHg)者慎用	高钾血症(血钾>5mmol/L)、肾功能不全[血肌酐>221μmol/L 或 eGFR<30ml/(min · 1. 73m^2)]者慎用
不良反应	低血压、肾功能下降、高钾血症、咳嗽、血管性水肿	低血压、心力衰竭恶化、心动过缓或房室传导阻滞	肾功能下降、高钾血症

（3）其他药物：在心力衰竭合并心房颤动、非阵发性或阵发性室性心动过速时，使用Ⅲ类抗心律失常药物如胺碘酮相对安全有效。

4. 非药物治疗

（1）血运重建：主要用于缺血性心脏病的治疗，包括经皮冠状动脉介入治疗（PCI）和冠状动脉旁路移植术（CABG）。其中 PCI 包括经皮球囊扩张成形术、支架置入术和斑块旋磨术等。

（2）心脏再同步化治疗（CRT）：对窦性心律、优化药物治疗后心功能为 NYHA Ⅲ～Ⅳ级、LVEF≤35%、QRS≥120 毫秒呈左束支传导阻滞图形（或 QRS≥150 毫秒呈非左束支传导阻滞图形）、预期寿命>1 年的患者；或窦性心律、优化药物治疗后心功能为 NYHA Ⅱ级、LVEF≤30%、QRS≥130 毫秒呈左束支传导阻滞图形（或 QRS≥150 毫秒呈非左束支传导阻滞图形）、预期寿命>1 年的患者，可接受 CRT 治疗。

（3）置入型心脏复律除颤器（ICD）：ICD 可降低猝死患者和有症状的持续性室性心动过速患者的死亡率。

（4）心脏移植：目前心脏移植的 10 年生存率超过 50%。

（五）顽固性心力衰竭的治疗

顽固性心力衰竭又称难治性心力衰竭，是指尽管经 ACEI 和/或其他血管扩张剂，以及利尿剂和洋地黄类药物系统治疗，但严重的心力衰竭症状仍不见好转的状况。

顽固性心力衰竭的治疗主要在于努力寻找导致顽固性心力衰竭的可能病因并设法纠正。

【名师助记】

慢性心力衰竭治疗高频考点：

1. 改善症状的药物

（1）利尿剂：有水肿的心力衰竭患者首选。①排钾利尿剂：噻嗪类利尿剂，如氢氯噻嗪；②袢利尿剂：呋塞米（速尿），对改善急性左心衰竭最有效；③保钾利尿剂：螺内酯（安体舒通）、氨苯蝶啶。

（2）强心剂：①尤其适用于射血分数降低的心力衰竭伴有快速心室率的心房颤动/心房扑动患者。②心脏毒性主要表现为室性期前收缩，呈二联律。③处理：立即停用洋地黄；出现快速性心律失常，如血钾浓度低则可静脉补钾，如血钾浓度正常则可应用苯妥英钠或利多卡因；一般禁用电复律。

2. 改善预后的药物

（1）血管紧张素转换酶抑制剂（ACEI）或血管紧张素Ⅱ受体拮抗剂（ARB），目的是逆转左心室肥厚。

（2）β受体拮抗剂辅助用药，如比索洛尔、卡维地洛、美托洛尔、奈必洛尔。

（3）醛固酮受体拮抗剂（MRA）：螺内酯。用于前两者之后。

三、急性左心衰竭

（一）病因

1. 急性冠脉综合征（ACS）。

2. 急性心肌梗死的机械并发症　乳头肌断裂所致的急性二尖瓣反流、室间隔穿孔、心脏游离壁破裂和心脏压塞。

3. 急性肺栓塞。

4. 高血压危象。

5. 心肌炎。

6. 快速性心律失常和严重心动过缓/传导阻滞。

7. 其他。

（二）临床表现

最常见的临床表现为急性肺水肿，表现为：①突发极度气急和焦虑，有濒死感；②咳嗽，咳粉红色泡沫样痰；③呼吸加快，大汗，皮肤冰冷、苍白、发绀；④双肺可闻及干啰音、喘鸣音和细湿啰音；⑤P_2亢进，可闻及S_3。

（三）诊断及严重程度分级

诊断流程基本同慢性心力衰竭。临床表现是重要的诊断依据，BNP有一定的辅助诊断作用，如果NT-proBNP<300pg/ml或BNP<30pg/ml，可基本除外急性心力衰竭的诊断。严重程度分级主要采用Killip分级和Forrester分级。

（四）急性左心衰竭的治疗

1. 一般处理

（1）患者取坐位，双腿下垂，以减少静脉回流。四肢轮流结扎降低前负荷。

（2）吸氧：高流量吸氧（6～8L/min）。用乙醇湿化的目的是降低肺泡内泡沫表面的张力。

2. 药物治疗

（1）吗啡：2.5～5.0mg，静脉注射，亦可皮下或肌内注射。伴CO_2潴留者不宜应用，可产生呼吸抑制而加重CO_2潴留；伴有颅内出血、神志障碍者禁忌应用。年老体弱者减量。

（2）氨茶碱：0.125～0.250g，以葡萄糖溶液稀释后缓慢静脉注射，可解除支气管痉挛，同时有正性肌力作用及扩张外周血管和利尿作用。

（3）利尿剂：静脉应用袢利尿剂呋塞米、托拉塞米、布美他尼。首选呋塞米20～40mg静脉注射。

（4）血管扩张剂

1）硝普钠：同时扩张动脉和静脉，降低心室的前、后负荷。成人常用量：静脉滴注，开始每分钟0.5μg/kg体重，根据治疗反应以0.5μg/kg体重递增，逐渐调整剂量，常用剂量为每分钟3μg/kg体重，极量为每分钟

10μg/kg 体重,总量为 3.5mg/kg 体重。最常见的副作用是低血压。大剂量时,伴有肾功能不全患者尤其易发生硫氰酸盐或氰化物中毒。

2）硝酸酯类:主要扩张静脉和肺小动脉。硝酸甘油静脉滴注,初始滴速为 10~20μg/min,可每 5 分钟递增 5~10μg/min,最大剂量为 200μg/min。也可每 10~15 分钟喷雾一次(400μg),或舌下含服 0.3~0.6mg/次。常见的副作用是低血压和头痛。

3）人重组 BNP:奈西立肽,兼具多重作用的血管扩张剂。常见副作用是低血压。

（5）正性肌力药

1）毛花苷 C(西地兰):0.2~0.4mg 静脉注射,根据病情可重复使用多次,24 小时总量为 1.0~1.6mg。

2）多巴胺:大剂量多巴胺[大于 5μg/(kg·min)]有正性肌力和收缩血管作用。

3）多巴酚丁胺:应用剂量为 2~20μg/(kg·min),静脉滴注。

4）磷酸二酯酶抑制剂:米力农。

5）钙增敏剂:左西孟旦。

3. 非药物治疗

（1）通气:包括无创呼吸机辅助通气、气管插管和机械通气,主要用于急性左心衰竭伴有呼吸衰竭的患者。

（2）主动脉内球囊反搏(IABP):用于手术纠正机械问题(室间隔破裂及急性二尖瓣反流)前;急性心肌炎;急性心肌梗死;血运重建术前、术中和术后支持。

（3）血液滤过:多用于对利尿剂无效或抵抗的患者。

（4）心室辅助装置:多用于心脏移植前的过渡。

（5）外科手术:急性心肌梗死的机械并发症、急性主动脉夹层等需紧急手术。

【名师助记】

急性心力衰竭高频考点：

1. 急性心力衰竭多指左心衰竭，主要是急性肺水肿的表现，如端坐呼吸、咳嗽、咳粉红色泡沫样痰、双肺干啰音。

2. 急救措施包括半卧位、腿下垂、吸氧、利尿等，有呼吸系统疾病时禁用吗啡。

【仿真自测】

1. 目前慢性心力衰竭最常见的病因是
   A. 心房颤动
   B. 甲状腺功能亢进致心肌损害
   C. 冠心病
   D. 扩张型心肌病
   E. 风湿性心脏瓣膜病
2. 原发性心肌损害的病因不包括
   A. 冠心病　　B. 贫血
   C. 心肌炎　　D. 心肌病
   E. 心肌淀粉样变性
3. 下列选项可引起右心室压力负荷过重的是
   A. 主动脉瓣关闭不全
   B. 肺动脉瓣关闭不全
   C. 三尖瓣关闭不全
   D. 肺源性心脏病、COPD
   E. 严重贫血
4. 下列选项可引起右心室容量负荷过重的是
   A. 主动脉瓣关闭不全　　B. 肺动脉瓣关闭不全
   C. 三尖瓣狭窄　　D. 肺源性心脏病
   E. 高血压

[答案] 1. C　2. B　3. D　4. B

5. 男,66 岁。急性前壁心肌梗死 2 天,轻微活动即有喘憋。查体:BP 100/60mmHg。双肺底可闻及少量细小湿啰音,心率 102 次/min。该患者心功能分级为

A. NYHA 分级Ⅲ级
B. Killip 分级Ⅰ级
C. NYHA 分级Ⅱ级
D. Killip 分级Ⅲ级
E. Killip 分级Ⅱ级

6. 女,28 岁。患风湿性心脏病二尖瓣狭窄 6 年,日常活动即出现胸闷、气短。心脏彩超示重度二尖瓣狭窄。该患者的 NYHA 心功能分级为

A. Ⅰ级
B. Ⅱ级
C. Ⅲ级
D. Ⅳ级
E. 0 级

7. 按心力衰竭发展阶段,临床心衰阶段至少相当于

A. Killip 分级Ⅰ级
B. NYHA 分级Ⅰ级
C. NYHA 分级Ⅱ级
D. NYHA 分级Ⅲ级
E. NYHA 分级Ⅳ级

8. 右心衰竭时产生水肿的始动因素是

A. 毛细血管滤过压升高
B. 毛细血管通透性增加
C. 肾小球滤过率下降
D. 血浆胶体渗透压降低
E. 淋巴液回流障碍

［答案］5. E 6. B 7. C 8. A

9. 左心衰竭发展至全心衰竭时可减轻的症状/体征是
   A. 肝大、压痛
   B. 心率加快
   C. 胃肠道淤血
   D. 肺淤血症状
   E. 三尖瓣区收缩期杂音

10. 男,72岁。10年前因急性心肌梗死住院,5年前出现活动后气短,夜间憋醒,近1年双下肢水肿、少尿。查体:BP 140/90mmHg。颈静脉怒张,双下肺可闻及细湿啰音。肝肋下3cm,质中,压痛(+)。双下肢水肿。该患者最可能的诊断是
   A. 右心衰竭
   B. 全心衰竭
   C. 左心衰竭
   D. 心功能Ⅲ级(NYHA分级)
   E. 心功能Ⅲ级(Killip分级)

11. 男,50岁。活动后心悸、气短5年,加重伴少尿1周。查体:双肺底可闻及细湿啰音,心尖搏动位于左第5肋间锁骨中线外2cm,范围较弥散,心率106次/min,律不齐,双下肢凹陷性水肿。最有助于确诊的检查是
   A. 超声心动图
   B. 血常规
   C. 胸部X线片
   D. 心电图
   E. 尿常规

[答案] 9. D 10. B 11. A

12. 男,54 岁。活动时喘憋渐加重,出现夜间憋醒。高血压病史 10 余年。超声心动图:左心房、左心室扩大,LVEF 35%。患者喘憋的机制为
   A. 左心室充盈压明显降低
   B. 左心室舒张功能明显受损
   C. 左心室每搏功明显高于右心室每搏功
   D. 左心室心搏出量明显少于右心室心搏出量
   E. 心室搏出量占心室舒张末容积的百分比明显降低
13. 鉴别右心衰竭与肝硬化的要点是
   A. 下肢水肿
   B. 肺底部湿啰音
   C. 腹水
   D. 肝大
   E. 颈静脉怒张
14. 女,35 岁。患风湿性瓣膜病二尖瓣狭窄及关闭不全,因慢性心力衰竭,每天服用地高辛 0.125mg。10 天前气促、水肿症状加重,心率 120 次/min,心律绝对不规则。该患者治疗首选药物是
   A. 静脉注射毛花苷 C
   B. 静脉注射呋塞米
   C. 直流电同步电复律
   D. 静脉滴注氨力农
   E. 静脉滴注硝普钠
15. 下列情况所致的急性左心衰竭禁用洋地黄类药物的是
   A. 急性广泛心肌梗死 48 小时后
   B. 急性心肌炎
   C. 急进型高血压
   D. 重度二尖瓣狭窄窦性心律或肥厚型心肌病
   E. 重度二尖瓣狭窄伴快速心率的心房颤动

[答案] 12. E 13. E 14. A 15. D

16. 治疗洋地黄中毒所致的阵发性室性心动过速最有效的是
    A. 维拉帕米和钾盐
    B. 胺碘酮和钾盐
    C. 苯妥英钠和钾盐
    D. 美西律和钾盐
    E. 奎尼丁和钾盐
17. 以下情况不适合应用电击复律治疗的是
    A. 室性心动过速伴有严重血流动力学障碍
    B. 急性心肌梗死,合并室性心动过速
    C. 扩张型心肌病合并室性心动过速
    D. 洋地黄中毒出现室性心动过速
    E. 心脏手术过程中出现室性心动过速
18. 男,56 岁。间断活动时喘憋 1 年余,近期加重,重体力活动即感喘憋,有夜间憋醒。既往高血压病 8 年余,糖尿病 4 年余。查体:BP 150/100mmHg。双肺呼吸音清,心率 76 次/min,律齐。患者经药物治疗症状好转。为改善预后,需要长期使用的药物是
    A. 利尿剂
    B. 血管紧张素转换酶抑制剂
    C. 肾上腺素受体激动剂
    D. 磷酸二酯酶抑制剂
    E. 洋地黄类药物
19. 以下疾病最容易发生急性左心衰竭的是
    A. 房间隔缺损
    B. 治疗欠佳的严重高血压
    C. 肺源性心脏病
    D. 肺动脉瓣狭窄
    E. 慢性缩窄性心包炎

[答案] 16. C 17. D 18. B 19. B

20. 最易引起急性心力衰竭的心律失常是
    A. 窦性心动过缓
    B. 一度房室传导阻滞
    C. 偶发室性期前收缩
    D. 快速心房颤动
    E. 偶发房性期前收缩
21. 诊断急性肺水肿最具特征意义的依据是
    A. 严重呼吸困难、发绀
    B. 心尖部舒张早期奔马律
    C. 交替脉
    D. 两肺干、湿啰音
    E. 严重呼吸困难伴咳粉红色泡沫样痰
22. 男,50 岁。突起呼吸困难,咳粉红色泡沫样痰,血压 190/100mmHg,诊断为急性左心衰竭。该患者的最佳治疗是
    A. 毛花苷 C　　B. 氨茶碱
    C. 硝普钠　　D. 多巴酚丁胺
    E. 硝酸甘油
23. 男,68 岁。活动后心悸、气短 4 年,突发憋喘 1 小时来诊。高血压病史 10 年余,平时血压波动于(130~150)/(70~90)mmHg。查体:BP 230/100mmHg。端坐位,双肺底可闻及少量湿啰音,心率 114 次/min。该患者最适宜的治疗是
    A. 口服阿替洛尔　　B. 口服硝苯地平
    C. 口服哌唑嗪　　D. 肌内注射利血平
    E. 静脉滴注硝普钠

［答案］20. D　21. E　22. C　23. E

24. 男，60岁。突发心悸、气促2小时，咳粉红色泡沫样痰，不能平卧。高血压病史20年，未规律服用降压药。查体：BP 180/130mmHg。双肺满布干、湿啰音，心界扩大，心率110次/min，心律绝对不齐。对该患者最恰当的治疗组合是
A. 硝酸甘油、毛花苷C、美托洛尔
B. 硝普钠、毛花苷C、呋塞米
C. 尼卡地平、毛花苷C、美托洛尔
D. 硝酸甘油、地尔硫䓬、呋塞米
E. 硝普钠、地尔硫䓬、呋塞米

25. 女，64岁。突发气急4小时，伴咳嗽，咳粉红色泡沫样痰，不能平卧，高血压10年。查体：BP 190/110mmHg，HR 110次/min，律齐，双肺可闻及干、湿啰音。下列治疗措施中不正确的是
A. 静脉注射呋塞米
B. 静脉注射美托洛尔
C. 静脉滴注硝普钠
D. 静脉注射吗啡
E. 静脉注射毛花苷C

（26~27题共用题干）

男，72岁。4小时前因情绪激动突发极度气急，咳嗽，咳粉红色泡沫样痰，出冷汗，焦虑不安。既往有COPD病史20年，高血压病史25年。查体：T 36.2℃，P 120次/min，R 34次/min，BP 220/130mmHg。神志模糊，端坐位，口唇发绀。无颈静脉怒张。双肺可闻及细湿啰音及哮鸣音。心率120次/min，律齐，心尖区可闻及舒张早期奔马律及2/6级收缩期杂音。腹软。双下肢无水肿。血气分析：pH 7.28，PaO_2 60mmHg，$PaCO_2$ 60mmHg。

［答案］24. B　25. B

26. 该患者突发气急的最可能原因是
  A. 肺动脉栓塞
  B. COPD 合并右心衰竭
  C. 高血压合并肺部感染
  D. COPD 急性加重
  E. 高血压合并急性左心衰竭
27. 对该患者的抢救措施不适宜的是
  A. 静脉滴注氨茶碱
  B. 静脉注射呋塞米
  C. 静脉注射吗啡
  D. 静脉滴注硝普钠
  E. 静脉注射毛花苷 C

第二节　心律失常

【自测摸底】

1. 下列关于心房颤动的叙述不正确的是
  A. 心室率多在 350~600 次/min
  B. 心室率快时可伴有脉搏短绌
  C. 持久心房颤动易发生动脉栓塞
  D. 心室搏动快而不规则
  E. 第一心音常强弱不等

［答案］26. E　27. C

2. 女,32 岁。反复突发心悸、心慌、胸闷伴尿频 5 年,今无诱因症状又现,持续 1 小时来院急诊。心电图:心率 186 次/min,P 波在Ⅱ、Ⅲ、aVF 导联倒置,QRS 波群时限及形态均正常,并与 P 波保持固定关系。该患者最可能诊断为

A. 阵发性室上性心动过速

B. 窦性心动过速

C. 快速心房颤动

D. 快速心房扑动

E. 短阵性室性心动过速

【名师精讲】

1. 窦性心律

(1) 窦性 P 波(冲动起源于窦房结的 P 细胞):P 波在Ⅰ、Ⅱ、aVF、V_4~V_6 导联直立,在 aVR 导联倒置。

(2) P 波频率:成人 60~100 次/min。

(3) PR 间期:0.12~0.20 秒。

2. 抗心律失常药物

(1) Ⅰ类

1) ⅠA 类药物:奎尼丁、普鲁卡因胺。

2) ⅠB 类药物:利多卡因。只适用于室性心律失常(窄谱)。

3) ⅠC 类药物:普罗帕酮。用于室上性、室性心律失常。

(2) Ⅱ类:β 受体拮抗剂,如普萘洛尔、美托洛尔。用于室上性心律失常。

(3) Ⅲ类:胺碘酮。用于室上性、室性心律失常。

(4) Ⅳ类:维拉帕米(异搏定)、地尔硫䓬。用于室上性心律失常。

一、窦性心律失常

窦性心律失常主要包括窦性心动过速、窦性心动过缓、窦性停搏、窦房传导阻滞和病态窦房结综合征。

（一）窦性心动过速

1. 病因 健康人吸烟、饮酒、饮茶或咖啡、体力活动、情绪激动。病理状态下的发热、疼痛、贫血、低氧血症、心肌缺血、心力衰竭、甲状腺功能亢进、使用某些药物（如肾上腺素、阿托品等）等。

2. 临床表现 生理性窦性心动过速者常无症状；病理性和药物性窦性心动过速者除病因和诱因症状外，还可有心悸、乏力等不适，严重者可诱发心绞痛、心功能不全等。

3. 心电图

（1）窦性心律：P 波规律出现，心率>100 次/min。

（2）PR 间期及 QT 时限都相应缩短。

（3）可伴有继发性 ST 段压低和 T 波振幅变低。

4. 治疗 无症状性窦性心动过速一般无须治疗；有症状者应进行病因治疗并去除诱因，症状严重者可应用 β 受体拮抗剂，有应用禁忌者可选用维拉帕米和地尔硫䓬。

（二）窦性心动过缓

1. 病因 运动员、睡眠时、窦房结病变、急性下壁心肌梗死、颅内疾病、甲状腺功能减退和使用某些药物（如 β 受体拮抗剂、非二氢吡啶类钙通道阻滞剂等）。

2. 临床表现 生理性窦性心动过缓者常无症状；病理性和药物性窦性心动过缓者除病因和诱因相关症状外，还可有心悸、乏力等不适，严重者可诱发心绞痛、心功能不全、低血压，甚至休克等。

3. 心电图

（1）窦性心律：P 波规律出现，心率<60 次/min。

（2）常伴有窦性心律不齐：同一导联上 PP 间期

差异>0.12秒。

4. 治疗 无症状性窦性心动过缓一般无须治疗；有症状者应进行病因治疗并去除诱因，必要时可酌情选用阿托品或异丙肾上腺素等药物治疗。

（三）病态窦房结综合征

1. 病因 缺血性心脏病、心肌炎、心肌病、甲状腺功能减退、药物因素等。

2. 心电图

（1）原发持续而显著的窦性心动过缓（<50次/min）。

（2）窦性停搏和窦房传导阻滞。

（3）窦房传导阻滞和房室传导阻滞同时存在。

（4）心动过缓-心动过速综合征：窦性心动过缓和异位快速心律（如心房颤动、心房扑动或房性心动过速）交替发作。

（5）其他：①在未使用抗心律失常药物的情况下，心房颤动时有缓慢心室率；②心房颤动发作前后有窦性心动过缓和/或房室传导阻滞；③房室交界区性逸搏心律。

3. 治疗

（1）无症状者无须治疗，仅定期随诊观察。

（2）有症状者应首先治疗相关病因，去除诱发因素。药物治疗效果差，通常需植入永久性起搏器治疗，其主要适用于以下情况引起相关症状者：①反复心动过缓；②窦房结变时性不良（心率不能随机体代谢需求的增强而加快）；③必须使用导致心动过缓的药物。

（3）心动过缓-心动过速综合征患者在应用起搏器治疗后，若仍有心动过速发作，可同时应用抗快速性心律失常药物。

二、室上性心律失常

（一）房性期前收缩

1. 常见病因 可由心内、心外疾病引起，如风湿性心脏病二尖瓣病变、冠状动脉粥样硬化性心脏病（冠心病）、高血压、甲状腺功能亢进症和低钾血症，也可见于健康人。

2. 心电图

（1）提前发生的P波，形态与窦性P波略有不同。

（2）PR间期>0.12秒。如P波之后无QRS波群，则为未下传的房性期前收缩。

（3）QRS波群形态正常。当房性期前收缩伴室内差异性传导时，QRS波群可宽大畸形。

（4）代偿间歇一般不完全。

3. 治疗　一般不需要抗心律失常药物治疗，但需要努力寻找并去除导致房性期前收缩的诱因。对症状明显者或房性期前收缩诱发室上性心动过速者，可用β受体拮抗剂、普罗帕酮或莫雷西嗪。对症状严重且药物治疗无效的单源性房性期前收缩，可尝试行导管消融治疗。

（二）心房颤动（房颤）

1. 常见病因　常见于多种心脏疾病，包括心脏瓣膜病（通常是二尖瓣疾病）、心力衰竭、冠心病、高血压、心肌病及先天性心脏病。一些心外疾病也可导致房颤的发生，其中甲状腺功能亢进症是引起房颤的主要心外疾病和可逆性病因。此外，糖尿病、COPD、慢性肾脏疾病、睡眠呼吸暂停综合征和肥胖也会促进房颤的发生。

2. 心电图

（1）P波消失，代之以f波。f波频率为350~600次/min，其大小、形态和振幅不同。

（2）心室律绝对不规则，未治疗时通常为100~160次/min。当发生完全性房室传导阻滞时，心室律可完全均齐。

（3）QRS 波群形态正常。当发生室内差异性传导时，QRS 波群可宽大畸形。

3. 分类 目前最新的方法将房颤分为首诊房颤、阵发性房颤、持续性房颤、长期持续性房颤和永久性房颤五类。

（1）首诊房颤：指首次发作或首次发现的房颤，不论其有无症状和能否自动复律。

（2）阵发性房颤：指持续时间<7 天的房颤，一般<48 小时，能自行转复。

（3）持续性房颤：指持续时间>7 天的房颤，一般不能自行转复，需要进行药物转复或电转复。

（4）长期持续性房颤：指房颤持续时间超过 1 年，拟采用节律控制策略。

（5）永久性房颤：常指不能或不打算转复为窦性心律的房颤。

4. 治疗 治疗原则主要为抗凝、转复窦性心律、维持窦性心律、控制心室率。

（1）转复窦性心律

1）抗凝：房颤复律时的抗凝遵守“前三后四”的华法林抗凝模式，即复律前应用华法林 3 周，使凝血酶原时间的国际标准化率（INR）达到 2～3，转复成功后再持续应用 4 周。但具有以下情况者，在应用肝素后可直接进行复律：①血流动力学不稳定；②血流动力学稳定但持续时间<48 小时或经食管超声未见心房血栓。

2）复律：分为电转复和药物转复。药物转复可选用普罗帕酮、胺碘酮，有器质性心脏病者慎用普罗帕酮。有以下情况的应尽快行电转复：①心室率过快出现心肌缺血、低血压或心力衰竭等症状，且药物治疗无效；②伴预激综合征患者出现心室率过快或血流动力学不稳定。洋地黄中毒者禁用电转复。

3）导管消融：对于症状反复发作且抗心律失常药物治疗无效的阵发性和持续性房颤患者，可行心导管消融治疗。

4）外科消融：对有症状的房颤患者，在进行心脏外科手术时可考虑行外科消融治疗。

（2）维持窦性心律：可使用氟卡尼、普罗帕酮、胺碘酮、决奈达隆、伊布利特、多非利特和索他洛尔等抗心律失常药物。

（3）控制心室率：主要使用β受体拮抗剂、非二氢吡啶类钙通道阻滞剂（维拉帕米、地尔硫䓬）和洋地黄类药物。单药治疗心室率控制不满意时，可联合应用。在房颤急性期，心室率控制在80~100次/min。对于无器质性心脏病的患者，心室率控制目标为<110次/min。

（4）抗凝：CHA_2DS_2-VAS_C评分系统是目前最新的临床抗凝治疗评估工具（表2-8）。

表2-8 CHA_2DS_2-VAS_C评分系统

危险因素	评分	治疗
≥1个主要危险因素或≥2个次要危险因素	≥2	口服抗凝药物（OAC）
1个次要危险因素	1	OAC或阿司匹林（75~325mg/d）均可，OAC优先
无	0	阿司匹林或不进行抗栓治疗，不抗栓优先

1）CHA_2DS_2-VAS_C评分系统将卒中危险因素分为主要危险因素和次要危险因素。①主要危险因素：年龄≥75岁和卒中/TIA/血栓栓塞病史；②次要危险

因素:充血性心力衰竭/左心室功能障碍、高血压、糖尿病、血管疾病(心肌梗死、主动脉斑块和外周动脉疾病)、年龄65~74岁者和女性。抗凝治疗方法根据危险因素进行选择。

2) CHA_2DS_2-VAS_C 评分系统针对的是非瓣膜性房颤。对于瓣膜性房颤,其本身就是卒中的高危因素,必须进行积极的抗凝治疗。

3) 对于无器质性心脏病、年龄<65岁的孤立性房颤患者,发生卒中的危险性很低,通常不需要抗凝治疗。

4) 口服抗凝药物首选华法林。华法林治疗时以INR 2~3为目标调整剂量。瓣膜置换术后的房颤患者INR应至少为2.5,但对高龄患者,适宜的INR为1.6~2.5。

5) 新型抗凝药物主要包括直接凝血酶抑制剂达比加群酯、Xa因子抑制剂利伐沙班与阿哌沙班。这些药物不需监测凝血功能,预防卒中的作用和华法林相当,并且具有更好的安全性和方便性,对多数房颤患者可考虑应用新型抗凝药物替代华法林。

【名师助记】

心房颤动(房颤)高频考点:

1. 病因 主要为二尖瓣狭窄。

2. 临床表现 心脏听诊可闻心律绝对不齐、心音强弱不等,有脉搏短绌。

3. 心电图

(1) P波消失,代之以f波。f波频率为350~600次/min,其大小、形态和振幅不同。

(2) 心室律绝对不规则,未治疗时通常为100~160次/min。QRS波群形态正常。

4. 治疗

(1) 不超过48小时给予复律:分为电转复和药物

转复。药物转复可选用普罗帕酮、胺碘酮。有以下情况的应尽快行电转复：①心室率过快出现心肌缺血、低血压或心力衰竭等症状，且药物治疗无效；②伴预激综合征患者出现心室率过快或血流动力学不稳定。洋地黄中毒者禁用电转复。

（2）控制心室率：洋地黄、β受体拮抗剂、钙通道阻滞剂。

（3）抗凝：华法林，INR 2~3。

（三）心房扑动（房扑）

1. 常见病因　房扑可发生于无器质性心脏病者，也可见于一些器质性心脏病者，主要包括风湿性心脏病、冠心病、高血压、心肌病以及心力衰竭等。心外疾病如甲状腺功能亢进症和酒精中毒也会导致房扑的发生。

2. 心电图

（1）正常P波消失，代之以连续的大锯齿样的扑动波（F波），F波之间等电位线消失，在Ⅱ、Ⅲ、aVF或V_1导联上最明显。典型房扑的心房波频率通常为250~300次/min。

（2）心室律规则或者不规则，取决于房室传导比例是否恒定。通常以固定房室比例（2∶1或4∶1）下传，故心室率规则。

（3）QRS波形态一般正常，如出现室内差异传导、原有束支传导阻滞或经房室旁路下传，可出现QRS波增宽。

3. 治疗　主要包括转复窦性心律、控制心室率和抗凝治疗。

（1）转复窦性心律：包括心律转复和导管消融两种策略。心律转复又分为电转复和药物转复。直流电转复通常选用较低的能量（50J）便可将房扑快速转复为窦性心律；药物转复可选用普罗帕酮、胺碘酮、伊布利特，有器质性心脏病者慎用ⅠC类药物。对典型房扑患者或反复发作且药物治疗无效的房扑患者，可考虑行导管消融治疗，导管消融可有效地将典型房扑恢复为窦性心律。

（2）控制心室率：主要使用β受体拮抗剂、非二氢吡啶类钙通道阻滞剂（维拉帕米、地尔硫䓬）和洋地黄类药物。

（3）抗凝：房扑患者在转复窦性心律过程中也有发生血栓栓塞的风险，并且常伴有房颤或者最终发展为房颤，因此，房扑患者也应该进行规律的抗凝治疗，具体抗凝治疗措施同房颤的抗凝治疗。

（四）阵发性室上性心动过速

1. 常见病因　患者通常无器质性心脏病表现，不同性别与年龄均可发生，少数患者可由心脏疾病或药物等诱发。

2. 临床表现　室上性心动过速发作可突然起始与终止，持续时间长短不一。症状包括心悸、胸闷、焦虑不安、头晕，少见症状有晕厥、心绞痛、心力衰竭与休克。症状轻重取决于发作时心室率快速的程度以及持续时间，亦与原发病的严重程度有关。查体心尖区第一心音强度恒定，心律绝对规则。

3. 心电图

（1）心率150~250次/min，节律规则。

（2）QRS波群形态与时限正常，但发生室内差异性传导或原来存在束支传导阻滞时，QRS波形可宽大畸形。

（3）逆行P波（Ⅱ、Ⅲ、aVF导联倒置）常埋藏于QRS波群内或位于其终末部分，P波与QRS波群保持恒定关系。

（4）起始突然，通常由一个房性期前收缩触发，下传的PR间期显著延长，随之引起心动过速发作。

4. 治疗

(1) 刺激迷走神经:首选。包括颈动脉窦按摩、Valsalva动作、诱导恶心、将面部浸于冰水内等措施。

(2) 药物:腺苷、维拉帕米、普罗帕酮、毛花苷C静脉注射。

(3) 对于合并预激综合征的室上性心动过速(QRS波增宽)患者,应避免刺激迷走神经和使用毛花苷C及维拉帕米等药物。

(4) 直流电复律:患者出现严重的心绞痛、心肌缺血、低血压或心力衰竭时,应立即进行同步电复律。

(5) 射频消融治疗:具有安全、迅速、有效且能治愈心动过速的优点,对药物治疗无效者可选用。具有以下情况者可首选:症状反复发作、症状发作时伴有血流动力学异常和不愿服用或不耐受抗心律失常药。

【名师助记】

阵发性室上性心动过速高频考点:

1. 病因 无器质性心脏病。

2. 机制 主要是折返机制。

3. 临床表现 突发突止,节律规整。心率150~250次/min。

4. 治疗 首选刺激迷走神经。药物首选腺苷。

5. 根治 射频消融。

三、室性心律失常

(一) 室性期前收缩

1. 常见病因 室性期前收缩可见于正常人,也可由冠心病、心脏瓣膜病、高血压、心肌病、甲状腺功能亢进症等心内或心外疾病,药物(如洋地黄、抗肿瘤药、抗精神病药)不良反应或中毒及电解质紊乱(低钾血症、低镁血症等)引起。

2. 心电图

（1）提前出现的 QRS 波群，其前无 P 波。

（2）提前出现的 QRS 波群宽大畸形，时限通常超过 0.12 秒。

（3）代偿间期完全。

（4）间位性室性期前收缩：指位于两个正常窦性心搏之间的期前收缩。

（5）室性并行心律：为心室的异位起搏点规律地自行发放冲动，并能防止窦房结冲动入侵。其心电图表现：①异位室性搏动与窦性搏动的配对间期不恒定；②长的两个异位搏动间期是最短的两个异位搏动间期的整倍数；③当主导心律（如窦性心律）的冲动下传与心室异位起搏点的冲动几乎同时抵达心室，可产生室性融合波，其形态介于以上两种 QRS 波形态之间。

3. 治疗

（1）无器质性心脏病患者：原则上不用抗心律失常药物治疗。

（2）器质性心脏病患者：①室性期前收缩伴左心室收缩功能低下（LVEF<40%）者，主要选用ⅠB 类和Ⅲ类抗心律失常药物。常用的药物有利多卡因、美西律、胺碘酮和索他洛尔。对 LVEF<30% 者，不应使用索他洛尔。②室性期前收缩伴左心室收缩功能正常者，可选用普罗帕酮、氟卡尼、索他洛尔、利多卡因、美西律、胺碘酮和 β 受体拮抗剂。

（二）阵发性室性心动过速（室速）

1. 常见病因　常见于器质性心脏病，其中以冠心病特别是急性心肌梗死发生率最高，也可见于心肌病、二尖瓣脱垂和心脏瓣膜病伴心力衰竭、电解质紊乱、药物中毒等。先天性长 QT 综合征、Brugada 综合征、儿茶酚胺介导性室速、短 QT 综合征等遗传性疾病也常出现室速。

2. 临床表现 除病因相关表现外，室速症状主要取决于心室率快慢、持续时间长短和有无器质性心脏疾病等。非持续性室速（发作时间短于30秒）通常无明显症状。持续性室速（发作时间超过30秒，或虽然发作短于30秒，但出现明显的血流动力学异常）易发生明显血流动力学障碍和心肌缺血，出现低血压、气促、心绞痛和晕厥症状。

3. 心电图 ①3个或3个以上的室性期前收缩连续出现。②QRS波群宽大畸形，时限超过0.12秒；ST-T波方向与QRS波群主波方向相反。③心室率通常为100~250次/min；心律规则，但亦可稍不规则。④P波与QRS波群无固定关系，形成房室分离；偶尔个别或所有心室激动逆传，夺获心房。⑤通常发作突然。⑥心室夺获与室性融合波：室速发作时少数室上性冲动可下传心室，产生心室夺获，表现为P波之后有一提前发生的正常QRS波群；室性融合波的QRS波群形态介于窦性与异位心室搏动之间，其意义为部分夺获心室；心室夺获与室性融合波的存在是确立室速诊断的最重要依据。

下列心电图表现提示为室速：①室性融合波。②心室夺获。③房室分离，如心室搏动逆传，P波与QRS波群相关，房室分离消失，可出现1∶1室房传导或2∶1室房传导阻滞。④QRS波群时限>0.14秒，电轴左偏。⑤当表现为右束支传导阻滞时，QRS波群形态具有以下特征：V_1导联呈单相或双相波（R>R′），V_6导联呈rS或QS；左束支传导阻滞的心电图特点见下文表2-11。⑥全部胸导联QRS波群主波方向呈同向性，即全部向上或向下。

4. 治疗 治疗原则：①非器质性心脏病患者，非持续性室速如无晕厥及其他症状发作时无须治疗；持续性室速无论有无症状，均应积极治疗；②器质性心脏病患者，无论是持续性还是非持续性均应治疗，终止发作，预防复发。

终止室速发作的治疗：①血流动力学不稳定的患者，出现低血压、休克、心绞痛、充血性心力衰竭以及脑低灌注的症状，应立即进行直流同步电转复或心室超速起搏治疗；②血流动力学稳定的患者，可使用利多卡因、胺碘酮、普罗帕酮。

（三）心室颤动（室颤）

1. 常见病因　常见于缺血性心脏病。此外，抗心律失常药物特别是引起 QT 间期延长与尖端扭转型室速的药物，严重缺氧、缺血，预激综合征合并房颤伴极快心室率，电击伤等亦可引起。

2. 临床表现　患者意识丧失、抽搐、呼吸停顿，甚至死亡；听诊心音消失；脉搏触不到；血压亦无法测到。

3. 心电图　室颤的波形、振幅与频率均极不规则，无法辨认 QRS 波群、ST 段与 T 波。

4. 治疗　终止室颤最有效的方法是非同步电除颤。

【名师助记】

室上性及室性心律失常高频考点：

室上性及室性心律失常治疗的鉴别见表 2-9。

表 2-9　室上性及室性心律失常治疗的鉴别

鉴别要点	室上性心律失常	室性心律失常
期前收缩的治疗	房性期前收缩	室性期前收缩
	积极寻找病因	频发用利多卡因
心动过速的治疗	阵发性室上速	阵发性室速
	首选刺激迷走神经；药物首选腺苷	首选利多卡因，无效用胺碘酮

续表

鉴别要点	室上性心律失常	室性心律失常
颤动的治疗	房颤	室颤（最严重的心律失常）
	①转复窦性心律用普罗帕酮、胺碘酮；②抗凝用华法林	非同步电除颤，单项波360J，双向波120～200J

四、心脏传导阻滞

心脏传导阻滞包括房室传导阻滞（一度、二度、三度）和室内传导阻滞（左束支、右束支、左前分支、左后分支）

（一）常见病因

房室传导阻滞大多数见于病理情况，常见病因有冠心病、心肌炎、心肌病、急性风湿热、药物中毒、电解质紊乱、结缔组织病和原发性传导束退化症。少数情况下，一度和二度Ⅰ型房室传导阻滞可见于健康人，与迷走神经张力增高相关。

（二）心电图

1. 房室传导阻滞心电图特点（表2-10）。

表2-10　房室传导阻滞心电图特点

分度	心电图特点
一度房室传导阻滞	窦性P波规律出现，每个心房冲动都传导至心室，但PR间期超过0.20秒
二度房室传导阻滞	二度Ⅰ型房室传导阻滞：①PR间期进行性延长，直至一个P波受阻不能下传心室；②相邻RR间期呈进行性缩短，直至一个P波不能下传心室；③包含受阻P波在内的RR间期小于正常窦性PP间期的2倍
	二度Ⅱ型房室传导阻滞：心房冲动传导突然阻滞，但PR间期恒定不变

续表

分度	心电图特点
三度房室传导阻滞	①心房与心室活动各自独立,互不相关。②心房率快于心室率,心房冲动来自窦房结或心房异位节律(房性心动过速、心房扑动或心房颤动)。③心室起搏点通常在阻滞部位稍下方。如位于希氏束及其近邻,心室率40~60次/min,QRS波群正常,心律亦较稳定;如位于室内传导系统的远端,心室率可低至40次/min或以下,QRS波群增宽,心室节律亦常不稳定。听诊可闻及大炮音

2. 室内传导阻滞心电图特点(表2-11)。

表2-11 室内传导阻滞心电图特点

分类	心电图特点
右束支传导阻滞	①QRS时限达0.12秒以上;不完全性右束支传导阻滞时QRS时限<0.12秒。②V_1导联呈rsR′,R′波粗钝;V_5、V_6导联呈qRS,S波宽阔。③T波与QRS主波方向相反
左束支传导阻滞	①QRS时限达0.12秒以上;不完全性左束支传导阻滞时QRS时限<0.12秒。②V_5、V_6导联R波宽大,顶部有切迹或粗钝,其前方无q波;V_1导联呈宽阔的QS波或rS波形。③T波与QRS主波方向相反
左前分支传导阻滞	①电轴左偏;②Ⅰ、aVL导联呈qR波,Ⅱ、Ⅲ、aVF导联呈rS图形;③QRS时限<0.12秒
左后分支传导阻滞	①电轴右偏;②Ⅰ导联呈rS图形,Ⅱ、Ⅲ、aVF导联呈qR波,且$R_{Ⅲ}>R_{Ⅱ}$;③QRS时限<0.12秒

（三）三度房室传导阻滞的治疗

1. 心室率过慢者，给予阿托品，可提高心室率，适用于阻滞位于房室结的患者。异丙肾上腺素可用于任何部位的房室传导阻滞，但应用于急性心肌梗死患者时要慎重，因为可能导致严重的室性心律失常。

2. 对于症状明显、阻滞部位低及病变不可逆者，应及早安置人工心脏起搏器。有下列情况者需行永久性起搏器治疗：①出现症状性心动过缓或继发室性心律失常；②必须使用导致心动过缓的药物；③心室停搏≥3 秒（心房颤动时心室停搏≥5 秒），或清醒时逸搏，心率≤40 次/min，或逸搏心律起搏点在房室结以下；④射频消融或心脏手术等导致的不可逆房室传导阻滞。

【名师助记】

房室传导阻滞高频考点：

1. 一度房室传导阻滞　PR 延长，心音减弱。

2. 二度Ⅰ型房室传导阻滞　PR 逐渐延长，心音逐渐减弱。

3. 二度Ⅱ型房室传导阻滞　PR 固定，心音固定。

4. 三度房室传导阻滞　PR 没关系，心音不固定。

【仿真自测】

1. 下列措施可治疗阵发性室上性心动过速，但除外

A. 普鲁卡因胺　　B. 电击

C. 利多卡因　　D. 胺碘酮

E. 毛花苷 C

［答案］1. C

2. 男,55岁。诊断为冠心病。近2周治疗后心悸,脉律不齐。心电图示窦律78次/min,频发房性期前收缩,短阵性房性心动过速。下列治疗药物须除外的是

A. 胺碘酮
B. 利多卡因
C. 普萘洛尔
D. 普罗帕酮
E. 维拉帕米

3. 男,25岁。无诱因突发心悸1小时来诊。查体:BP 130/80mmHg,心率240次/min,律齐。诊断为阵发性室上性心动过速。对该患者无效的药物是

A. 利多卡因
B. 维拉帕米
C. 普罗帕酮
D. 地尔硫草
E. 腺苷

4. 男,25岁。突发心悸2小时来诊。查体:心率200次/min,律齐。心电图可见逆行P波,QRS波群宽大畸形。有"预激综合征"病史。治疗应选择

A. 静脉注射毛花苷C
B. 静脉注射维拉帕米
C. 静脉注射普罗帕酮
D. 按摩颈动脉窦
E. Valsalva动作

[答案] 2. B 3. A 4. C

5. 男,52 岁。心悸、晕厥。血压 80/50mmHg。心电图见宽 QRS 波,心动过速,心律不规则。所采取的最合适的治疗是
   A. 直流电复律
   B. 静脉注射普罗帕酮
   C. 静脉注射利多卡因
   D. 静脉注射普鲁卡因胺
   E. 静脉注射胺碘酮
6. 非器质性心脏病患者一般不会出现
   A. 窦性心动过速
   B. 室性期前收缩二联律
   C. 阵发性室上性心动过速
   D. 一度房室传导阻滞
   E. 阵发性心房颤动
7. 冠心病患者,突感心悸、胸闷。查体:BP 90/60mmHg,HR 170 次/min,节律不匀齐,心尖部第一心音强弱不等。心电图:心房率慢于心室率,两者无固定关系,QRS 波增宽为 0.12 秒,并可见室性融合波。诊断为
   A. 多发性室性期前收缩
   B. 心房颤动
   C. 心房扑动
   D. 阵发性室上性心动过速
   E. 阵发性室性心动过速
8. 关于一般心房颤动的叙述,下列不正确的是
   A. 心室率多在 350~600 次/min
   B. 心室率快时可伴有脉搏短绌
   C. 持久心房颤动易发生动脉栓塞
   D. 心室搏动快而不规则
   E. 第一心音常强弱不等

[答案] 5. A　6. B　7. E　8. A

9. 男,56 岁。心悸 3 年。既往体健。查体:BP 130/80mmHg。双肺未闻及干、湿啰音,心脏各瓣膜区未闻及异常杂音,心律不齐。心电图示心率 140 次/min,P 波消失,代之以大小不等的小 f 波。患者最可能出现的体征是

A. 发绀　　B. 二尖瓣面容

C. 短绌脉　　D. A_2 亢进

E. 双下肢水肿

10. 女,70 岁。风湿性心脏病 20 年,因心悸 5 天就诊。查体:自主体位,BP 150/70mmHg,心率 119 次/min,心律绝对不齐,第一心音强弱不等。心电图示心房颤动。为控制该患者的心室率,不宜首选的是

A. 地高辛　　B. 美托洛尔

C. 维拉帕米　　D. 硫氮䓬酮

E. 普罗帕酮

11. 心房颤动患者,突发心悸,伴胸闷、喘憋。查体:BP 70/40mmHg, HR 160 次/min,心律绝对不齐。首选的治疗措施是

A. 非同步直流电复律

B. 静脉应用胺碘酮

C. 置入临时起搏器

D. 同步直流电复律

E. 静脉注射毛花苷 C

[答案] 9. C　10. E　11. D

12. 女,76 岁。持续性心房颤动 2 年,有脑血栓和糖尿病病史。查体:BP 120/65mmHg,HR 87 次/min,心脏各瓣膜区未闻及杂音。该患者最适宜的治疗措施是

A. 皮下注射低分子量肝素

B. 静脉滴注肝素

C. 口服阿司匹林

D. 口服氯吡格雷

E. 口服华法林

13. 对药物治疗无效的反复发作室性心动过速/心室颤动的心力衰竭患者,最适宜的治疗为

A. 服用阿托品

B. 服用奎尼丁

C. 植入型心脏转复除颤器

D. 安置房室顺序起搏器

E. 静脉注射维拉帕米

14. 男,55 岁。突发持续胸痛 4 天。查体:BP 110/50mmHg,HR 30 次/min,律齐。心电图示急性下壁、右心室心肌梗死,三度房室传导阻滞。为提高心室率,应立即采取的治疗措施是

A. 静脉滴注异丙肾上腺素

B. 静脉滴注多巴酚丁胺

C. 静脉注射肾上腺素

D. 同步直流电复律

E. 植入临时性心脏起搏器

[答案] 12. E　13. C　14. E

第三节 心脏骤停

【自测摸底】

诊断心脏骤停必须满足的条件是

A. 突发意识丧失+大动脉搏动消失

B. 呼吸停止

C. 足背动脉搏动消失

D. 呼吸音消失

E. 肢端湿冷

【名师精讲】

心脏骤停是指心脏射血功能突然终止。导致心脏骤停的病理生理机制最常见为室性快速性心律失常（心室颤动和室性心动过速），其次为缓慢性心律失常或心室停顿，较少见的为无脉性电活动。

（一）病因

绝大多数心脏性猝死发生在有器质性心脏病的患者，冠心病尤其是急性心肌梗死患者占75%。

（二）临床表现

1. 前驱期　在猝死前数天至数月，有些患者可出现胸痛、气促、疲乏、心悸等非特异性症状。

2. 终末事件期　是指心血管状态出现急剧变化到心脏骤停发生前的一段时间，自瞬间至持续1小时不等。典型表现包括严重胸痛、急性呼吸困难、突发心悸或眩晕等。在猝死前数小时或数分钟内常有心电活动的改变，其中以心率加快及室性异位搏动增加最为常见。

3. 心脏骤停　心脏骤停后脑血流量急剧减少，可导致意识突然丧失，伴有局部或全身性抽搐。心脏骤停刚发生时脑中尚存少量含氧的血液，可短暂刺激呼吸中枢,出现呼吸断续,呈叹息样或短促痉挛性呼吸,随后呼吸停止。皮肤苍白或发绀,瞳孔散大。由于尿道括约肌和肛门括约肌松弛,可出现大小便失禁。

4. 生物学死亡 心脏骤停发生后,大部分患者将在4~6分钟内开始发生不可逆脑损害,随后经数分钟过渡到生物学死亡。心脏骤停发生后立即实施心肺复苏和尽早除颤,是避免发生生物学死亡的关键。心脏复苏成功后死亡的最常见原因是中枢神经系统损伤。

(三)心脏骤停的处理

心脏骤停抢救成功的关键是尽早开始心肺复苏和尽早进行电除颤。

1. 成人基础生命支持 基础生命支持由一系列序贯性的检查和急救操作组成,主要环节包括早期识别心脏骤停并启动急救系统、早期心肺复苏和早期除颤。

(1)识别心脏骤停并启动急救系统:确认成人患者无反应且没有呼吸或不能正常呼吸(即仅仅是喘息)后识别心脏骤停,并立即启动急救系统,同时寻找自动体外除颤器/除颤器(如可获得)。医务人员可检查大动脉搏动,但检查时间不应超过10秒,如果10秒内未明确扪及脉搏,则应立即开始心肺复苏。

(2)早期心肺复苏:心肺复苏是指在发生心脏骤停后旨在提高生存率的一系列救治行为,救治顺序为"C—A—B",即胸外按压(compressions)→开放气道(airway)→人工呼吸(breathing)。一旦确立心脏骤停的诊断,应立即进行。

1)胸外按压:胸外按压可通过增加胸腔内压和直接压迫心脏产生血流,将血液和氧气输送到心脏和大脑等重要器官。实施胸外按压时,患者应置于坚实平面上。施救者跪在患者身边(院外复苏)或站在患者床旁(院内复苏)。若胸外按压在床上进行,一般推荐在患者背部垫一硬板。将两手掌根重叠置于患者胸骨中下 1/3 处,手掌根部横轴与胸骨长轴确保方向一致,两手平行,手指不要接触胸壁。按压时肘关节伸直,依靠肩部和背部的力量垂直向下按压,使胸骨按下幅度为 5~6cm,放松时双手不要离开胸壁,按压和放松的时间大致相等,保证每次按压后胸廓回弹。按压频率为 100~120 次/min。尽可能减少胸外按压中断,若必须中断,也应将中断控制在 10 秒内。

胸外按压的并发症主要包括肋骨骨折、心包积血或心脏压塞、气胸、血胸、肺挫伤、肝脾撕裂伤和脂肪栓塞。应遵循正确的操作方法,尽量避免并发症发生。

2) 开放气道:患者心脏骤停后,全身肌肉松弛,口腔内舌肌松弛下坠而阻塞呼吸道。采用开放气道的方法可使阻塞呼吸道的舌根上提,使呼吸道畅通,因此开放气道是复苏成功的重要一步。

对于没有头颈部外伤的患者,可采用仰头抬颏法开放气道。施救者将一手置于患者前额用力加压,使头后仰,另一手的示、中指置于下颏的骨性部分,并向上抬起,使头部充分后仰,使下颌尖、耳垂连线与地面呈垂直状态,以通畅气道。对于头颈部外伤患者疑有脊柱损伤时,则应采用推举下颌的方法开放气道。应清除患者口中的异物和呕吐物,患者义齿松动的应取下。

3) 人工呼吸:开放气道后,应立即实施人工通气。心肺复苏期间通气的最主要目的是保证足够的氧合,其次为排出二氧化碳。气管内插管是建立人工通气的最好方法。当时间或条件不允许时,口对口呼吸不失为一种快捷有效的通气方法。应采用 30∶2的按压和通气比例进行心肺复苏,即每 30 次胸外按压后连续给予 2 次人工呼吸,交替进行。

(3) 早期电除颤:心脏骤停时最常见的初始心律

失常是心室颤动。终止心室颤动最有效的方法是电除颤，双相波120~200J。如果首次双相波电击没有成功消除心室颤动，之后应立即进行心肺复苏而不是连续电击以尝试除颤。进行2分钟心肺复苏（约5个30∶2的按压通气循环）后再次尝试除颤，后续电击至少应使用相当的能量级别或更高能量级别。如果没有双相波除颤器，可以使用单相波除颤器，能量选择为360J。

成人基础生命支持要点见表2-12。

表2-12　成人基础生命支持要点

要点	具体内容
识别	无反应； 无呼吸或不能正常呼吸（濒死喘息）； 10秒内未扪及脉搏（仅限医务人员）
心肺复苏程序	胸外按压→开放气道→人工呼吸
胸外按压	按压频率：100~120次/min； 按压幅度：5~6cm； 胸廓回弹：保证每次按压后胸廓回弹； 注意：尽可能减少胸外按压的中断，将中断控制在10秒以内
开放气道	仰头抬颏法（医务人员怀疑有外伤时，采用推举下颌法）
按压和通气比例（置入高级气道之前）	30∶2（1名或2名施救者）
使用高级气道通气（医务人员）	每6~8秒1次呼吸（每分钟8~10次呼吸），与胸外按压不同步； 大约每次呼吸1秒，有明显的胸廓隆起
除颤	尽快连接并使用除颤器。尽可能缩短电击前后的胸外按压中断；每次电击后立即从按压开始心肺复苏

2. 高级生命支持

（1）高级气道管理：如果患者自主呼吸没有恢

复，应尽早行气管插管。

（2）药物治疗

1）心室颤动和无脉性室性心动过速（无脉性室速）的药物治疗：当至少进行了1次电击和2分钟的心肺复苏后心室颤动/无脉性室速仍然持续时，可给予1mg肾上腺素静脉注射，每隔3~5分钟重复一次，其主要目的是增加心肺复苏期间的心肌血流并恢复自主循环。当心室颤动/无脉性室速对肾上腺素无反应时，可给予胺碘酮，如果没有胺碘酮，可考虑应用利多卡因。仅在长QT间期尖端扭转型室性心动过速时考虑应用硫酸镁。

2）无脉性电活动和心室停搏的药物治疗：可考虑应用肾上腺素1mg静脉注射，每隔3~5分钟重复一次。不再推荐在治疗无脉性电活动/心室停搏时常规性使用阿托品。

3. 综合的心脏骤停后治疗

（1）优化通气和氧合：逐渐调整通气频率，使动脉二氧化碳分压达到40~45mmHg，使血氧饱和度维持在≥94%。

（2）维持血流动力学稳定：可给予生理盐水或乳酸林格液、血管活性药物，使收缩压≥90mmHg或平均动脉压≥65mmHg。

（3）防治中枢神经系统损伤：脑复苏是心肺复苏最后成功的关键，故复苏后应密切观察体温变化，积极采取控制性低温治疗措施。

（4）识别并治疗急性冠脉综合征：应尽快完成12导联心电图，以评估是否存在急性冠脉综合征。

（5）纠正代谢紊乱：适度控制血糖，目标范围在8~10mmol/L，还应避免低血糖发生。维持血钾水平>3.5mmol/L，避免低血钾诱发的心律失常。

【名师助记】

心脏骤停高频考点：

1. 基础生命支持(C—A—B,早期电除颤)

(1) 猝死最常发生于有冠心病及其并发症者。

(2) 心脏骤停早期诊断最佳指标:“金标准”——颈动脉和股动脉搏动消失;“银标准”——心音消失。

(3) 按压时患者体位、手掌部位、深度、频率、按压/呼吸比值。

(4) 心脏骤停的病理生理机制:心室颤动,给予非同步除颤(双相波 120~200J,单相波 360J)。

2. 高级生命支持

(1) 纠正缺氧、药物治疗(肾上腺素、胺碘酮、利多卡因)。

(2) 心肺复苏时通常首选的药物是肾上腺素。

【仿真自测】

1. 男,70 岁。行走时突然跌倒,不省人事,即送来急诊。来时呼之不应,呼吸停止,颈动脉搏动消失,心音未能闻及。可以确定的诊断是
   A. 脑卒中　　B. 心脏骤停
   C. 癫痫大发作　　D. 大面积肺栓塞
   E. 主动脉夹层破裂
2. 女,68 岁。1 年前于坐位早餐时无明显诱因突感心悸,随之意识丧失跌倒,数分钟后意识恢复。无大汗、肢体抽搐、口吐白沫和大小便失禁。1 年来反复发作上述症状 3 次,发作与体位和运动无关。查体:BP 130/70mmHg,HR 48 次/min。心电图示二度Ⅱ型房室传导阻滞。该患者意识丧失最可能的原因是
   A. 低血糖　　B. 心律失常
   C. 癫痫发作　　D. 直立性低血压
   E. 迷走神经张力增高

[答案] 1. B　2. B

3. 对于电击无效的反复心室颤动或无脉性室速，应采取的措施是
   A. 静脉注射利多卡因　B. 心内注射利多卡因
   C. 再次电复律　D. 人工心脏起搏
   E. 静脉注射肾上腺素
4. 治疗心室停顿的首选药物是
   A. 胺碘酮　B. 利多卡因
   C. 多巴酚丁胺　D. 肌苷
   E. 肾上腺素
5. 循环骤停进行复苏时最有效的药物是
   A. 肾上腺素（静脉注射）
   B. 异丙肾上腺素　C. 去甲肾上腺素
   D. 间羟胺　E. 多巴胺
6. 转复长 QT 间期所致尖端扭转型室性心动过速的最适宜药物是
   A. 肾上腺素　B. 利多卡因
   C. 普罗帕酮　D. 硫酸镁
   E. 胺碘酮

第四节　原发性高血压

【自测摸底】

1. 男，76 岁。高血压病史 1 年，血压波动于（170～190）/（60～65）mmHg。查体未见明显异常。实验室检查：血常规、尿常规、肾功能、空腹血糖、血脂等均正常。心电图正常。该患者的收缩压控制目标至少要低于
   A. 170mmHg　B. 140mmHg　C. 130mmHg
   D. 150mmHg　E. 160mmHg

［答案］3. E　4. E　5. A　6. D

2. 血管紧张素转换酶抑制剂最适用的临床情况是
A. 高血压伴主动脉瓣狭窄
B. 妊娠期高血压
C. 高血压伴左心室肥厚
D. 高血压伴高钾血症
E. 高血压伴双侧肾动脉狭窄

【名师精讲】

（一）概念和分类

高血压是一种以体循环动脉收缩期和/或舒张期血压持续升高为主要临床表现，伴或不伴多种心血管危险因素的综合征。高血压可分为原发性高血压（即高血压病）和继发性高血压两大类，原发性高血压占高血压的90%以上，继发性高血压指某些确定的疾病和原因引起的血压升高，约占高血压的10%。

根据1999年世界卫生组织高血压专家委员会（WHO/ISH）确定的标准和《中国高血压防治指南》（2018年修订版）的规定，18岁以上成年人高血压定义为：在未服抗高血压药物的情况下，收缩压≥140mmHg和/或舒张压≥90mmHg。收缩压≥140mmHg和舒张压<90mmHg为单纯收缩期高血压。根据血压升高水平，又进一步将高血压分为1～3级。目前，我国采用的血压分类和标准见表2-13。

表2-13　血压水平的定义和分类

分类	收缩压/mmHg		舒张压/mmHg
正常血压	<120	和	<80
正常高值	120～139	和/或	80～89

续表

分类	收缩压/mmHg		舒张压/mmHg
高血压	≥140	和/或	≥90
1 级高血压(轻度)	140~159	和/或	90~99
2 级高血压(中度)	160~179	和/或	100~109
3 级高血压(重度)	≥180	和/或	≥110
单纯收缩期高血压	≥140	和	<90

注:当收缩压和舒张压分属于不同级别时,以较高的分级为准。

依据《中国高血压防治指南》(2018 年修订版)。

(二)主要临床表现和并发症

1. 主要临床表现

(1)症状:大多数起病缓慢、渐进,一般缺乏特殊的临床表现。约 1/5 的患者无症状,仅在测量血压时或发生心、脑、肾等并发症时才被发现。一般常见症状有头晕、头痛、心悸、颈项板紧、疲劳等,呈轻度持续性,在紧张或劳累后加重,不一定与血压水平有关,多数症状可自行缓解。也可出现视物模糊、鼻出血等较重症状,还可表现为神经症状如失眠、记忆力减退、注意力不集中、耳鸣、情绪易波动等。病程后期有心、脑、肾等靶器官受损或有并发症时,可出现相应的症状,如胸闷、气短、心绞痛、多尿等。另外,有些症状可能是降压药的不良反应所致。

(2)体征:血压随季节、昼夜、情绪等因素有较大波动。冬季血压较高,夏季较低;一般夜间血压较低,清晨起床活动后血压迅速升高,形成清晨血压高峰;患者在家中的自测血压值往往低于诊所所测血压值。

(3)恶性或急进型高血压:少数患者病情急骤发

展，舒张压持续≥130mmHg，并有头痛、视物模糊、眼底出血、渗出和视盘水肿，肾脏损害突出，有持续蛋白尿、血尿与管型尿。病理以肾小动脉纤维样坏死为特征。发病机制尚不清楚。

2. 并发症

（1）高血压危象：因紧张、疲劳、寒冷、嗜铬细胞瘤发作、突然停服降压药等诱因，小动脉发生强烈痉挛，短期内血压急剧上升，影响重要脏器血液供应而产生危急症状。在高血压早期与晚期均可发生。危象发生时，出现头痛、烦躁、眩晕、恶心、呕吐、心悸、气急及视物模糊等严重症状，以及伴有动脉痉挛（椎基底动脉、颈内动脉、视网膜动脉、冠状动脉等）累及相应靶器官的缺血症状。

（2）高血压脑病：发生在重症高血压患者，由于过高的血压突破了脑血流自动调节范围，脑组织血流灌注过多引起脑水肿。临床表现以脑病的症状与体征为特点，表现为弥漫性严重头痛、呕吐、意识障碍、精神错乱，甚至昏迷、局灶性或全身抽搐。影像学常无异常。

（3）脑血管病：包括脑出血、脑血栓形成、腔隙性脑梗死、短暂性脑缺血发作。

（4）心力衰竭、慢性肾衰竭：见本书有关章节。

（5）主动脉夹层：是血液渗入主动脉壁中层形成的夹层血肿，并沿着主动脉壁延伸剥离的严重血管急症，也是猝死的病因之一。高血压是导致本病的重要因素。突发剧烈胸痛为主要表现。

（6）视网膜病变：出血或渗出、视盘水肿。

（三）诊断

高血压的诊断必须以未用降压药物情况下 3 次以上非同日血压测定所得的平均值为依据。一旦诊断为高血压，必须鉴别是原发性还是继发性。原发性高血压患者须做有关实验室检查,评估靶器官损害和相关危险因素(表 2-14)。

表 2-14 原发性高血压患者的诊断性评估

项目	具体内容
心血管危险因素	①高血压(1~3 级)。 ②男性>55 岁;女性>65 岁。 ③吸烟。 ④糖耐量受损(餐后 2 小时血糖 7.8~11.0mmol/L)和/或空腹血糖受损(6.1~6.9mmol/L)。 ⑤血脂异常:TC≥5.7mmol/L 或 LDL-C>3.3mmol/L 或 HDL-C<1.0mmol/L。 ⑥早发心血管病家族史(一级亲属发病年龄:男性<55 岁;女性<65 岁)。 ⑦腹型肥胖(腰围:男性≥90cm;女性≥85cm)或肥胖(BMI≥28kg/m^2)。 ⑧血同型半胱氨酸升高(≥10μmol/L)
靶器官损害	①左心室肥厚。心电图:Sokolow-Lyon 指数(S_{V1}+R_{V5})>38mm 或 Cornell 指数[(R_{aVL}+S_{V3})×QRS(持续)时间]>2440mm·ms;超声心动图 LVMI:男性≥125g/m^2,女性≥120g/m^2。 ②颈动脉超声 IMT≥0.9mm 或动脉粥样斑块。 ③颈-股动脉脉搏波速度≥12m/s。 ④踝/肱指数<0.9。 ⑤eGFR 降低[eGFR<60ml/(min·1.73m^2)]或血清肌酐轻度升高:男性 115~133μmol/L;女性 107~124μmol/L。 ⑥尿微量白蛋白 30~300mg/24h 或白蛋白/肌酐≥30mg/g(3.5mg/mmol)

续表

项目	具体内容
伴临床疾病	①脑血管病:脑出血、缺血性脑卒中、短暂性脑缺血发作。 ②心脏疾病:心肌梗死病史、心绞痛、冠状动脉血运重建史、慢性心力衰竭。 ③肾脏疾病:糖尿病肾病;肾功能受损,血肌酐升高(男性≥133μmol/L,女性≥124μmol/L),尿蛋白≥300mg/24h。 ④外周血管疾病。 ⑤视网膜病变:出血或渗出、视盘水肿。 ⑥糖尿病:空腹血糖≥7.0mmol/L,餐后2小时血糖≥11.1mmol/L,糖化血红蛋白≥6.5%

注:TC,总胆固醇;LDL-C,低密度脂蛋白胆固醇;HDL-C,高密度脂蛋白胆固醇;BMI,体重指数;LVMI,左心室质量指数;IMT,颈动脉内中膜厚度;eGFR,估算的肾小球滤过率。

高血压的预后不仅与血压升高水平有关,而且与其他心血管危险因素存在以及靶器官损害程度有关。因此,从指导治疗和判断预后的角度,目前主张对高血压患者进行心血管危险分层(表2-15)。

表2-15　高血压患者心血管危险分层标准

危险因素和病史	血压水平		
	1级	2级	3级
无其他危险因素	低危	中危	高危
1~2个危险因素	中危	中危	很高危
≥3个危险因素或靶器官损害	高危	高危	很高危
临床并发症或合并糖尿病	很高危	很高危	很高危

（四）降压治疗目的

1. 降压治疗目的 原发性高血压目前尚无根治方法，但大规模临床试验证明，收缩压下降10～20mmHg或舒张压下降5～6mmHg，3～5年内脑卒中、心脑血管疾病死亡率与冠心病事件分别减少38%、20%与16%，心力衰竭减少50%以上。

2. 血压控制目标值 ①一般主张血压控制目标值至少<140/90mmHg；②老年收缩期高血压的降压目标值为收缩压控制在150mmHg以下，如能耐受，可降至140mmHg以下，舒张压<90mmHg，但不低于65～70mmHg，舒张压降得过低可能抵消收缩压下降得到的益处；③糖尿病肾病的血压控制目标值<130/80mmHg。

（五）治疗

1. 改善生活行为 适用于所有高血压患者，包括使用降压药物治疗的患者。①减轻体重：尽量将体重指数（BMI）控制在<25kg/m^2。体重降低对改善胰岛素抵抗、糖尿病、高脂血症和左心室肥厚均有益。②减少钠盐摄入：每人每日食盐量以不超过6g为宜。③补充钙和钾盐：多吃新鲜水果、蔬菜，喝牛乳。④减少脂肪摄入：膳食中脂肪量应控制在总热量的25%以下。⑤戒烟、限制饮酒：饮酒量每日不可超过相当于25g乙醇的量。⑥增加运动：运动有利于减轻体重和改善胰岛素抵抗，提高心血管适应调节能力，稳定血压水平。较好的运动方式是低或中等强度的等张运动，可根据年龄及身体状况选择慢跑或步行，一般每周3～5次，每次20～60分钟。

2. 降压药的治疗对象 ①高血压2级或以上的患者（≥160/100mmHg）；②高血压合并糖尿病，或者已经有心、脑、肾靶器官损害和并发症的患者；③凡血压持续升高，改善生活行为后血压仍未获得有效控制的患者；④从心血管危险分层的角度，高危和极高危患者必须使用降压药强化治疗。

（六）主要降压药的作用特点及不良反应

目前常用的降压药可归纳为五大类，即利尿剂、β受体拮抗剂、钙通道阻滞剂（CCB）、血管紧张素转换酶抑制剂（ACEI）和血管紧张素Ⅱ受体拮抗剂（ARB）。

1. 利尿剂

（1）机制：降压作用主要通过排钠，减少细胞外液容量，降低外周血管阻力。降压作用起效较平稳、缓慢，持续时间相对较长，作用持久，服药2~3周后作用达高峰。

（2）适用范围：适用于轻、中度高血压，尤其适用于盐敏感性高血压、合并肥胖、更年期女性、老年人高血压、单纯收缩期高血压和心力衰竭伴高血压的治疗，也是难治性高血压的基础治疗药物之一。

（3）分类及特点（表2-16）。

表2-16　常用利尿剂及其特点

分类	代表药物	药物特点
噻嗪类	氢氯噻嗪、氯噻酮	①使用最多；②起效平稳，持续时间较长，适合于心力衰竭患者及老年人；③可致低钾血症；④影响血脂、血糖、血尿酸代谢；⑤痛风患者禁用
袢利尿剂	呋塞米	可致低钾血症
保钾利尿剂	螺内酯（安体舒通）、氨苯蝶啶	①高血钾，不宜与ACEI、ARB合用；②肾功能不全者禁用

注：其他药物吲达帕胺，同时具有利尿及血管扩张作用，能有效降压而较少引起低钾血症。

2. β受体拮抗剂　常用药物有美托洛尔、阿替洛尔、比索洛尔、卡维地洛、拉贝洛尔。

（1）机制:降压作用可能通过抑制中枢和周围的肾素-血管紧张素-醛固酮系统（RAAS），以及血流动力学自动调节机制。

（2）适用范围:适用于各种不同严重程度的高血压，尤其是心率较快的中、青年患者或合并心绞痛、心肌梗死或快速心律失常的患者，对老年人高血压疗效相对较差。

（3）禁用情况:①心动过缓、病态窦房结综合征、房室传导阻滞;②虽然糖尿病不是使用β受体拮抗剂的禁忌证，但它增加胰岛素抵抗，还可能掩盖和延长降糖治疗过程中的低血糖症，使用时应加以注意;③急性心力衰竭;④支气管哮喘;⑤外周血管病。

3. 钙通道阻滞剂（CCB）

（1）机制:降压作用主要通过阻滞细胞外钙离子经电压依赖L型钙通道进入血管平滑肌细胞内，减弱兴奋-收缩耦联，降低阻力血管的收缩反应性。钙通道阻滞剂还能减轻血管紧张素Ⅱ（AⅡ）和α_1肾上腺素受体的缩血管效应，减少肾小管钠重吸收。

（2）分类:钙通道阻滞剂分为二氢吡啶类和非二氢吡啶类，前者以硝苯地平为代表，后者有维拉帕米和地尔硫䓬。根据药物作用持续时间，钙通道阻滞剂又可分为短效和长效两类。长效钙通道阻滞剂包括长半衰期药物，如氨氯地平;脂溶性膜控型药物，如拉西地平和乐卡地平;缓释或控释制剂，如非洛地平缓释片、硝苯地平控释片。

（3）降压特点:①钙通道阻滞剂降压起效迅速，降压效果和降压幅度相对较强，剂量与疗效成正相关，疗效的个体差异性较小，与其他类型降压药联合治疗能明显增强降压作用;②除心力衰竭外，钙通道阻滞剂较少有治疗禁忌证，对血脂、血糖等代谢无明显影响;③对老年患者有较好的降压疗效。相对于其他种类降压药,钙通道阻滞剂还具有以下优势:高钠摄入不影响降压效果;非甾体抗炎药不干扰降压作用;对嗜酒患者也有显著降压作用;可用于合并糖尿病、冠心病或外周血管病患者;长期治疗还具有抗动脉粥样硬化作用。

(4) 主要缺点:二氢吡啶类钙通道阻滞剂开始治疗阶段有反射性交感活性增强,引起心率加快、面部潮红、头痛、下肢水肿等。非二氢吡啶类钙通道阻滞剂抑制心肌收缩及自律性和传导性,不宜应用于心力衰竭、窦房结功能低下或心脏传导阻滞患者。

4. 血管紧张素转换酶抑制剂(ACEI)

(1) 机制:降压作用主要通过抑制周围和组织的血管紧张素转换酶,使血管紧张素Ⅱ生成减少,同时抑制激肽酶使缓激肽降解减少。

(2) 适应证:ACEI具有改善胰岛素抵抗和减少尿蛋白作用,特别适用于伴有心力衰竭、心肌梗死后、糖耐量减退或糖尿病肾病的高血压患者。

(3) 常用药物:卡托普利、依那普利、贝那普利、赖诺普利、西拉普利、培哚普利、雷米普利和福辛普利。

(4) 不良反应:主要是刺激性干咳和血管性水肿。干咳的发生可能与体内缓激肽增多有关。高钾血症、双侧肾动脉狭窄患者和妊娠妇女禁用。血肌酐超过265μmol/L的患者使用时需谨慎。

5. 血管紧张素Ⅱ受体拮抗剂(ARB)

(1) 机制:降压作用主要通过拮抗组织的血管紧张素Ⅱ受体亚型 AT_1,更充分有效地拮抗血管紧张素Ⅱ的水钠潴留、血管收缩与重构作用。ARB在治疗对象和禁忌证方面与ACEI相同,但最大的特点是直接与药物有关的不良反应很少,不引起刺激性干咳,持续治疗的依从性高。

(2) 常用药物:氯沙坦、缬沙坦、厄贝沙坦、替米沙坦、坎地沙坦和奥美沙坦。

（七）降压治疗方案

1. 无并发症或合并症患者的降压治疗　大多数无并发症或合并症的患者可以单独或者联合使用噻嗪类利尿剂、β受体拮抗剂、CCB、ACEI和ARB。治疗应从小剂量开始，逐步递增剂量。尽量选择长效降压药。目前认为，2级高血压（≥160/100mmHg）患者在开始时就可以采用两种降压药联合治疗，处方联合或者固定剂量联合，有利于血压在相对较短的时间内达到目标值。

2. 联合治疗　应采用不同降压机制的药物。较合理的两种降压药联合治疗方案：①利尿剂与ACEI或ARB；②钙通道阻滞剂与利尿剂或ACEI或ARB；③二氢吡啶类钙通道阻滞剂与β受体拮抗剂。三种降压药合理的联合治疗方案除有禁忌证外必须包含利尿剂。

3. 长期治疗　血压控制后，仍需长期降压治疗，不要随意停止治疗，停服降压药后多数患者在半年内又回复到原来的高血压水平。

4. 有并发症和合并症患者的降压治疗　对于有并发症或合并症的患者，降压药和治疗方案选择应该个体化。

（1）冠心病：高血压合并稳定型心绞痛的降压治疗，应选择β受体拮抗剂、ACEI和长效钙通道阻滞剂；发生过心肌梗死的患者应选择ACEI和β受体拮抗剂，预防心室重构。尽可能选用长效制剂，减少血压波动，控制24小时血压，尤其是清晨血压高峰。

（2）心力衰竭：高血压合并无症状左心室功能不全的患者，应选择ACEI和β受体拮抗剂，注意从小剂量开始；有心力衰竭症状的患者，应采用利尿剂、ACEI或ARB和β受体拮抗剂联合治疗。

（3）伴妊娠者，不宜用ACEI及ARB，可选用甲基多巴。

(4) 合并支气管哮喘、抑郁症、糖尿病的患者不宜用β受体拮抗剂;合并痛风的患者不宜用利尿剂;合并心脏起搏传导障碍的患者不宜用β受体拮抗剂及非二氢吡啶类钙通道阻滞剂。

(八)特殊人群的降压问题

1. 糖尿病患者　通常在改善生活行为基础上需要2种以上降压药物联合治疗。ARB或ACEI、长效钙通道阻滞剂和小剂量利尿剂是较合理的选择。ACEI或ARB能有效减轻和延缓糖尿病肾病的进展,改善血糖控制。

2. 慢性肾脏病患者　通常需要三种或三种以上降压药方能达到目标水平。ACEI或ARB在早、中期能延缓肾功能恶化,但要注意在低血容量或病情晚期(肌酐清除率<30ml/min或血肌酐超过265μmol/L)可能反而使肾功能恶化。血液透析患者仍需降压治疗。

3. 脑血管病患者　降压过程应缓慢、平稳,最好不减少脑血流量。可选择ARB、长效钙通道阻滞剂、ACEI或利尿剂。注意从单种药物小剂量开始,再缓慢递增剂量或进行联合治疗。

4. 老年高血压患者　年龄≥65岁、达到高血压诊断标准者即为老年高血压患者。半数以上以收缩压升高为主,即单纯收缩期高血压,这与老年人大动脉弹性减退、顺应性降低使脉压增大有关。宜选择的药物有利尿剂、CCB及ACEI或ARB。

5. 高血压急症患者　高血压急症是指短时期内(数小时或数天)血压重度升高,舒张压>130mmHg和/或收缩压>200mmHg,伴有重要器官组织如心、脑、肾、眼底、大动脉的严重功能障碍或不可逆性损害。治疗原则:

（1）迅速降低血压：选择适宜有效的降压药，静脉滴注给药，同时应经常不断测量血压或进行无创性血压监测。静脉滴注给药的优点是便于调整给药的剂量。如果情况允许，及早开始口服降压药治疗。

（2）控制性降压：即开始的1小时内将血压降低20%～25%，其后的2～6小时内将血压降至160/100mmHg左右，随后的24～48小时内将血压逐步降到正常水平。

（3）合理选择降压药：高血压急症处理对降压药的选择要求起效迅速，短时间内达到最大作用；作用持续时间短，停药后作用消失较快；不良反应较小。另外，最好在降压过程中不明显影响心率、心排血量和脑血流量。硝普钠、硝酸甘油、尼卡地平和地尔硫䓬注射液相对较理想，而硝普钠往往是首选药物。

（4）避免使用的药物：利血平肌内注射的降压作用起始较慢，如果短时间内反复注射又可导致难以预测的蓄积效应，发生严重低血压。因此，不主张用利血平治疗高血压急症。治疗开始时也不宜使用强力利尿剂，除非有心力衰竭或明显的体液容量负荷过度，因为多数高血压急症时交感神经系统和RAAS过度激活，外周血管阻力明显升高，患者体内循环血量减少，强力利尿较危险。

（九）顽固性高血压

1. 定义　使用了三种以上合适剂量降压药联合治疗（其中包括利尿剂），血压仍未能达到目标水平，称为顽固性高血压或难治性高血压。

2. 治疗　对顽固性高血压的处理，首先要寻找原因，在对上述可能原因评估的基础上针对具体原因进行治疗。

【名师助记】

原发性高血压高频考点：

1. 高血压降压目标

（1）一般控制目标值至少<140/90mmHg。

（2）糖尿病肾病，血压控制目标值<130/80mmHg。

（3）老年收缩期高血压的降压目标：收缩压140~150mmHg，舒张压<90mmHg但不低于65~70mmHg，舒张压降得过低可抵消收缩压下降得到的益处。

2. 降压药治疗　用药起点为高血压2级或有靶器官损害的患者，一般干预无效。

（1）ACEI类（××普利）或ARB类（×沙坦）

1）适用：合并有糖尿病及胰岛素抵抗、左心室肥厚、心力衰竭、急性心肌梗死后的高血压。

2）禁用：高血钾、妊娠和双侧肾动脉狭窄患者禁用，血肌酐超过265μmol/L的患者谨慎使用。

（2）β受体拮抗剂

1）适用：伴有心率快、高血压伴梗阻性肥厚型心肌病患者。

2）禁用：①心动过缓、病态窦房结综合征、房室传导阻滞；②虽然糖尿病不是使用β受体拮抗剂的禁忌证，但它增加胰岛素抵抗，还可能掩盖和延长降糖治疗过程中的低血糖症，使用时应加以注意；③急性心力衰竭；④支气管哮喘；⑤外周血管病。

（3）钙通道阻滞剂

1）二氢吡啶类（××地平）：无合并症的老年单纯收缩期高血压患者首选。可引起心动过速。

2）非二氢吡啶类（维拉帕米、地尔硫䓬）：用于快速心律失常。

（4）利尿剂：适用于老年人、高血压伴有心力衰竭者。

3. 高血压急症治疗　首选硝普钠。

【仿真自测】

1. 恶性高血压的病理特征是
   A. 肾毛细血管纤维样坏死
   B. 大、中动脉粥样硬化
   C. 微血管炎
   D. 肾脏纤维化
   E. 肾小动脉纤维样坏死
2. 男,40 岁。近日出现明显头痛、烦躁、心悸、多汗、呕吐、面色苍白、视物模糊,测血压 264/126mmHg。其诊断最可能是
   A. 高血压脑病 B. 高血压危象
   C. 恶性高血压 D. 高血压病二级
   E. 高血压病三级
3. 高血压患者,生气后血压升至 250/120mmHg,发生癫痫样抽搐、呕吐、意识模糊等中枢神经系统功能障碍的表现。脑 CT 未见异常。最可能的诊断是
   A. 脑出血 B. 高血压脑病
   C. 蛛网膜下腔出血 D. 脑梗死
   E. 高血压危象
4. 男,45 岁。经常头痛、头晕近 10 年,2 天来头痛加重,伴有恶心、呕吐,送往急诊。查体:神志模糊,血压 230/120mmHg。尿蛋白(++),尿糖(+)。其发病机制是
   A. 心房利钠因子减少
   B. 肾素活性增高
   C. 交感神经过度兴奋
   D. 周围小动脉痉挛
   E. 脑血管自身调节障碍

[答案] 1. E 2. B 3. B 4. E

5. 男,55 岁。高血压 5 年,头痛频繁发作 1 周。嗜烟酒,肥胖。血糖轻度升高。超声心动图示左心室壁轻度增厚。降压宜首选的药物是
   A. 硝苯地平　　B. 普萘洛尔
   C. 氢氯噻嗪　　D. 依那普利
   E. 哌唑嗪
6. 男,30 岁。间断水肿 3 年,血压升高 4 个月。查体:BP 165/95mmHg,双下肢轻度水肿。尿沉渣镜检 RBC 30~35/HP,尿蛋白定量 1.5g/24h。SCr 135μmol/L,Alb 42g/L(38~44g/L)。患者降压治疗首选的药物是
   A. 血管紧张素转换酶抑制剂
   B. α 受体拮抗剂
   C. β 受体拮抗剂
   D. 钙通道阻滞剂
   E. 利尿剂
7. 女,70 岁。间断水肿 3 年,加重伴乏力 1 个月。糖尿病病史 20 年,高血压病史 17 年。查体:BP 175/85mmHg,HR 85 次/min,心律齐,双下肢中度水肿。实验室检查:SCr 465μmol/L,血钾 5.8mmol/L。尿 RBC(-),蛋白(+++)。以下不适宜选用的降压药物是
   A. 血管紧张素Ⅱ受体拮抗剂
   B. α 受体拮抗剂
   C. 钙通道阻滞剂
   D. 袢利尿剂
   E. β 受体拮抗剂

[答案] 5. D　6. A　7. A

8. 男，65岁。高血压病史10余年，既往有痛风病史。查体：BP 180/100mmHg。双肺呼吸音清，心率50次/min，律齐，心脏各瓣膜区未闻及杂音。实验室检查：血Cr 320μmol/L。该患者最适宜的降压药物是
   A. 血管紧张素转换酶抑制剂
   B. 噻嗪类利尿剂
   C. 血管紧张素Ⅱ受体拮抗剂
   D. 钙通道阻滞剂
   E. β受体拮抗剂
9. 男，40岁。陈旧性心肌梗死3年，高血压病史4年。查体：BP 150/95mmHg，HR 90次/min。降压治疗宜首选的药物是
   A. α受体拮抗剂
   B. β受体拮抗剂
   C. 利尿剂
   D. 二氢吡啶类钙通道阻滞剂
   E. 神经节阻断剂
10. 女，80岁。高血压病史20年，间断头晕。既往有痛风史。查体：BP 180/90mmHg。心率52次/min，律齐，心脏各瓣膜听诊区未闻及杂音。实验室检查：血肌酐110μmol/L，血钾正常。该患者最适宜的降压治疗方案是
   A. 氨氯地平与美托洛尔
   B. 氨氯地平与氢氯噻嗪
   C. 缬沙坦与美托洛尔
   D. 缬沙坦与氨氯地平
   E. 缬沙坦与氢氯噻嗪

［答案］8. D　9. B　10. D

11. 男,50 岁。突发眼底出血 1 小时。高血压病史 10 年,规律服用降压药 1 年,平时血压 140/(95~100)mmHg。查体:BP 210/120mmHg。结膜无出血、充血,双肺呼吸音清,心率 90 次/min,律齐,双下肢无水肿。治疗宜首选的药物是
   A. 肌内注射利血平
   B. 口服美托洛尔
   C. 口服卡托普利
   D. 口服氨氯地平
   E. 静脉滴注硝普钠
12. 高血压伴心绞痛及哮喘患者,出现肾衰竭时,下列最适合的治疗药物是
   A. 卡托普利　B. 普萘洛尔
   C. 硝苯地平　D. 氢氯噻嗪
   E. 哌唑嗪

(13~14 题共用题干)

男,46 岁。体检发现血压升高 6 个月。查体:BP 150/100mmHg,HR 86 次/min,律齐。实验室检查:血肌酐 96μmol/L,血尿酸 500μmol/L。

13. 该患者控制血压的目标值是血压低于
   A. 130/80mmHg　B. 120/70mmHg
   C. 140/90mmHg　D. 130/90mmHg
   E. 140/80mmHg
14. 该患者不宜选用的降压药是
   A. 血管紧张素Ⅱ受体拮抗剂
   B. 噻嗪类利尿剂
   C. 钙通道阻滞剂
   D. 血管紧张素转换酶抑制剂
   E. β 受体拮抗剂

[答案] 11. E　12. C　13. A　14. B

第五节 冠状动脉性心脏病

【自测摸底】

1. 女,65岁。冠心病患者,有过心绞痛病史,病情较稳定。近半月来心绞痛频繁发作,每日发作3~4次且发作时间延长,休息也不能缓解。心电图:$V_3 \sim V_6$导联ST段水平型压低1mV,T波倒置,发作停止后ST段即恢复。心肌酶谱仍在正常范围。诊断应考虑为

   A. 稳定型心绞痛　　B. 恶化型心绞痛
   C. 变异型心绞痛　　D. 急性心肌梗死
   E. 中间综合征

2. 男,60岁。突发心前区疼痛2小时。既往有高脂血症和吸烟史,无高血压和出血性疾病史。查体:BP 150/90mmHg。双肺呼吸音清,心率89次/min,律齐。心电图示Ⅱ、Ⅲ和aVF导联ST段下斜型压低0.2mV,$V_1 \sim V_6$导联ST段弓背向上抬高0.3~0.5mV。该患者最关键的治疗是

   A. 口服硝苯地平控释片
   B. 口服速效救心丸
   C. 再灌注治疗
   D. 吸氧
   E. 口服血管紧张素转换酶抑制剂

【名师精讲】

一、概述

冠状动脉性心脏病(CHD)简称冠心病,是指由于冠状动脉结构(如狭窄、肌桥形成、发育变异等)或功能(如痉挛)异常导致心肌缺血、缺氧而发生的心脏疾

病，也称缺血性心脏病。

（一）危险因素

冠心病最常见的原因是冠状动脉粥样硬化，因此动脉粥样硬化的危险因素也就成为冠心病的主要危险因素。与动脉粥样硬化有关的主要危险因素见表2-17。

表2-17 动脉粥样硬化的主要危险因素

危险因素种类	具体危险因素
具有有效干预措施的危险因素	吸烟、高脂/高胆固醇饮食、脂代谢紊乱、高血压、糖尿病、缺乏体力活动、肥胖、高同型半胱氨酸血症
无干预措施的危险因素	年龄、性别、遗传背景（早发动脉粥样硬化家族史）
其他可能有关的危险因素	左心室肥厚、A型性格、氧化应激、高尿酸血症等

（二）血脂紊乱的分型、诊断及治疗

1. 分型 脂代谢紊乱是动脉粥样硬化的主要危险因素之一。血脂是血清中胆固醇、甘油三酯和类脂（如磷脂）等的总称，临床上主要关注的是胆固醇（TC）和甘油三酯（TG），它们必须与载脂蛋白结合成脂蛋白才能在体内转运、代谢。血浆中的脂蛋白核心是不同含量的甘油三酯和胆固醇酯，外周是磷脂、非酯化胆固醇和载脂蛋白。按照颗粒逐渐增大、密度逐渐降低的顺序依次为高密度脂蛋白（HDL）、低密度脂蛋白（LDL）、中间密度脂蛋白（IDL）、极低密度脂蛋白（VLDL）和乳糜微粒。

临床测定的血清总胆固醇（TCHO）是结合在各种密度脂蛋白中的胆固醇的总量，其中与动脉粥样硬化发病关系最密切的是低密度脂蛋白胆固醇（LDL-C）。

（1）WHO 采用的 Fredrickson 血脂异常分型见表 2-18。

表 2-18 WHO 采用的 Fredrickson 血脂异常分型

分型	增加的脂蛋白	TCHO 水平	TG 水平	致粥样硬化效应
Ⅰ	乳糜微粒	正常或↑	↑↑↑↑	-
Ⅱa	LDL	↑↑	正常	+++
Ⅱb	LDL 及 VLDL	↑↑	↑↑	+++
Ⅲ	IDL	↑↑	↑↑↑	+++
Ⅳ	VLDL	正常至↑	↑↑	+
Ⅴ	VLDL 及乳糜微粒	↑至↑↑	↑↑↑↑	+

（2）临床上通常采用的简易分型方法见表 2-19。

表 2-19 血脂异常的临床分型

临床分型	TC	TG	HDL-C	相当于 WHO 分型
高胆固醇血症	↑			Ⅱa
高甘油三酯血症		↑		Ⅳ、Ⅰ
混合型高脂血症	↑	↑		Ⅱb、Ⅲ、Ⅳ、Ⅴ
低高密度脂蛋白血症			↓	

2. 诊断 《中国成人血脂异常防治指南(2016 年修订版)》建议的血脂诊断标准见表 2-20。

表 2-20　中国 ASCVD 一级预防人群血脂合适水平和异常分层标准

单位：mmol/L

分层	TC	LDL-C	HDL-C	非 HDL-C	TG
理想水平		<2.6		<3.4	
合适水平	<5.2	<3.4		<4.1	<1.7
边缘升高	5.2~<6.2	3.4~<4.1		4.1~<4.9	1.7~<2.3
升高	≥6.2	≥4.1		≥4.9	≥2.3
降低			<1.0		

注：ASCVD，动脉粥样硬化性心血管疾病。

3. 治疗　血脂异常的治疗方法包括治疗性生活方式改变和药物治疗。

(1) 治疗性生活方式改变：措施包括控制总热量摄入、减少脂肪尤其是饱和脂肪占摄入总热量的比例、减少胆固醇摄入、减轻体重(BMI<25kg/m^2)、规律锻炼(每周至少 5 天，每天 30~60 分钟)。

(2) 药物治疗：临床上用于治疗脂代谢紊乱的药物包括 HMG-CoA 还原酶抑制剂(他汀类)、苯氧芳酸衍生物(贝特类)、烟酸、胆酸螯合剂(树脂类)、胆固醇吸收抑制剂(依折麦布)等。

他汀类药物通过抑制胆固醇合成早期关键酶——β-羟-β-甲基戊二酸单酰辅酶 A(HMG-CoA)还原酶的活性，能显著降低 TCHO、LDL-C 水平，也可降低 TG 水平。他汀类药物除调脂作用外，还具有抗氧化、抗炎症、抑制血小板血栓形成、改善血管内皮功能、改善冠状动脉微循环等作用(称为他汀类药物的多效性)，临床证据显示无论患者基础血脂水平如何，也无论其临床表现为无症状动脉粥样硬化、稳定型心绞痛、非 ST 段抬高型急性冠脉综合征还是 ST 段抬高型急性冠脉综合征，长期规律服用他汀类药物均可降低不良心血管事件的发生率。

常用他汀类药物：辛伐他汀、洛伐他汀、普伐他汀、氟伐他汀、阿托伐他汀、瑞舒伐他汀。

他汀类药物副作用最重要的是肝损害、横纹肌损害（表现为肌无力、肌痛、肌酶升高），严重横纹肌损害可继发急性肾衰竭导致患者死亡。用药过程中若发生肝酶明显升高（高于正常高限 3 倍）或肌酶明显升高（高于正常高限 10 倍），应立即停用相关药物并采取相应治疗措施。

1）高 TC 血症：首选他汀类药物。

2）高 TG 血症：首选贝特类药物。常用药物包括非诺贝特、苯扎贝特、吉非贝齐。

3）烟酸通过抑制极低密度脂蛋白的合成影响血中胆固醇的运载，大剂量服用时可降低血胆固醇及甘油三酯浓度并升高 HDL-C 水平。

4）胆酸螯合剂为碱性阴离子交换树脂，通过与胆酸不可逆结合阻碍胆酸的肠肝循环，阻断胆汁酸中胆固醇的重吸收。

（三）缺血性心脏病的分类

冠心病（缺血性心脏病）的临床表现多种多样，有的症状轻微、预后良好，有的症状凶险、预后差。对患者进行适当分类有助于进行针对性的恰当治疗。WHO 建议将冠心病分为五种类型。

1. 心绞痛　由于一过性心肌缺血、缺氧导致胸痛（或类似症状）发作，无心肌缺血性坏死证据。

2. 心肌梗死　由于心肌较长时间缺血、缺氧导致部分心肌缺血性坏死。

3. 隐匿性冠心病　又称无症状性心肌缺血。临床上有心肌缺血的客观证据（如典型的运动试验阳性、核素心肌灌注显像中与运动有关的灌注缺损且静息时有再填充)，但无胸痛等症状发作。

4. 缺血性心肌病　由于长时间慢性缺血导致部分心肌纤维化，产生心脏收缩和/或舒张功能受损，引起心脏扩大或僵硬、充血性心力衰竭、心律失常等一系列临床表现的综合征。

5. 猝死　由于心肌缺血诱发电活动异常导致心搏骤停。

【名师助记】

冠状动脉性心脏病概述高频考点：

1. 高脂血症用药选择　①高TC血症首选他汀类药物；②高TG血症首选贝特类药物。

2. 他汀类药物的副作用　最重要的是肝损害、横纹肌损害；用药过程中若发生肝酶明显升高(高于正常高限3倍)或肌酶明显升高(高于正常高限10倍)，应立即停用相关药物并采取相应治疗措施。

二、心绞痛

(一)发病机制

正常情况下，动脉血流经冠脉循环的过程中携带的大部分氧被心肌摄取利用，心肌的氧需求与冠状动脉的氧供应达成平衡。在心肌耗氧量增加时很难通过提高氧利用率来满足心肌的代谢需求，而只能通过增加血流量达到这一目的。无论是冠状动脉血流量减少还是心肌氧需求增加，只要心肌氧供求平衡被打破就会造成心肌缺氧。

(二)临床分类

1. 根据发病情况分类

(1) 劳力性心绞痛：心肌耗氧量增加，超过病变冠状动脉供血能力时发生的心绞痛。劳力性心绞痛包括三种类型。①初发型劳力性心绞痛：指最近1个月内新出现的劳力性心绞痛；②稳定型劳力性心绞痛：最常见，指最近3个月内症状发作的频率、强度、持续时间、诱发发作的活动量、缓解方式基本不变；③恶化型劳力性心绞痛：指最近 1~3 个月内症状发作频繁、程度加重、持续时间延长、诱发发作的活动量减小、需要用药或药量增大才能缓解。

（2）自发性心绞痛：发作没有任何心率加快、心肌收缩力增强的诱因。自发性心绞痛包括两种类型。①静息型心绞痛：于安静休息状态下发生；②卧位型心绞痛：平卧时回心血量增多，导致心肌耗氧量增加所致，常在熟睡时发生。

（3）混合性心绞痛：同时具有劳力性和自发性心绞痛症状。

2. 根据病情发展过程分类 是临床上通常采用的简单的分类方法，分为稳定型心绞痛和不稳定型心绞痛两类。

（1）稳定型心绞痛：单指稳定型劳力性心绞痛。

（2）不稳定型心绞痛：其他各种类型心绞痛均属于不稳定型心绞痛，包括初发型劳力性心绞痛、恶化型劳力性心绞痛、自发性心绞痛、心肌梗死后心绞痛等。在不稳定型心绞痛中有一种特殊类型的心绞痛，发作时伴有 ST 段抬高，症状缓解后 ST 段迅速回落到等电位线且心肌损伤标志物水平不升高，这种类型的心绞痛被称为变异型心绞痛。

（三）临床表现

1. 症状

（1）诱因：典型的劳力性心绞痛症状在体力活动或情绪变化当时发生，如劳力、情绪激动、饱餐、寒冷。

（2）部位：主要是胸骨后（最常见、最典型），可波及心前区，有手掌大小范围。有时可放射至左肩背部、左上臂、左前臂及左手尺侧、咽部、下颌等部位。症状严重时可伴出汗。

(3) 性质：压榨感、压迫感、束带感、紧缩感、窒息感。

(4) 持续时间：疼痛出现后逐渐加重，常持续3~5分钟。

(5) 缓解方式：停止活动休息或含服硝酸甘油后1~2分钟缓解。

2. 体征 心绞痛发作无特异性阳性体征。症状严重时部分患者可有面色苍白、血压升高、心率加快等体征。有时可闻及第四心音，缺血范围累及乳头肌时可闻及二尖瓣区收缩期杂音。

（四）辅助检查

1. 心电图 心绞痛发作时典型心电图变化是呈节段性分布的ST段水平或下斜型压低，其他变化包括T波低平、双相或倒置，有时表现为原本倒置的T波变直立而症状缓解后又重新变为倒置（这种现象称为假性正常化）。

2. 动态心电图 表现为患者心率加快或有症状时呈节段性分布的ST段下移或T波改变，心率减慢/症状缓解后迅速恢复至基础状态。

3. 心电图运动负荷试验 是诊断冠心病最常用的非创伤性检查方法。阳性标准：ST段压低（水平型或下斜型）≥0.1mV（j点后0.06~0.08秒），持续2分钟。

4. 动、静态核素心肌灌注显像 运动中达到运动试验终点时静脉注射锝-99m标记的MIBI，然后进行动态心肌断层扫描；另外在静息状态下静脉注射锝-99m标记的MIBI后进行静态心肌断层扫描。如果存在心肌缺血，表现为动态扫描下呈节段性分布的放射性充盈缺损，而静态扫描时放射性充盈正常。

5. 超声心动图及其负荷试验 症状发作间期超声心动图表现可完全正常，心绞痛发作时可表现为相应节段室壁运动减弱、僵硬,缺血累及乳头肌时可发现二尖瓣反流,症状缓解后恢复正常。对比分析静脉输注双嘧达莫(潘生丁)、多巴酚丁胺等药物前后超声心动图表现,可提高其诊断准确性。

6. 冠状动脉 CT 血管造影　静脉注射含碘对比剂后进行超高速多排 CT 扫描,借助计算机重建冠状动脉影像,可初步判断冠状动脉有无狭窄及其程度,并可通过测定 CT 值对斑块性质进行初步分类。阴性结果预测价值较高。

7. 冠状动脉造影　是冠状动脉病变影像学诊断的“金标准”。

(五)诊断与鉴别诊断

1. 诊断　心绞痛属于症状性诊断,临床上根据症状是否典型作出相应诊断。

2. 鉴别诊断

(1) 心绞痛首先应与心肌梗死鉴别(见本节下文心肌梗死部分)。

(2) 心绞痛应与主动脉瓣狭窄、左心室流出道梗阻引起的心肌缺血鉴别(后两者有相应特征性体征,超声心动图可助确诊)。

(3) 其他应与心绞痛鉴别的疾病:包括心肌炎、心包炎;气胸、胸膜炎、肺炎;食管炎、胃食管反流病、消化性溃疡、胃炎、胆道疾病;肋软骨炎、肋间神经炎、肌筋膜炎、带状疱疹;焦虑症、抑郁症、心脏神经症等神经精神因素所致症状等。

(六)稳定型心绞痛的治疗

1. 一般治疗　如健康饮食、适当运动、控制体重、戒烟、保持心情舒畅、避免和治疗便秘。

2. 药物治疗

(1) 抗血小板治疗:血小板聚集是发生不良心血管事件的原因,所有冠心病患者若无禁忌证或严重副作用均应长期口服抗血小板药物。通常使用阿司匹林,每日 75~100mg。如果存在阿司匹林禁忌或严重副作用,可改为口服氯吡格雷 75mg,每日 1 次。

(2) 抗心绞痛治疗:抗心绞痛治疗包括症状发作当时的治疗和发作间期的治疗。

1) 症状发作当时的治疗:立即解除发作诱因,安静休息,必要时可吸氧,舌下含服硝酸甘油 0.5mg 或使用口腔喷雾制剂迅速缓解症状。

2) 症状发作间期的治疗:用药以降低心肌耗氧量、扩张冠状动脉、改善心肌能量代谢为主。包括:①β受体拮抗剂。可减慢心率,降低心肌收缩力,从而减少心肌耗氧量。常用药包括美托洛尔、比索洛尔、阿替洛尔等。②钙通道阻滞剂。可抑制心肌收缩力,降低血压,减少心肌耗氧量,同时可治疗和预防冠状动脉痉挛,尤其适用于有冠状动脉痉挛的患者。常用药包括硝苯地平的缓释和控释制剂、氨氯地平、非洛地平、地尔硫䓬等。③硝酸酯类。在体内转化为一氧化氮发挥扩血管作用,增加心肌血液供应。常用药包括硝酸异山梨酯及其长效制剂、单硝酸异山梨酯等。

(3) 调节血脂:首选他汀类药物,使低密度脂蛋白水平持久达标。

(4) 控制血压:平稳、持续控制血压,一般患者降压治疗目标是血压不超过 140/90mmHg,合并糖尿病、慢性肾脏疾病、充血性心力衰竭的患者血压不超过 130/80mmHg。首选 ACEI、ARB、β 受体拮抗剂和长效钙通道阻滞剂。

(5) 控制血糖:冠心病患者的血糖控制目标是空腹血糖不超过 7mmol/L、餐后 2 小时血糖不超过 10mmol/L、糖化血红蛋白不超过 7.5%。

3. 血运重建治疗　如果在规范药物治疗前提下仍有明显心绞痛发作,则血运重建治疗可以起到减轻症状、改善生活质量的作用。

（1）介入治疗（PCI）：通过微创介入的方法，利用导管技术将球囊导管送到冠状动脉狭窄部位，加压扩张使狭窄减轻，称为经皮冠状动脉腔内成形术（PTCA）。借助球囊导管将金属支架携带至冠状动脉病变部位，加压扩张释放支架对局部进行支撑，称为冠状动脉支架植入术，可明显降低PTCA术后再狭窄率。利用特殊技术将西罗莫司（雷帕霉素）及其衍生物或紫杉醇等药物装载到支架上，支架植入后在局部缓慢释放药物，抑制新生内膜形成，可进一步降低再狭窄率。这种带有抗再狭窄药物的支架称为药物洗脱支架（DES），是目前冠状动脉介入治疗的主流。植入DES后，患者须接受阿司匹林加氯吡格雷双联抗血小板治疗至少1年。

（2）冠状动脉旁路移植手术（CABG）：也是冠状动脉血运重建治疗的重要手段。合并糖尿病、充血性心力衰竭的严重多支血管病变患者，以及评价冠状动脉病变复杂程度的血管造影分级评分（SYNTAX）积分超过32分的左主干病变患者应首选CABG。移植物可选用乳内动脉、桡动脉、胃网膜右动脉或大隐静脉。动脉性移植物能获得更好的远期疗效。

【名师助记】

心绞痛高频考点：

1. 心绞痛发作的部位　胸骨后。
2. 心绞痛发作持续时间　3~5分钟。
3. 心绞痛的首选检查　心电图。
4. 心绞痛发作期治疗　①立即休息，停止原活动；②同时硝酸甘油舌下含服。
5. 变异型心绞痛的发病机制　冠状动脉痉挛。
6. 变异型心绞痛的治疗　首选钙通道阻滞剂。
7. 改善预后药物　首选阿司匹林。

三、急性冠脉综合征

（一）概述

由于冠状动脉不稳定斑块破溃继发血栓形成、冠状动脉痉挛、严重狭窄、创伤、夹层等冠状动脉原因引起冠状动脉供血急剧减少，或高热、严重贫血、甲状腺功能亢进等心脏外原因导致心肌耗氧量明显增加，引起心肌缺血症状急性发作，称为急性冠脉综合征（ACS）。不稳定斑块破溃继发血栓形成是 ACS 的主要发病机制。

根据发病时心电图有无 ST 段抬高，ACS 可分为 ST 段抬高型急性冠脉综合征和非 ST 段抬高型急性冠脉综合征（NSTE-ACS）。NSTE-ACS 包括非 ST 段抬高型急性心肌梗死（NSTEMI）和不稳定型心绞痛（UA）两种情况。

（二）临床表现

NSTE-ACS 表现为心肌缺血样胸痛不稳定发作，可以是静息状态发作，也可表现为初发型心绞痛或原有心绞痛症状恶化。与稳定型心绞痛相比，通常症状持续时间更长、程度更重，引起发作的活动量减小或无明显诱因。查体无特异性阳性体征。

（三）诊断与鉴别诊断

1. 诊断　根据心肌缺血样胸痛不稳定发作及发作时有无心电图 ST 段抬高可建立临床诊断。发病后动态观察心肌损伤标志物水平变化，标志物水平不升高或仅有轻度升高未达到心肌梗死诊断标准的为不稳定型心绞痛，标志物水平明显升高达到心肌梗死诊断标准且符合其演变规律（见下文心肌梗死部分）的为非 ST 段抬高型急性心肌梗死。

2. 鉴别诊断　NSTE-ACS 应与稳定型心绞痛、ST 段抬高型急性心肌梗死鉴别。

（四）危险分层

1. 心肌梗死溶栓治疗临床试验（TIMI）评分　按

照患者是否具有以下各项特点计算总分，每符合一项特点记 1 分，总分越高，2 周内发生死亡、心肌梗死、紧急血运重建的风险就越大：①年龄≥65 岁；②有至少 3 个冠心病危险因素；③已知冠状动脉狭窄≥50%；④ECG 有 ST 段变化；⑤24 小时内心绞痛发作至少 2 次；⑥发病前服用阿司匹林超过 7 天；⑦血清心肌损伤标志物水平升高。

2. 全球急性冠状动脉事件注册（GRACE）评分 根据患者年龄、心率、血压、肾功能状况等因素计算的综合评分。

3. 欧洲心脏病协会（ESC）针对 NSTE-ACS 施行介入干预急迫性提出的危险分层标准（表 2-21）。

表 2-21 ESC 危险分层标准

分组	标准
极高危组	①血流动力学不稳定或心源性休克； ②药物治疗无效的反复或持续性胸痛； ③危及生命的心律失常或心搏骤停； ④合并心肌梗死的机械并发症； ⑤急性心力衰竭； ⑥反复出现 ST-T 动态变化，尤其是间断出现 ST 段抬高
高危组	①肌钙蛋白动态变化符合心肌梗死诊断标准； ②ST-T 动态变化； ③GRACE 评分>140
中危组	①糖尿病； ②肾功能不全[eGFR<60ml/(min·1.73m^2)]； ③LVEF<40%或有充血性心力衰竭； ④心肌梗死后早期心绞痛； ⑤既往 PCI 史； ⑥既往 CABG 史； ⑦GRACE 评分>109 但<140
低危组	不符合以上任何一项

（五）治疗

危险分层为高危的患者应争取早期进行介入干预以改善预后，其中：①ESC 极高危组患者应争取在 2 小时内进行介入评估；②ESC 高危组患者应在 24 小时内完成介入评估；③ESC 中低危组患者应在入院 72 小时内进行介入评估；④病情稳定的低危患者也可选择在出院前进行无创检查，若结果显示为阳性，应进行介入评估。

1. 药物治疗　是一切治疗的基础。

（1）抗血小板治疗：常用抗血小板药物包括阿司匹林、氯吡格雷、GPⅡb/Ⅲa 受体拮抗剂（替罗非班）。

（2）抗凝治疗：常用药物包括低分子量肝素、磺达肝癸钠。磺达肝癸钠是Ⅹa 因子抑制剂，较少导致出血事件，使用安全，对于不拟行 PCI 的患者可作为首选抗凝药物。

（3）抗缺血治疗：常用药物包括 β 受体拮抗剂、硝酸酯类药物、钙通道阻滞剂。

（4）降脂、抗炎、稳定斑块治疗：常用阿托伐他汀。LDL-C 的目标值为<1.8mmol/L。

2. 介入治疗

（1）对于高危组尤其是极高危组患者应尽快进行介入评估。

（2）对于低危组患者应用药物治疗可以取得非常满意的疗效，预后良好。

【名师助记】

急性冠脉综合征高频考点：

1. 急性冠脉综合征的主要发病机制是不稳定斑块破溃继发血栓形成。

2. 急性冠脉综合征包括不稳定型心绞痛、ST 段抬高型心肌梗死和非 ST 段抬高型心肌梗死。

3. 危险分层的评估：①ESC 极高危组患者应争取在 2 小时内进行介入评估；②ESC 高危组患者应在 24

小时内完成介入评估;③ESC 中低危组患者应在入院 72 小时内进行介入评估。

四、ST 段抬高型急性心肌梗死

(一) 病因和发病机制

冠状动脉不稳定斑块破溃,继发血栓形成阻塞管腔,导致心肌持续性严重缺血缺氧而坏死是急性心肌梗死的主要原因。

(二) 临床表现

1. 症状　发生心肌梗死时,患者多表现为胸骨后或心前区持续、剧烈压榨样闷痛,有时可有寒冷刺激、情绪变化、饱食、吸烟等诱因。症状持续 30 分钟以上,可达数小时,含服硝酸甘油不能缓解。可有出汗、恶心、呕吐等伴随症状,部分患者有濒死感。合并应激性溃疡时可出现呕血、黑便等症状;合并心律失常、心功能不全时有相应症状。也有观点认为心肌梗死后心律失常、心功能不全是其并发症而不属于其临床表现。

2. 体征　急性心肌梗死无特异性阳性体征。可有面色苍白、烦躁不安、大汗淋漓等表现。早期由于交感神经兴奋可有心率加快、血压升高;下壁心肌梗死时由于迷走神经受刺激可伴心动过缓;右心室梗死时可出现颈静脉怒张及肝颈静脉回流征阳性。心脏听诊可有心音低钝,部分患者可闻及 S_4;累及乳头肌时可出现二尖瓣区收缩期吹风样杂音;心力衰竭时可有奔马律,双肺可闻及细湿啰音。合并心源性休克时可有神志淡漠、四肢厥冷、皮肤发花、尿量减少等循环衰竭表现。

3. 对所有急性心肌梗死患者的左心功能情况进行评估　采用 Killip 心功能分级方法将临床心功能分为四级(见表 2-1)。

(三) 辅助检查

1. 心电图

(1) 特征性改变:①心肌梗死后最早出现的心电

图改变是相应导联的T波变高尖;②继之ST段弓背向上抬高,抬高的ST段与高尖T波的升支融合呈“单向曲线”;③随着时间的延续,ST段逐渐回落到等电位线,与此同时,R波逐渐减小直至消失,出现病理性Q波,T波回落转为倒置呈冠状T波。心电图诊断急性心肌梗死的关键在于该动态演变,演变过程可持续数小时至数天,最后可长期遗留Q波和倒置T波。

(2) 心肌梗死部位与体表心电图导联间的关系(表2-22)。

表2-22　心肌梗死部位与心电图导联的关系

梗死部位	导联
前间壁梗死	$V_1 \sim V_3$
前壁梗死	$V_2 \sim V_5$
广泛前壁梗死	$V_1 \sim V_6$
前侧壁梗死	$V_4 \sim V_6$
高侧壁梗死	Ⅰ、aVL
正后壁梗死	$V_7 \sim V_9$
下壁梗死	Ⅱ、Ⅲ、aVF
右心室梗死	$V_{3R} \sim V_{6R}$

2. 血清心肌损伤标志物

(1) 肌红蛋白(Myo):是心肌坏死后最早出现在血液中的标志物,发病后2小时左右即可在外周血中检出,但无特异性,可作为急诊筛查指标而不能用作确诊指标。

(2) 心肌特异性肌钙蛋白I(cTnI)或肌钙蛋白T(cTnT):是更具有心脏特异性的标志物。心肌梗死后3~6小时内血cTnI、cTnT水平开始升高,1~2天内达高峰。cTnI 可持续 5~10 天,cTnT 可持续 5~14 天。

(3) 肌酸激酶(CK):起病 6 小时内升高,24 小时内达高峰,3~4 天恢复正常。

(4) 肌酸激酶同工酶(CK-MB):诊断特异性较高。起病后 4 小时内升高,16~24 小时内达高峰,3~4 天恢复正常。其增高的程度能较准确地反映梗死的范围,高峰出现时间是否提前有助于判断溶栓治疗是否成功。

【名师助记】

心肌酶重点高频考点:

1. 肌红蛋白(Myo) 出现最早。

2. 肌钙蛋白 cTnI、cTnT 出现较早,消失晚。急性心肌梗死时,cTnI 被认为是目前最好的确定标志物,正逐步取代 CK-MB 成为急性心肌梗死诊断的“金标准”。

3. CK-MB 仅次于肌钙蛋白。出现较早,消失较早。主要判断溶栓是否成功。酶峰前移,说明坏死的心肌不再坏死,高峰开始下降。溶栓后酶峰提前,说明血管再通。

(四)诊断与鉴别诊断

1. 诊断 经典的心肌梗死诊断标准:①典型的缺血样胸痛持续超过 30 分钟;②符合心肌梗死演变过程的 ECG 动态变化;③心肌损伤标志物升高且符合心肌梗死演变规律。这 3 项中具备任意 2 项可诊断为急性心肌梗死。

近年有关学术组织对急性心肌梗死的定义进行了多次修订,现认为心肌损伤标志物(主要是 cTnI)升高超过诊断界值(正常成人 cTnI 的第 99 百分位数水平),同时满足以下任意一项即可诊断为急性心肌梗死:①有缺血样胸痛症状发作;②心电图新出现明显 ST 段变化或束支传导阻滞;③心电图新出现 Q 波;

④影像学检查发现新的心肌梗死证据或室壁运动障碍；⑤冠状动脉造影或尸检发现冠状动脉内血栓。

2. 鉴别诊断

(1) 心绞痛：一般情况下急性心肌梗死症状更重，持续时间长，含服硝酸甘油不能缓解，心电图有动态演变，心肌损伤标志物升高；而心绞痛患者心肌损伤标志物不高（部分不稳定型心绞痛患者可有 cTn 轻度升高，但未达到心肌梗死的诊断标准）。

(2) 急性心包炎：急性心包炎也可有胸痛，部分患者心电图 ST 段抬高，如果炎症累及心外膜下心肌，也可有心肌损伤标志物升高。但是心包炎的胸痛多为锐痛，持续时间与心包渗出液的量有关，渗出增多时疼痛减轻或消失。查体可闻及心包摩擦音。心电图变化涉及的导联较多且 ST 段抬高为凹面向上型。超声心动图对辅助诊断有一定价值。

(3) 急性病毒性心肌炎：急性病毒性心肌炎可有胸痛，部分患者 ST 段呈弓背向上抬高，酷似急性心肌梗死图形，也可有心肌损伤标志物升高。但其发病年龄较轻，可有前驱病毒感染史，心电图和心肌损伤标志物变化不符合心肌梗死演变特点。超声心动图可助鉴别。

(4) 主动脉夹层：主动脉夹层也表现为剧烈胸痛，呈撕裂样，疼痛范围可有延伸变化，累及上肢动脉开口时双上肢血压差异明显。胸部 X 线片示纵隔增宽；超声心动图有时可发现主动脉增宽、主动脉内撕裂的内膜片。增强 CT、MRI 可助诊断。

(5) 急性肺栓塞：急性肺栓塞可表现为突发胸痛、呼吸困难、晕厥、低氧血症，症状可与心肌梗死相似。低血压、颈静脉怒张等体征与右心室梗死相似。心电图可有束支传导阻滞，部分患者有 cTnI 升高。但该病可能有深静脉血栓形成的诱因或表现，可作为诊断线索，心电图变化及 cTnI 升高幅度与低氧、低血压的严重程度不匹配。CT 肺动脉造影、肺动脉造影、核素肺通气/灌注扫描可助鉴别。

（五）并发症

1. 乳头肌功能不全 总发生率可高达 50%。由于乳头肌受累导致其功能障碍，收缩期二尖瓣不能正常关闭发生急性二尖瓣反流。听诊在心尖部闻及新出现的收缩期吹风样杂音。程度较轻的可随自然病程逐渐恢复。

2. 腱索、乳头肌断裂 腱索、乳头肌断裂后患者常发生严重左心功能不全甚至急性肺水肿。听诊除在心尖部闻及新出现的收缩期吹风样杂音外，还可闻及短促、高调的鸟鸣样音，称为“海鸥鸣”。

3. 室间隔穿孔 室间隔穿孔后患者常突然发生左心衰竭或原有左心功能不全明显加重，甚至发生急性肺水肿。听诊在胸骨左缘下段闻及粗糙的收缩期吹风样杂音。

4. 心脏破裂 多见于体形瘦小的高龄女性、前壁心肌梗死患者。心肌梗死后第 5～10 天是高峰，多为心室游离壁破裂。患者可有胸痛感并迅速发生心搏骤停。心电图表现为无脉电活动（电-机械分离），死亡率极高。

5. 室壁膨胀瘤（室壁瘤） 表现为局部室壁变薄，收缩期向外突出，呈矛盾运动（反常搏动）。多见于前壁、心尖部心肌梗死患者。发生室壁瘤后，心室大小、外形有明显变化，射血分数明显下降，常继发慢性左心功能不全。由于室壁瘤内血液淤滞，容易形成附壁血栓，血栓脱落后可导致外周动脉栓塞。

6. 心肌梗死后综合征 多发生于梗死后的数周至数月内。原因未明，可能与心肌梗死后坏死物质吸收激发的自身免疫反应有关。表现为发热、胸痛、胸膜炎、心包积液等。

7. 心源性休克　大面积心肌梗死后，心脏泵功能衰竭导致外周组织血液灌注不足且补液治疗无效。

（六）治疗

急性心肌梗死的治疗原则：尽早开通梗死相关血管，挽救濒死心肌，缩小梗死面积，保护心功能，防治并发症，改善预后。

1. 一般治疗

（1）卧床休息：通常无并发症的患者需卧床静养24小时。

（2）氧疗：卧床期间可给予鼻导管吸氧，有低氧血症者可面罩吸氧，必要时可予无创呼吸机辅助呼吸，严重左心衰竭的患者可气管插管后予呼吸机控制呼吸。

（3）饮食：宜进食较清淡、易消化的低盐低脂食物。合并心功能不全者注意出入量平衡。

（4）镇痛、镇静：胸痛明显者可予阿片类药物镇痛。

（5）保持大便通畅：嘱患者避免用力排便，适当使用缓泻剂防治便秘。

2. 抗血小板治疗

（1）阿司匹林：诊断后立即给予阿司匹林300mg口服。

（2）ADP受体拮抗剂：立即给予氯吡格雷300mg口服。

3. 抗凝治疗　通常使用低分子量肝素皮下注射，每12小时1次，共用1周左右。

4. 抗炎、稳定斑块治疗　大剂量他汀类药物治疗可以起到抗炎、抗氧化、稳定斑块、抑制血小板血栓形成、改善冠脉循环的作用。常用阿托伐他汀。

5. 改善心肌重塑　及早使用ACEI类药物。常用福辛普利、培哚普利、赖诺普利。因服药后咳嗽不能耐受 ACEI 类药物者，可以换用 ARB 类药物，如氯沙坦、缬沙坦、替米沙坦、厄贝沙坦。

6. 预防猝死　所有无禁忌证的患者都应尽早使用 β 受体拮抗剂。

7. 防治并发症

（1）左心功能不全：控制出入量，保持适当负平衡，同时使用利尿剂、扩血管药。

（2）心源性休克：维持肺动脉楔压 15~18mmHg。常用血管活性药包括多巴胺、多巴酚丁胺、去甲肾上腺素等。

（3）心律失常：根据心律失常的具体情况决定治疗方案。

8. 再灌注治疗　及时有效的再灌注治疗是急性心肌梗死救治的关键。

（1）溶栓治疗：急性 ST 段抬高型心肌梗死患者溶栓治疗时间窗是发病后 12 小时之内，最佳时间是 3~6 小时。

1）绝对禁忌证：包括颅内出血性或性质不明的卒中史、6 个月内缺血性卒中史、中枢神经系统损伤或肿瘤或房室畸形、3 周内严重创伤/大手术/头部外伤史、1 个月内胃肠道出血史、明确的出血性疾病、主动脉夹层、24 小时内做过不能压迫止血部位的穿刺（如肝活检、腰椎穿刺等）。

2）相对禁忌证：包括 6 个月内 TIA 发作史、口服抗凝药、妊娠或产后未超过 1 周、未能控制的高血压（>180/110mmHg）、严重肝病、感染性心内膜炎、活动期消化性溃疡、长时间（超过 10 分钟）或创伤性胸外按压。

3）溶栓治疗成功的判断标准：①2 小时内胸痛程度减轻一半以上；②2 小时内 ST 段抬高的幅度降低一

半以上；③心肌损伤标志物高峰提前出现（CK-MB 峰值出现在发病后 16 小时内、cTnI 峰值出现在发病后 14 小时内）；④出现再灌注心律失常。以上 4 项中符合 2 项以上（排除①+④组合）提示溶栓成功。

（2）介入治疗：①发病 12 小时以内的都可以进行介入治疗。要求从就诊到指引导丝通过病变的时间不超过 90 分钟。②发病 12~24 小时内的，如果症状未完全缓解、ST 段未回到等电位线，可以进行介入治疗。③发病超过 24 小时的，不主张常规介入治疗，但合并心源性休克的，仍可在心功能支持（使用 IABP 或左心室辅助装置）下进行介入治疗。

9. 右心室梗死治疗的特殊性　治疗的关键是补充足够的血容量保证左心室舒张期足够的充盈。由于大部分右心室梗死与下壁心肌梗死同时出现，故对下壁心肌梗死患者应慎用硝酸酯类药物。

10. 长期处理　心肌梗死后患者应严格控制动脉粥样硬化的危险因素（见上文心绞痛部分），尽量降低再次发生不良心脏事件的风险。

【名师助记】

急性心肌梗死治疗高频考点：

1. 溶栓治疗的适应证

（1）只适合 ST 段抬高型急性心肌梗死。

（2）时间窗为 6~12 小时（心肌梗死最多能坚持 12 小时）。

（3）注意：ST 段抬高型急性心肌梗死获益小于风险。

2. 溶栓治疗的禁忌证　出血、脑卒中、手术、主动脉夹层、压高（颅内压高；血压高，>180/110mmHg）。

3. 溶栓治疗的疗效判断

（1）直接判断：冠状动脉造影直接判断冠状动脉是否再通。

(2) 间接判断:①胸痛程度于2小时内减轻一半以上;②心电图ST段抬高幅度于2小时内回降>50%;③血清CK-MB峰值提前出现(16小时以内),cTnI峰值提前出现(14小时以内);④2小时内出现再灌注性心律失常(坏死的心肌复活)。以上4项中符合2项以上(排除①+④组合)提示溶栓成功。

4. 其他治疗

(1) 心律失常的治疗:快速性心律失常(室性期前收缩)——利多卡因或胺碘酮;心室颤动——非同步电除颤。慢速性心律失常——阿托品、起搏器。

洋地黄可加重心律失常,故急性心肌梗死24小时内不用。

(2) 改善心肌重构——ACEI;预防猝死——β受体拮抗剂。急性心肌梗死早期如无禁忌证,宜尽早使用β受体拮抗剂,降低心肌耗氧。

(3) 右心室梗死的治疗:特殊性表现为体循环低血压,治疗的关键是补充血容量。下壁心肌梗死慎用硝酸甘油和利尿剂,因硝酸甘油可扩血管、降血压。

(4) 非ST段抬高型心肌梗死的治疗:心肌广泛缺血坏死,此时没有血栓形成。不宜溶栓,给予支架、抗凝(肝素)。

【仿真自测】

1. 最可能加重变异型心绞痛的药物是

A. β受体拮抗剂　　B. 钙通道阻滞剂
C. 硝酸酯类药物　　D. 抗血小板药物
E. 调脂药物

[答案] 1. A

2. 男,52 岁。原有劳力性心绞痛,近 2 周来每于清晨 5 时发作,疼痛持续时间较长,故来院。住院期间发作时心率 50 次/min,期前收缩 4~5 次/min,血压 95/60mmHg。心电图Ⅱ、Ⅲ、aVF 导联 ST 段抬高。加用硝苯地平后未再发作。应用硝苯地平的机制是
   A. 减慢心率,降低心肌耗氧量
   B. 缓解冠状动脉痉挛
   C. 增快心率,增加心排血量,改善心肌供血
   D. 提高血压,改善心肌灌注
   E. 加快心率,消除期前收缩
3. 男,45 岁。1 年来反复发作胸骨后疼痛,发作和劳累关系不大,常在面迎冷风疾行时或凌晨 5 时发作。发作时含硝酸甘油可缓解。平时心电图示Ⅱ、Ⅲ、aVF 导联 ST 段水平压低 0.75mV。发作时心电图正常。最可能的诊断是
   A. 劳力性心绞痛
   B. 变异型心绞痛
   C. 急性心肌梗死极早期
   D. 心绞痛合并心包炎
   E. 卧位型心绞痛
4. 男,56 岁。2 年来间断出现活动时胸闷,休息可缓解。近 4 个月无胸闷发作。查体:BP 130/85mmHg,HR 72 次/min,心脏各瓣膜区未闻及杂音。最有助于明确诊断的检查是
   A. 放射性核素静态心肌造影
   B. 动态心电图
   C. 超声心动图
   D. 心电图运动负荷试验
   E. 胸部 X 线片

［答案］2. B　3. B　4. D

5. 男,49 岁。发作劳力性胸痛 2 月余,每次持续 5~10 分钟,休息 2~3 分钟可自行缓解。查体:BP 140/90mmHg,HR 110 次/min,律齐。心电图示窦性心律。为控制心率,宜首选的药物是
   A. 地高辛　　B. 胺碘酮
   C. 普罗帕酮　　D. 维拉帕米
   E. 美托洛尔
6. 能改善稳定型心绞痛患者临床预后的是
   A. 尿素酶　　B. 阿司匹林
   C. 速效救心丸　　D. 硝酸甘油
   E. 利多卡因
7. 急性下壁心肌梗死最易合并的心律失常是
   A. 室性期前收缩　　B. 房室传导阻滞
   C. 心房颤动　　D. 房性心动过速
   E. 右束支传导阻滞
8. 男,68 岁。持续胸痛 2 小时。既往体健。查体:BP 110/65mmHg。双肺呼吸音清,心率 94 次/min,心音低钝,$A_2>P_2$。心电图:$V_{1\sim6}$ 导联 ST 段弓背向上抬高 0.3~0.5mV,Ⅱ、Ⅲ和 aVF 导联 ST 段水平压低 0.3~0.5mV。实验室检查:血清肌钙蛋白 I 水平正常。该患者最可能的诊断是
   A. 急性心肌梗死
   B. 急性心肌炎
   C. 不稳定型心绞痛
   D. 急性心包炎
   E. 肺血栓栓塞

[答案] 5. E　6. B　7. B　8. A

9. 男,65岁。持续胸痛4小时。心电图提示Ⅱ、Ⅲ、aVF导联ST段抬高0.2mV。最可能出现的心律失常是
   A. 阵发性室上性心动过速
   B. 房室传导阻滞
   C. 室性期前收缩
   D. 房性期前收缩
   E. 心房颤动
10. 女,74岁。5天前诊断为"急性前壁心肌梗死",今日再感胸痛,随即意识丧失。心电监护和生命体征监测示无脉电活动。该患者意识丧失最可能的原因是
   A. 心脏破裂　　B. 心源性休克
   C. 乳头肌断裂　　D. 再发心肌梗死
   E. 室间隔穿孔
11. 男,65岁。急性广泛前壁心肌梗死4天,突发喘憋2小时。查体:血压90/60mmHg。双肺未闻及干、湿啰音,心率105次/min,律齐,胸骨左缘第4肋间可闻及响亮的收缩期杂音伴震颤。该患者喘憋最可能的原因是
   A. 支气管哮喘
   B. 心房颤动
   C. 感染性心内膜炎
   D. 室间隔穿孔
   E. 肺炎

[答案] 9. B　10. A　11. D

12. 与急性心肌梗死相关的室壁瘤主要发生于
A. 左心室　　B. 左心房
C. 室间隔　　D. 右心室
E. 右心房

13. 男，58 岁。6 个月前急性心肌梗死，心电图示 V_1 ~ V_5 导联 ST 段持续抬高 3mV；近 3 个月偶于快跑时出现胸闷，持续 1 小时。查体：心界向左侧扩大，心尖搏动弥散。该患者最可能的诊断是
A. 急性心包炎　　B. 心室膨胀瘤
C. 变异型心绞痛　　D. 梗死后心绞痛
E. 急性心肌梗死

14. 男，68 岁。急性前壁心肌梗死。为预防再梗死和猝死，如无禁忌证，宜尽早使用的药物是
A. 硝苯地平　　B. 美西律
C. 美托洛尔　　D. 地高辛
E. 阿托品

15. 女，69 岁。突发胸骨后压榨样疼痛 6 小时，持续不缓解。查体：BP 160/70mmHg，HR 97 次/min。心电图示 $V_{1\sim6}$ 导联 ST 段水平型压低 0.3~0.5mV。实验室检查：血清肌钙蛋白 I 水平升高。该患者不宜采取的治疗是
A. 皮下注射低分子量肝素
B. 吸氧
C. 嚼服阿司匹林
D. 静脉滴注尿激酶
E. 静脉滴注硝酸甘油

[答案] 12. A　13. B　14. C　15. D

16. 女,75 岁。10 小时前出现胸骨后疼痛,逐渐加重,休息不能缓解。2 小时前逐渐出现呼吸困难,咳少量泡沫样痰。查体:端坐位,口唇轻度发绀。心电图示 $V_{1\sim6}$ 导联 QS 型,ST 段抬高 0.3mV。该患者最可能出现的体征还有
   A. 三凹征　　B. 双肺湿啰音
   C. 肝大　　D. 下肢水肿
   E. 颈静脉怒张
17. 冠心病植入药物洗脱支架者,需要接受阿司匹林及氯吡格雷抗血小板治疗的时间至少为
   A. 1 个月　　B. 3 个月
   C. 6 个月　　D. 9 个月
   E. 12 个月

(18~19 题共用题干)

女,65 岁。劳累时剑突下疼痛,2 小时前因情绪激动再次发作,疼痛较前加剧,含服硝酸甘油不缓解,伴恶心。糖尿病病史 8 年。心电图:Ⅱ、Ⅲ、aVF 导联 ST 段弓背向上抬高伴 T 波倒置。

18. 最有助于明确诊断的实验室检查是
   A. 尿淀粉酶　　B. 尿酮体
   C. 血肌酸激酶　　D. 血肌钙蛋白
   E. 血淀粉酶
19. 患者就诊过程中出现头晕、黑朦,BP 70/60mmHg,HR 35 次/min。给予阿托品治疗后症状无改善。需立即给予的治疗措施是
   A. 营养心肌治疗
   B. 植入临时心脏起搏器
   C. 抗凝治疗
   D. 植入永久心脏起搏器
   E. 硝酸酯类药物治疗

[答案] 16. B　17. E　18. D　19. B

第六节 心脏瓣膜病

【自测摸底】

1. 心尖区触及舒张期震颤提示存在
   A. 主动脉瓣狭窄
   B. 动脉导管未闭
   C. 主动脉瓣关闭不全
   D. 二尖瓣狭窄
   E. 二尖瓣关闭不全
2. 女,36 岁。发现心脏杂音 20 余年,心界呈梨形,心尖部可闻及舒张期隆隆样杂音,可闻及开瓣音。与患者临床表现相符的是
   A. Graham-Steell 杂音
   B. 水冲脉
   C. 毛细血管搏动征
   D. 肝颈静脉回流征
   E. 右心房增大

【名师精讲】

心脏瓣膜病是指心脏的瓣膜由于解剖或/和功能异常引起的心脏损害。在发达国家,二尖瓣脱垂和老年退行性改变已成为瓣膜病的主要病因;但在发展中国家,风湿性心脏瓣膜病仍是儿童和青少年获得性心脏病最常见的原因。超声心动图是心脏瓣膜病诊断的重要无创检查手段。心脏瓣膜病无论是关闭不全还是狭窄,都会增加左心室或右心室或双心室的血流动力学负担,最终导致心力衰竭。

一、二尖瓣狭窄

(一) 病因

二尖瓣狭窄的主要病因是风湿热,多见于青壮年,

约 2/3 的患者为女性。急性风湿热后至出现临床明显的二尖瓣狭窄需要数年至 20 年以上。单纯二尖瓣狭窄约占风湿性心脏病的 25%，二尖瓣狭窄伴二尖瓣关闭不全约占 40%，主动脉瓣常常同时受累。

（二）病理生理

1. 病理　风湿性二尖瓣狭窄的病理改变有瓣叶及闭合缘的纤维增厚、钙化，瓣叶交界处融合、增厚、纤维化，以及腱索增粗、缩短和融合。

2. 病理生理　正常成人二尖瓣瓣口面积为 4～6cm^2，瓣口缩小但仍大于 1.5cm^2 为轻度狭窄，1～1.5cm^2 为中度狭窄，小于 1cm^2 为重度狭窄。由于二尖瓣瓣口狭窄，故从左心房到左心室的血流受限，导致左心房压升高，肺静脉系统压力随之升高，出现肺淤血。由于左心房压力升高，引起左心房增大，故心房颤动常见。

（三）临床表现

1. 症状　一般无症状，瓣口面积<1.5cm^2 时才会导致严重的血流动力学变化，引起明显的症状。

（1）呼吸困难：是最常见的症状，最初仅发生于夜间睡眠中或较大体力活动时，随着二尖瓣狭窄加重，劳动耐量逐渐下降，最终静息时也出现呼吸困难。快速心律失常、感染、情绪激动、妊娠等可加重或诱发呼吸困难，严重时发生肺水肿。

（2）咯血：可表现为不同形式。①大咯血、痰中带血或咳粉红色泡沫样痰。大咯血是由于支气管静脉曲张破裂所致，肺泡壁或支气管内膜毛细血管破裂常为痰中带血，而粉红色泡沫样痰是急性肺水肿合并肺泡毛细血管破裂的特征性表现。②肺动脉血栓栓塞时也可表现为咯血，要注意鉴别。二尖瓣狭窄常并发心房颤动，引起心悸，诱发或加重呼吸困难、肺水肿，还易诱发左心房血栓形成及体循环血栓栓塞。

(3) 咳嗽:常见,可能与支气管黏膜淤血水肿易患支气管炎或左心房增大压迫左主支气管有关。

(4) 声音嘶哑:较少见,由扩大的左心房和肺动脉压迫左喉返神经所致。

2. 体征

(1) 听诊:舒张期隆隆样杂音是二尖瓣狭窄最重要的体征。二尖瓣弹性良好时,还可闻及第一心音(S_1)亢进和出现高调的开瓣音。肺动脉高压使第二心音的肺动脉成分(P_2)亢进,严重时可在肺动脉瓣区闻及舒张早期 Graham-Steell 杂音。

(2) 其他:重度二尖瓣狭窄的患者两颊紫红,呈二尖瓣面容。于心尖部常可触及舒张期震颤,心界扩大,心腰部膨出,呈梨形。晚期二尖瓣狭窄患者可出现右心衰竭,表现为肝大压痛、腹水、下肢水肿等。

(四)辅助检查

1. 超声心动图检查 是诊断二尖瓣狭窄重要的无创检查方法,常规为经胸超声心动图,包括 M 型超声、二维超声、多普勒超声及食管超声心动图。

(1) M 型超声:显示二尖瓣瓣叶回声增强,前叶曲线呈"城墙样"改变。

(2) 二维超声:显示瓣口面积缩小成"鱼嘴样"。

(3) 多普勒超声:彩色多普勒血流显像可实时观察二尖瓣狭窄的高速射流。

(4) 食管超声心动图:有利于检测左心房血栓。

2. 心电图 ①双峰 P 波:提示左心房增大,这是二尖瓣狭窄的主要心电图表现;②右心室肥厚:发生于疾病后期;③心房颤动:是二尖瓣狭窄患者最常见的心律失常。

3. 胸部 X 线检查 可见左心房增大;后前位片见左心缘变直,右心缘有双房影;左前斜位片见左心房使左主支气管上抬;右前斜位片见食管下段后移。其他表现包括右心室增大、主动脉结缩小、肺动脉干和次级肺动脉扩大、肺淤血、间质性肺水肿(如 Kerley B 线)和含铁血黄素沉着等征象。

4. 负荷试验　包括运动心电图、运动超声心动图。

5. 心导管检查　不推荐常规用于二尖瓣狭窄评价,可测定肺毛细血管压和左心室压,以确定跨瓣压差和计算瓣口面积,以及测定心排血量或做心室血管造影或主动脉造影。

6. 冠状动脉造影　若冠状动脉狭窄≥70%(左主干狭窄≥50%),推荐瓣膜手术同时行冠状动脉搭桥术。

(五)并发症

1. 心房颤动　二尖瓣狭窄常并发心房颤动,引起心悸,诱发或加重呼吸困难、肺水肿,还易诱发血栓形成。

2. 血栓栓塞　20% 的患者发生体循环栓塞,偶尔为首发症状。血栓来源于左心耳或左心房。心房颤动、左心房直径>55mm、栓塞史或心排血量明显降低为发生体循环栓塞的危险因素。80% 的体循环栓塞者有心房颤动。2/3 的体循环栓塞为脑动脉栓塞。心房颤动和右心衰竭时,可在右心房形成血栓引起肺栓塞。

3. 右心衰竭　为晚期常见并发症。临床表现为右心衰竭的症状和体征。

4. 感染性心内膜炎　单纯二尖瓣狭窄极少并发感染性心内膜炎。

5. 肺部感染　常见。

6. 急性肺水肿　见于重度二尖瓣狭窄。

(六)治疗

1. 一般治疗　①风湿热是二尖瓣狭窄的重要病

因,故应预防风湿热;②感染性心内膜炎虽少见,但仍需进行合理预防;③中、重度二尖瓣狭窄患者应避免剧烈体力活动;④β受体拮抗剂和钙通道阻滞剂可提高运动耐量;⑤利尿剂或长效硝酸酯类药物可改善呼吸困难。

2. 心房颤动的治疗　总体治疗原则与一般心房颤动的治疗原则相似。①复律和维持窦性心律;②有效控制心室率;③抗凝治疗。需要注意的是,对于血流动力学稳定的心房颤动患者,瓣膜病变治疗前不予复律,可在瓣膜手术中或介入治疗成功后复律,前者包括手术消融、术中电复律等,后者包括药物复律、射频消融等。左心房增大是二尖瓣狭窄常见病理改变,影响窦性心律维持,因此,左心房内径>60mm者,瓣膜病变治疗后仍不予复律。

3. 预防体循环栓塞　对于以下二尖瓣狭窄患者应实施抗凝治疗:①合并各类(阵发、持续或永久)心房颤动;②既往有栓塞史(即使为窦性心律者);③合并左心房血栓;④左心房增大(左心房内径>50mm)。抗凝推荐华法林,目标INR为2~3,有研究认为高龄患者适宜的INR为1.6~2.5。阿司匹林及其他抗血小板药物不能替代华法林。

4. 经皮球囊瓣膜成形术　主要用于瓣膜无明显钙化、弹性尚可且左心房无血栓的单纯二尖瓣狭窄。

(1) 适应证:中、重度二尖瓣狭窄且无成形术禁忌证的患者,伴有以下情况之一应考虑成形术:①有二尖瓣狭窄相关症状且不适合手术;②虽无症状,但伴高血栓栓塞风险(既往有栓塞史,近期或阵发性心房颤动)和/或高危血流动力学失调风险(静息肺动脉收缩压>50mmHg,或需接受非心脏大手术,或要求妊娠)。

(2) 禁忌证:①轻度二尖瓣狭窄;②左心房血栓

形成；③伴中、重度二尖瓣关闭不全；④严重瓣膜钙化；⑤同时伴有其他瓣膜严重病变；⑥伴冠心病需要做搭桥手术；⑦存在不适合成形术的临床因素，如老年、心功能NYHA Ⅳ级、严重肺动脉高压、永久性心房颤动及既往瓣膜成形术史。

5. 外科治疗　主要为二尖瓣瓣膜修补术和置换术。如条件允许，尽可能考虑修补术，且优先选择直视手术。

（1）适应证：有症状的心功能Ⅲ～Ⅳ级（NYHA分级）中、重度二尖瓣狭窄患者如存在以下情况之一应考虑外科治疗：①合并中、重度二尖瓣关闭不全；②尽管已行抗凝治疗，但仍有左心房血栓形成；③严重瓣膜钙化；④严重肺动脉高压（肺动脉收缩压>60mmHg）；⑤无法开展经皮球囊瓣膜成形术。

（2）禁忌证：轻度二尖瓣狭窄。

【名师助记】

二尖瓣狭窄高频考点：

1. 主要病因　风湿热。

2. 症状　主要表现为呼吸困难、咯血。

3. 体征　二尖瓣面容；听诊舒张中、晚期杂音，第一心音亢进、开瓣音（发生在舒张期），Graham-Steell杂音。

4. 并发症　常见心房颤动、脑栓塞；严重者可有肺水肿；晚期可出现右心衰竭；少见并发症为感染性心内膜炎。

5. 辅助检查　超声显示“城墙样”改变；心电图有双峰P波；X线片心脏呈梨形。

二、二尖瓣关闭不全

（一）病因

任何损害二尖瓣结构（二尖瓣环、瓣叶、腱索和乳头肌）的因素均可导致二尖瓣关闭不全（表2-23）。

表 2-23 二尖瓣关闭不全的病因

急性二尖瓣关闭不全	慢性二尖瓣关闭不全
瓣叶病变：感染性心内膜炎、外伤	炎症：风湿性心脏病、系统性红斑狼疮、硬皮病
瓣环病变：感染性心内膜炎、心脏瓣膜手术、人工瓣膜瓣周漏	退行性变：马方综合征、瓣环钙化、二尖瓣黏液样改变（二尖瓣脱垂）
腱索断裂：感染性心内膜炎、急性风湿热、外伤	感染：风湿性心脏病
乳头肌病变：冠心病、急性左心衰竭、急性心肌梗死、外伤	结构异常：腱索断裂、乳头肌功能失调或断裂、左心室扩大、肥厚型心肌病
人工瓣膜异常：生物瓣穿孔和变性、机械瓣故障	先天性：二尖瓣瓣叶裂口、伞状二尖瓣

（二）临床表现

1. 症状

（1）急性二尖瓣关闭不全，特别是重度腱索或乳头肌断裂时，由于左心房顺应性差，左心房压和肺血管阻力急剧增加，常表现为急性肺水肿。肺动脉压力明显增加时，可出现右心衰竭，表现为肝大、腹胀、水肿等。

（2）轻度慢性二尖瓣关闭不全患者可终身无症状，至疾病晚期才出现临床症状，表现为容易疲劳、软弱无力、心悸、劳累后气急及夜间阵发性呼吸困难。

2. 体征

（1）视诊：心尖搏动向左下移位。

（2）触诊：抬举样心尖搏动，收缩期震颤。

（3）叩诊：心浊音界向左下扩大。

（4）听诊

1）心音：S_1 减弱。

2）杂音：二尖瓣关闭不全患者的主要体征是心尖

部粗糙的全收缩期吹风样杂音，向腋下或左肩胛下角传导，后叶异常时向胸骨左缘和心底部传导。由二尖瓣脱垂引起的二尖瓣关闭不全最具特征性的体征是心尖及其稍内侧闻及一收缩中、晚期喀喇音，跟随一收缩晚期杂音。

3. 急、慢性二尖瓣关闭不全的鉴别(表 2-24)。

表 2-24 急、慢性二尖瓣关闭不全的鉴别

鉴别要点	急性二尖瓣关闭不全	慢性二尖瓣关闭不全
从瓣膜受损到出现症状的时间	立即	数十年
症状	症状明显	可无症状
左心室大小	正常	扩大
左心房大小	正常	扩大
左心室充盈压	升高	正常或轻度升高
心排血量	降低	正常或降低
心电图	无左心室肥厚	左心室肥厚
胸部 X 线检查	肺水肿的表现，心脏无扩大	左心房、左心室扩大
治疗	常需紧急外科治疗	药物和/或外科治疗

(三) 辅助检查

1. 超声心动图 多普勒超声心动图是诊断和评估二尖瓣关闭不全最精确的无创检查方法，还能测定肺动脉收缩压。超声心动图还可发现左心房扩大和/或收缩加强；左心室可能呈高动力状态。系列超声心动图可早期发现无症状二尖瓣关闭不全患者的左心室功能减退。重度二尖瓣反流的超声心动图诊断标准是有效瓣膜反流口面积≥40mm^2 或每次心搏瓣膜反流量≥60ml，伴左心房、左心室增大。二尖瓣脱垂的超声

心动图诊断标准是在胸骨旁长轴切面和其他切面，二尖瓣瓣叶脱垂入二尖瓣瓣环≥2mm。

2. 心电图　主要是左心房增大和心房颤动，严重者出现左心室肥厚。疾病晚期部分患者还有右心室肥大表现。

3. X线检查　左心房增大，至后期呈巨大左心房。严重时左心室增大。急性肺水肿和进行性左心室功能不全时可见到Kerley B线。

4. 心脏磁共振成像　能准确测定左心室收缩末容积和左心室舒张末容积，并能精确测定反流量，判断二尖瓣反流严重程度。

5. 左心导管检查　可确定二尖瓣反流量、左心室大小和功能，以及左心室充盈压，也有助于了解冠状动脉的情况。

（四）并发症

1. 心房颤动　可见于3/4的慢性重度二尖瓣关闭不全患者。

2. 感染性心内膜炎　较二尖瓣狭窄者常见。

3. 体循环栓塞　见于左心房扩大、慢性心房颤动者，但较二尖瓣狭窄者少见。

4. 心力衰竭　急性者可早期出现，慢性者仅在晚期发生。

5. 二尖瓣脱垂的并发症　感染性心内膜炎、脑血管栓塞、心律失常、猝死、腱索断裂、重度二尖瓣关闭不全和心力衰竭。

（五）治疗

1. 内科治疗　主要用于代偿的慢性二尖瓣关闭不全及对症治疗。

（1）病因治疗：感染性心内膜炎或心肌病变导致的二尖瓣关闭不全，可直接治疗病因。

（2）血管扩张剂：可减轻前负荷，降低反流分数。

常用 ACEI 类药物。

(3) 其他:若有心房颤动,可用洋地黄类药物和抗凝剂治疗;明显心力衰竭时可用利尿剂。

(4) 二尖瓣脱垂的治疗:①不需要常规预防心内膜炎。②有心律失常表现者可能需要电生理检查明确心律失常类型和/或做射频消融;β 受体拮抗剂能改善心悸症状。③提倡健康的生活方式,如戒烟、戒酒、不饮用咖啡。

2. 外科治疗　目前二尖瓣关闭不全的主要治疗方法是二尖瓣外科手术,包括二尖瓣修补和瓣膜置换。

(1) 适应证:急性重度二尖瓣关闭不全应考虑紧急外科手术。慢性重度二尖瓣关闭不全患者如伴有以下情况之一也应考虑外科手术:①有二尖瓣反流症状且无严重左心室功能不全(LVEF>30% 且左心室收缩末内径<55mm);②无症状,但伴有以下情况之一:左心室功能不全(左室收缩末内径≥45mm 和/或 LVEF≤60%),或新出现的心房颤动,或伴肺动脉高压(静息状态下肺动脉收缩压>50mmHg),或连枷状瓣叶伴左心室收缩末内径≥40mm。

(2) 禁忌证:轻、中度二尖瓣关闭不全。

【名师助记】

二尖瓣关闭不全高频考点:

1. 急性二尖瓣关闭不全　特别是重度乳头肌断裂时,常表现为急性肺水肿。此时左心室大小基本正常。

2. 慢性二尖瓣关闭不全　左心房、左心室大,心尖搏动向左下移位。听诊特点:①前叶病变时心尖部可闻及全收缩期杂音,向左腋下或左肩胛下角传导;②后叶病变时杂音向胸骨左缘或心底部传导。

三、主动脉瓣狭窄

(一) 病因

主动脉瓣狭窄的病因主要包括先天性、风湿性及老年退行性主动脉瓣钙化。

（二）临床表现

1. 症状 主动脉瓣狭窄的主要症状是心绞痛、晕厥和呼吸困难，严重时可出现肺水肿和猝死。

（1）心绞痛：主要是由于心肌肥厚使冠状动脉储备血流下降，以及室壁张力及收缩力增加引起心肌耗氧量增加所致。

（2）晕厥：主动脉瓣狭窄所致晕厥的特点是常发生于运动或用力时。导致主动脉瓣狭窄患者晕厥的原因较多，如脑血流灌注下降和心律失常。室上性和室性心律失常也可诱发低血压、晕厥，甚至猝死。

（3）呼吸困难：主要为劳力性呼吸困难。左心室顺应性下降和/或左心室扩张，使左心室舒张末压及左心房压升高，最终肺动脉压升高，导致劳力性呼吸困难。随疾病进展，还可出现夜间阵发性呼吸困难、端坐呼吸和肺水肿等左心衰竭的表现。

2. 体征

（1）听诊：最主要的体征是主动脉瓣区收缩期喷射样杂音，杂音先增强后减弱，向颈部传导，杂音的响度因心排血量的大小而异。当心率增加或心排血量减少时，杂音减轻；吸入亚硝酸异戊酯和期前收缩后杂音增强。主动脉瓣狭窄患者的收缩期杂音通常在主动脉瓣区听诊最清楚，老年患者的杂音也可能在心尖部最清楚。左心室收缩压极度升高时，偶可引起二尖瓣关闭不全，产生相应杂音。窦性心律的主动脉瓣狭窄患者有较大跨瓣压力阶差时，心尖部可闻及收缩期 S_4。

（2）其他：心尖搏动位置正常，呈抬举样。出现心力衰竭时，心界扩大，伴相应左心衰竭体征。

（三）辅助检查

1. 心电图 主要显示左心室肥厚，也可见 ST 段改变和左束支传导阻滞。

2. 胸部X线检查　后前位多正常，心力衰竭后期，左心室扩大，主动脉扩张。侧位X线片有时可见瓣膜钙化。

3. 超声心动图　是最重要的检查。多普勒超声检查可以估算跨主动脉瓣的压力阶差、测定瓣口面积，对狭窄进行分度（表2-25）。

表2-25　主动脉瓣狭窄分度

项目	轻度	中度	重度
瓣口面积/cm²	>1.5	1~1.5c	<1.0
平均压力阶差/mmHg	<25	25~40	>40

注：若瓣口面积、平均压力阶差分属不同级别时，则以较高的分度为准。

4. 运动试验　可用于无症状患者危险分层，但有症状患者禁忌。

5. 多层螺旋CT　有助于定量瓣膜面积、瓣叶数目及冠状动脉钙化程度及评价主动脉根部钙化分布，可测定不同层面主动脉内径。

6. 心脏磁共振成像　有助于探查及定量心肌纤维化，评价左心室容积、功能及左心室质量，也可定量主动脉瓣狭窄的严重程度。

7. 左心室导管检查　仅用于无创检查无法评价主动脉瓣狭窄严重程度的个别情况。

（四）并发症

1. 心律失常　10%的患者可发生心房颤动。

2. 心脏性猝死　一般发生于曾有症状者。无症状者很少发生猝死，发生率仅为1%~3%。

3. 感染性心内膜炎　不常见。年轻人较轻的瓣膜畸形较老年人的钙化性瓣膜狭窄罹患感染性心内膜炎危险性大。

4. 体循环栓塞　少见。栓子可来自钙化性狭窄瓣膜的钙质或增厚的二叶瓣的微血栓。

5. 心力衰竭 一旦发生左心衰竭,自然史明显缩短,故终末期的右心衰竭少见。

6. 胃肠道出血 出血隐匿、慢性,人工瓣膜置换术后出血停止。

（五）治疗

1. 内科治疗

(1) 教育:教育患者预防感染性心内膜炎,定期随访做超声心动图检查。无症状主动脉瓣狭窄患者的随访:重度主动脉瓣狭窄每半年一次;中度主动脉瓣狭窄每1~2年一次;轻度主动脉瓣狭窄每3~5年一次。

(2) 药物治疗:应用抗生素预防风湿热复发。伴有高血压者应用降压药须谨慎,以防止出现致命性低血压。慎用硝酸酯类药物治疗心绞痛。主动脉瓣狭窄患者禁用血管扩张剂,特别是ACEI类药物治疗。心房颤动的患者需抗凝。

2. 外科治疗 重度主动脉瓣狭窄伴以下情况之一者推荐主动脉瓣置换手术:①有主动脉瓣狭窄相关症状。②无症状,但符合以下条件之一者:LVEF<50%并排除其他原因所致;或运动试验出现与主动脉瓣狭窄明确相关的症状或血压下降;或为极重度主动脉瓣狭窄(跨瓣峰值流速>5.5m/s);或伴严重瓣膜钙化且年跨瓣流速峰值增加≥0.3m/s。③中、重度主动脉瓣狭窄并需接受冠状动脉搭桥、升主动脉或其他瓣膜手术。

3. 介入治疗 包括球囊瓣膜成形术、经导管主动脉瓣移植术。

【名师助记】

主动脉瓣狭窄高频考点:

1. 症状 主动脉瓣狭窄三联征:呼吸困难(左心衰竭致肺淤血)、心绞痛(心肌缺血)、晕厥(脑缺血),较少见。

2. 体征 ①听诊:主动脉听诊区收缩期杂音,向颈部传导；②其他：收缩压降低，脉压减小。

3. 外科治疗　重度主动脉瓣狭窄伴以下情况之一者推荐主动脉瓣置换手术：①有主动脉瓣狭窄相关症状。②无症状，但符合以下条件之一者：LVEF<50%并排除其他原因所致；或运动试验出现与主动脉瓣狭窄明确相关的症状或血压下降；或为极重度主动脉瓣狭窄(跨瓣峰流速>5.5m/s)；或伴严重瓣膜钙化且年跨瓣流速峰值增加≥0.3m/s。③中、重度主动脉瓣狭窄并需接受冠状动脉搭桥、升主动脉或其他瓣膜手术。

四、主动脉瓣关闭不全

(一) 病因

主动脉瓣关闭不全可以由主动脉瓣和/或主动脉根部的异常所致(表2-26)。

表2-26　主动脉瓣关闭不全的主要病因

急性主动脉瓣关闭不全	慢性主动脉瓣关闭不全
感染性心内膜炎、急性主动脉近端夹层、创伤、瓣膜置换术后	主动脉瓣异常：主动脉瓣二瓣化、风湿性心脏病、感染性心内膜炎和退行性瓣叶钙化 主动脉根部病变：马方综合征、主动脉夹层、高血压合并主动脉环扩张、梅毒性主动脉炎、强直性脊柱炎、成骨不全和系统性红斑狼疮

(二) 临床表现

1. 症状

(1) 急性主动脉瓣关闭不全：主要是急性肺淤血的临床表现，从呼吸困难到急性肺水肿，因反流程度而异。常有明显心悸。

(2) 慢性主动脉瓣关闭不全：轻、中度患者通常无症状，即使重度患者也可以多年无症状，但一旦出现症状，则病情迅速进展。其主要症状如下：

1）心悸：与每搏量增加有关。在出现呼吸困难之前，心悸可能是唯一的症状。左侧卧位时尤其明显。

2）心绞痛：可发生于冠状动脉正常的主动脉瓣反流患者。

3）充血性心力衰竭：夜间阵发性呼吸困难可能是首发症状，也可出现劳力性呼吸困难和端坐呼吸。

4）其他：少见症状有大量出汗和周期性颈动脉疼痛和压痛。

2. 体征

（1）心脏体征：①视诊可见心尖搏动向左下移位，呈抬举样。②叩诊发现心浊音界向左下扩大，呈靴形。③听诊可于胸骨左缘第3、4肋间闻及舒张期吹风样递减型杂音，坐位前倾时于胸骨左缘最明显，是主动脉瓣关闭不全典型的杂音。此外，主动脉瓣反流的血液可形成功能性二尖瓣狭窄，在心尖部可闻及柔和的舒张中期 Austin-Flint 杂音，吸入亚硝酸异戊酯后可减轻。主动脉瓣区闻及收缩期杂音是由于每搏量增加所致。晚期可闻及 S_4 和 S_3 奔马律。

（2）周围血管征：慢性主动脉瓣关闭不全患者脉压增大，形成一系列周围血管征，主要包括水冲脉、点头征（Musset 征）、颈动脉搏动明显、毛细血管搏动征、股动脉枪击音及 Duroziez 双重杂音。急性主动脉瓣关闭不全患者的脉压正常或仅轻度增大，周围血管征少见。

【名师助记】

主动脉瓣关闭不全临床表现高频考点：

1. 心脏体征　心尖搏动向左下移位，呈抬举样；靴形心；胸骨左缘第3、4肋间闻及舒张期吹风样杂音，向心尖部传导；由于重度主动脉瓣关闭不全导致二尖瓣相对狭窄，出现 Austin-Flint 杂音。

2. 其他体征

（1）收缩压升高，舒张压降低，脉压增大。

（2）周围血管征：点头征（Musset 征）、水冲脉、股动脉枪击音、Duroziez 双重杂音、毛细血管搏动征。产生的原因是脉压增大。

（三）辅助检查

1. 超声心动图检查 是目前诊断和评价主动脉瓣关闭不全最重要的无创检查方法。

2. 胸部 X 线检查 可特征性地显示心脏和主动脉扩张，可有左心衰竭的表现。

3. 心电图 最初正常，后期有左心室肥厚和 T 波倒置。

4. 心脏磁共振成像 能准确测量反流量，是准确评价左心室收缩末容积、左心室舒张末容积的无创检查方法，推荐用于超声心动检查评价不满意时。

5. 多层螺旋 CT 用于马方综合征或二瓣型主动脉瓣伴主动脉扩大患者的主动脉评价。

（四）并发症

1. 感染性心内膜炎 较常见。

2. 室性心律失常 常见，心脏性猝死少见。

3. 心力衰竭 急性者出现早，慢性者于晚期才出现。

（五）治疗

1. 急性主动脉瓣关闭不全

（1）外科治疗（人工瓣膜置换术或主动脉瓣修补术）：根本措施。

（2）内科治疗：一般仅为术前准备过渡措施。静脉滴注硝普钠对降低前、后负荷，改善肺淤血，减少反流量和增加心排血量有益；也可酌情经静脉使用利尿剂和正性肌力药物。β 受体拮抗剂应慎用，因其会抑制代偿性的心动过速。

2. 慢性主动脉瓣关闭不全

（1）外科治疗：重度主动脉瓣关闭不全患者有以下情况之一者推荐手术治疗：①有主动脉瓣关闭不全相关症状；②无症状，但伴左心室收缩功能下降（静息 LVEF≤50%），或伴严重左心室扩大；③需要冠状动脉搭桥手术、主动脉或其他瓣膜手术。

（2）内科治疗：心脏收缩功能正常且无症状的轻、中度主动脉瓣关闭不全患者，可在密切随访观察病情的情况下给予内科治疗。主要措施为：①去除病因；②无症状的轻或中度关闭不全者应限制重体力活动，并每年随访 1 次，每 2 年复查 1 次超声心动图；③控制感染；④应用血管扩张剂扩张小动脉，降低收缩期阻力，增加前向血流，减少反流量，减轻病变的严重性。

【名师助记】

1. 心脏瓣膜病杂音的鉴别见表 2-27。

表 2-27 心脏瓣膜病杂音的鉴别

鉴别要点	二尖瓣狭窄	二尖瓣关闭不全	主动脉瓣狭窄	主动脉瓣关闭不全
杂音时相	舒张期	全收缩期	全收缩期	舒张期
听诊部位	心尖部	心尖部	主动脉瓣听诊区	主动脉瓣第二听诊区
传导方向	局限、不传导	向腋下或左肩胛下角传导	杂音先增强后减弱，向颈部传导	递减型杂音，向心尖部传导
其他	Graham-Steell 杂音			Austin-Flint 杂音

2. 其他杂音

（1）动脉导管未闭：血液从主动脉（压力高）流到肺动脉，于胸骨左缘第 2 肋间可闻及连续性血管杂音。

（2）室间隔缺损：胸骨左缘第 3、4 肋间可闻及收缩期杂音。

（3）梗阻性肥厚型心肌病：胸骨左缘第 3、4 肋间可闻及收缩期杂音。

【仿真自测】

1. 男,40岁。发现风湿性心脏病10余年。查体:双侧颊部皮肤呈紫红色,心界向左扩大,心腰膨隆,心率96次/min,心尖部可闻及开瓣音及舒张期隆隆样杂音。该患者查体还可能发现的其他阳性体征是
   A. 肺动脉瓣区舒张早期杂音
   B. 第二心音减弱
   C. 胸骨左缘第3肋间收缩期杂音
   D. 第一心音减弱
   E. 第二心音逆分裂
2. 下列心电图改变不是风湿性二尖瓣狭窄心电图特点的是
   A. 心房颤动
   B. 右心室肥大
   C. 左心室肥大
   D. 右束支传导阻滞
   E. 左心房肥大,P波增宽
3. 二尖瓣狭窄患者出现右心衰竭时最可能缓解的临床表现是
   A. 肝脏压痛　　B. 颈静脉怒张
   C. 肝大　　D. 呼吸困难
   E. 双下肢水肿
4. 女,36岁。有风湿性心脏病史多年。查体:颈静脉怒张,肝大、压痛,心尖部舒张期杂音;胸骨左缘第4、5肋间可闻及2/6级收缩期杂音,P_2亢进分裂。X线片示左心房、右心室扩大。最可能的诊断是
   A. 二尖瓣狭窄并相对性三尖瓣关闭不全
   B. 二尖瓣狭窄并器质性三尖瓣关闭不全
   C. 二尖瓣狭窄并关闭不全
   D. 二尖瓣狭窄并主动脉瓣狭窄
   E. 特发性肥厚性主动脉瓣狭窄

[答案] 1. A　2. C　3. D　4. A

5. 女,30 岁。活动后心悸、气短半年。查体:心尖部可闻及舒张期隆隆样杂音。该患者所患疾病最少出现的并发症是
   A. 心律失常
   B. 充血性心力衰竭
   C. 急性肺水肿
   D. 肺部感染
   E. 亚急性感染性心内膜炎
6. 男,52 岁。慢性支气管炎 20 年,劳力性心悸、呼吸困难 2 年,近日发生肺部感染,昨晚突然呼吸困难,坐起,咳大量粉红色泡沫样痰。查体:口唇发绀,心尖区触及震颤,听诊心尖区闻及舒张期隆隆样杂音,第一心音增强,两肺布满哮鸣音和湿啰音。该患者应诊断为
   A. 二尖瓣关闭不全伴肺部感染
   B. 主动脉瓣关闭不全伴肺部感染
   C. 二尖瓣狭窄伴肺部感染
   D. 二尖瓣狭窄伴急性肺水肿
   E. 二尖瓣狭窄伴急性左心衰竭
7. 女,18 岁。体检发现心尖部有舒张期隆隆样杂音,心率 76 次/min,律齐。双肺查体无阳性发现。肝不大,下肢不肿。既往体健。其适合的处理为
   A. 长期服用洋地黄
   B. 长期使用小剂量利尿剂
   C. 避免感冒及重体力劳动
   D. 卧床休息,减轻心脏负荷
   E. 像正常青年人一样活动

[答案] 5. E 6. D 7. C

8. 在我国,引起二尖瓣关闭不全最常见的病因是
   A. 风湿性瓣膜病
   B. 二尖瓣脱垂
   C. 二尖瓣环钙化
   D. 感染性心内膜炎
   E. 冠状动脉粥样硬化性心脏病
9. 二尖瓣关闭不全的典型体征是
   A. 心尖部粗糙的收缩期杂音
   B. 心尖部 Austin-Flint 杂音
   C. 心尖部 S_1 亢进
   D. A_2 增强
   E. 心界呈梨形
10. 65 岁以上单纯主动脉瓣狭窄的常见病因是
    A. 风湿性瓣膜病
    B. 单纯主动脉瓣狭窄
    C. 二瓣型主动脉瓣钙化
    D. 退行性钙化性主动脉瓣狭窄
    E. 冠状动脉粥样硬化性心脏病
11. 女,38 岁。活动后心悸、气喘 1 年余。查体:轻度贫血,心率快,律齐,胸骨右缘第 2 肋间闻及响亮而粗糙的收缩期杂音(3/6 级)。该患者诊断考虑为
    A. 动脉导管未闭
    B. 主动脉瓣关闭不全
    C. 二尖瓣关闭不全
    D. 室间隔缺损
    E. 主动脉瓣狭窄

[答案] 8. A 9. A 10. D 11. E

12. 触诊主动脉瓣狭窄患者心前区震颤的最佳部位是
    A. 胸骨左缘第3、4肋间
    B. 心尖部
    C. 胸骨左缘第2肋间
    D. 剑突下
    E. 胸骨右缘第2肋间
13. 老年男性，因咳嗽、咳黄痰3天就诊。查体发现主动脉瓣区粗糙的收缩期杂音。超声心动图示主动脉瓣狭窄。对该患者的处置方法不恰当的是
    A. 抗生素治疗
    B. 化痰药物治疗
    C. 血管紧张素转换酶抑制剂治疗
    D. 定期做超声心动图
    E. 胸部X线检查
14. 最有助于诊断主动脉瓣关闭不全的体征是
    A. 胸骨左缘第3肋间舒张期杂音
    B. Graham-Steell 杂音
    C. 心尖抬举样搏动
    D. 心界呈靴形
    E. 脉压增加
15. 下列不属于周围血管征的是
    A. 水冲脉
    B. 短绌脉
    C. 毛细血管搏动征
    D. 股动脉枪击音
    E. Duroziez 血管杂音

[答案] 12. E 13. C 14. A 15. B

16. 男,50 岁。近几年来逐渐出现心悸、乏力、活动后气急。查体:心脏向左下扩大,心尖部有舒张期滚筒样杂音,主动脉瓣听诊区可闻及舒张期泼水样杂音。该患者最可能的诊断是
 A. 二尖瓣关闭不全
 B. 二尖瓣狭窄
 C. 主动脉瓣狭窄
 D. 梗阻性肥厚型心肌病
 E. 主动脉瓣关闭不全

17. 男,55 岁。无不适。查体:BP 135/60mmHg。胸骨左缘第 3 肋间有舒张期叹气样杂音,周围血管征(+)。该患者可能出现的其他阳性体征是
 A. S_1 亢进
 B. 心尖部收缩期杂音
 C. 心尖部舒张期杂音
 D. S_2 亢进
 E. 心包摩擦音

18. 女,43 岁。诊断风湿性心脏病 20 余年。查体:心前区未触及震颤,胸骨左缘第 3、4 肋间可闻及舒张期叹气样杂音,心尖部可闻及舒张早中期杂音,S_1 减弱。该患者最可能的诊断是
 A. 主动脉瓣关闭不全伴二尖瓣器质性狭窄
 B. 主动脉瓣关闭不全伴二尖瓣相对性狭窄
 C. 主动脉瓣器质性狭窄伴二尖瓣器质性狭窄
 D. 主动脉瓣相对性狭窄伴二尖瓣相对性狭窄
 E. 主动脉瓣相对性狭窄伴二尖瓣器质性狭窄

[答案] 16. E 17. C 18. B

第七节 感染性心内膜炎

【自测摸底】

女,25岁。原有风湿性二尖瓣狭窄并主动脉瓣关闭不全。乏力、纳差20天,无发热。查体:皮肤有瘀点。听诊心尖部舒张期杂音,主动脉瓣区舒张期杂音。脾刚可触及。Hb 80g/L。该患者最可能的诊断是

A. 风湿性心肌炎
B. 贫血性心脏病
C. 风湿性心脏病心力衰竭
D. 先天性主动脉瓣病变
E. 风湿性瓣膜病合并感染性心内膜炎

【名师精讲】

感染性心内膜炎(IE)为心脏内膜表面的微生物感染,伴赘生物形成。瓣膜为最常受累的部位。根据病程分为急性IE和亚急性IE。根据感染发生部位和是否植入人工心脏材料或器械分为自体瓣膜IE、人工瓣膜IE。根据IE获得方式可分为医疗保健相关IE、社区获得性IE和静脉滥用药物相关IE。重点是自体瓣膜亚急性感染性心内膜炎。

自体瓣膜亚急性感染性心内膜炎

(一)致病微生物

1. 链球菌和葡萄球菌分别占自体瓣膜心内膜炎病原微生物的65%和25%。

2. 急性者,主要由金黄色葡萄球菌引起,少数由肺炎球菌、淋病奈瑟菌、A群链球菌和流感嗜血杆菌等所致。

3. 亚急性者,草绿色链球菌最常见,其次为D群链球菌(牛链球菌、肠球菌),表皮葡萄球菌和其他细

菌较少见。

4. 真菌、立克次体和衣原体为自体瓣膜心内膜炎少见致病微生物。

（二）临床表现

暂时性菌血症发生至症状出现之间的时间间隔长短不一，多在2周以内。

1. 发热 是感染性心内膜炎最常见的症状。亚急性者起病隐匿，可有全身不适、乏力、食欲缺乏和体重减轻等非特异性症状。可有弛张性低热，一般<39℃，午后和晚上高。急性者呈暴发性败血症过程，有高热、寒战，突发心力衰竭者较为常见。

2. 心脏杂音 80%~85%的患者可闻及心脏杂音，可由基础心脏病和/或心内膜炎导致瓣膜损害所致。急性者比亚急性者更易出现杂音强度和性质的变化，或出现新的杂音，瓣膜损害所致的新的或增强的杂音主要为关闭不全的杂音，尤以主动脉瓣关闭不全多见。

3. 周围体征 多为非特异性，已不多见，可能由微血管炎或微栓塞所致（表2-28）。

表2-28 自体瓣膜亚急性感染性心内膜炎周围体征

体征	特点
瘀点	可出现于任何部位，以锁骨上皮肤、口腔黏膜和睑结膜常见，病程长者较多见
指和趾	甲下线状出血
Roth 斑	视网膜卵圆形出血斑，中心白色，多见于亚急性感染
Osler 结节	指和趾垫出现的豌豆大的红色或紫色痛性结节，较常见于亚急性者
Janeway 损害	手掌和足底处直径1~4mm无痛性出血性红斑，主要见于急性患者

4. 动脉栓塞 赘生物引起动脉栓塞占 20% ~ 40%。栓塞可发生在机体的任何部位。脑、心、脾、肾、肠系膜和四肢为临床常见的体循环动脉栓塞部位。脑栓塞的发生率为 15% ~20%。

5. 感染的非特异性症状

（1）脾大：见于病程>6 周的患者，急性者少见。

（2）贫血：尤其多见于亚急性者。主要由于感染抑制骨髓所致。

（3）部分患者可见杵状指（趾）。

（三）并发症

1. 心脏并发症 ①心力衰竭：为最常见并发症，主要由瓣膜关闭不全所致，主动脉瓣受损者最常发生；②心肌脓肿：常见于急性患者，可致房室和室内传导阻滞；③急性心肌梗死：大多由冠状动脉栓塞引起，以主动脉瓣感染时多见；④化脓性心包炎：不多见，主要发生于急性患者；⑤心肌炎。

2. 细菌性动脉瘤 多见于亚急性者。受累动脉依次为近端主动脉（包括主动脉窦），脑、内脏和四肢动脉。

3. 转移性脓肿 多见于急性者，亚急性者少见。以发生于肝、脾、骨骼和神经系统较常见。

4. 神经系统并发症 ①脑栓塞：占神经系统并发症的 1/2，大脑中动脉及其分支最常受累；②脑细菌性动脉瘤：除非破裂出血，多无症状；③脑出血：由脑栓塞或细菌性动脉瘤破裂所致；④中毒性脑病：可有脑膜刺激征；⑤脑脓肿；⑥化脓性脑膜炎：不常见。后三种情况主要见于急性患者，尤其是金黄色葡萄球菌性心内膜炎患者。

5. 肾并发症 大多数患者有肾损害。①肾栓塞和肾梗死：急性者多见；②免疫复合物所致局灶性和弥漫性肾小球肾炎：常见于亚急性者，弥漫性肾小球肾炎可致肾衰竭；③肾脓肿：不多见。

6. 动脉栓塞　急性者多见。

（四）辅助检查

1. 尿液检查　常有显微镜下血尿和轻度蛋白尿。

2. 血液检查　亚急性者以正细胞正色素性贫血常见，白细胞计数正常或轻度升高，分类计数轻度左移。急性者常有血白细胞计数升高和明显核左移。红细胞沉降率几乎均升高。

3. 血培养　是诊断菌血症和感染性心内膜炎最重要的方法。

（1）对于未经治疗的亚急性患者，应在第一日间隔1小时采血1次，共3次。如次日未见细菌生长，重复采血3次后开始抗生素治疗。

（2）已用过抗生素者，停药2~7日后采血。

（3）急性患者应在入院后3小时内，每隔1小时采血1次，共取3个血标本后开始治疗。本病的菌血症为持续性，无须在体温升高时采血。

（4）每次取静脉血10~20ml做需氧和厌氧培养，至少应培养3周。

4. 免疫学检查　病程6周以上的亚急性患者中50%类风湿因子试验阳性。

5. 超声心动图　经食管超声检查的敏感性高达95%以上，能探测出<5mm的赘生物。赘生物≥10mm者，发生动脉栓塞的危险性大。未探及赘生物，不能排除感染性心内膜炎。

（五）诊断

根据临床表现、实验室检查及超声心动图检查制定感染性心内膜炎改良Duke诊断标准（表2-29），凡符合2项主要诊断标准，或1项主要诊断标准和3项次要诊断标准，或5项次要诊断标准，即可确诊感染性心内膜炎。凡符合1项主要标准和1项次要标准，或3项次要标准，为疑诊感染性心内膜炎。

表 2-29 感染性心内膜炎改良 Duke 诊断标准

分类	诊断标准
主要标准	1. 血培养阳性(符合以下至少 1 项标准) (1) 2 次不同时间的血培养检出同一典型 IE 致病微生物(如草绿色链球菌、链球菌、金黄色葡萄球菌、社区获得性肠球菌)。 (2) 多次血培养检出同一 IE 致病微生物 1) 2 次至少间隔 12 小时以上的血培养阳性。 2) 所有 3 次血培养均阳性,或≥4 次的多数血培养阳性(第一次与最后一次抽血时间间隔≥1 小时)。 (3) Q 热病原体 1 次血培养阳性或其 IgG 抗体滴度>1∶800。 2. 影像学阳性证据(符合以下至少 1 项标准) (1) 超声心动图异常 1) 赘生物。 2) 脓肿、假性动脉瘤、心脏内瘘。 3) 瓣膜穿孔或动脉瘤。 4) 新发生的人工瓣膜部分破裂。 (2) 通过 ^{18}F-FDG PET/CT(仅在假体植入>3 个月时)或放射标记的白细胞 SPECT/CT 检测出人工瓣膜植入部位周围组织异常活性。 (3) 由心脏 CT 确定的瓣周病灶
次要标准	1. 易患体质 心脏本身存在易患因素,或注射吸毒者。 2. 发热 体温≥38℃。 3. 血管现象 主要动脉栓塞、感染性肺梗死、细菌性动脉瘤、颅内出血、结膜出血及 Janeway 损害。 4. 自身免疫现象 肾小球肾炎、Osler 结节、Roth 斑及类风湿因子阳性。 5. 致病微生物感染证据 不符合主要标准的血培养阳性,或与 IE 一致的活动性致病微生物感染的血清学证据

（六）治疗

1. 抗生素治疗　是最重要的治疗措施。用药原则：①早期应用；②充分用药，选用杀菌性抗微生物药物，大剂量和长疗程（4~6周）应用；③静脉用药为主；④病原微生物不明时，急性者选用对金黄色葡萄球菌、链球菌和革兰氏阴性杆菌均有效的广谱抗生素，亚急性者选用对大多数链球菌（包括肠球菌）有效的抗生素；⑤已分离出病原微生物时，应根据致病微生物对药物的敏感程度选择抗微生物药物。

（1）经验性治疗：在致病微生物尚未培养出时，急性者采用萘夫西林加氨苄西林或加庆大霉素治疗；亚急性者按常见致病微生物链球菌的用药方案以青霉素为主或加庆大霉素。

（2）已知致病微生物的治疗

1）对青霉素敏感的细菌（$MIC<0.1\mu g/ml$）：草绿色链球菌、牛链球菌、肺炎球菌等多属此类。①首选青霉素；②青霉素联合庆大霉素；③青霉素过敏时可选择头孢曲松或万古霉素。所有病例均至少用药4周。

2）对青霉素耐药的链球菌（$0.1\mu g/ml \leqslant MIC<0.5\mu g/ml$）：①青霉素加庆大霉素，青霉用药4周，庆大霉素用药2周；②万古霉素疗程4周。

3）肠球菌：青霉素加庆大霉素。

4）金黄色葡萄球菌和表皮葡萄球菌（甲氧西林敏感）：萘夫西林或苯唑西林，用药4~6周，治疗初始3~5天加用庆大霉素。

5）金黄色葡萄球菌和表皮葡萄球菌（甲氧西林耐药）：万古霉素治疗4~6周。

6）其他细菌：用青霉素、头孢菌素或万古霉素，加或不加氨基糖苷类药物，疗程4~6周。

7）真菌：静脉滴注两性霉素B。

2. 外科治疗　人工瓣膜心内膜炎外科治疗适应证见表2-30。

表 2-30 人工瓣膜心内膜炎外科治疗适应证

适应证	具体指征
心力衰竭	人工瓣膜功能严重受损(瓣周裂或瓣膜梗阻)致难治性肺水肿或心源性休克*； 有瘘管连通心腔或心包致难治性肺水肿或休克*； 人工瓣膜功能严重受损和持续性心力衰竭； 人工瓣膜严重瓣周裂但无心力衰竭
未控制的感染	局部难以控制的感染(脓肿、假性动脉瘤、进行性增大的赘生物)； 真菌或多重耐药微生物引起的人工瓣膜心内膜炎； 积极抗感染治疗及控制败血性转移病灶后仍持续发热或存在血培养持续阳性； 葡萄球菌或革兰氏阴性菌引起的人工瓣膜心内膜炎
预防栓塞	合适抗生素治疗后仍反复发生栓塞的人工瓣膜心内膜炎； 大赘生物(>10mm)及伴有并发症(心力衰竭、持续感染、脓肿)的人工瓣膜心内膜炎； 孤立巨大赘生物(>15mm)的感染性心内膜炎

注：*为急诊手术指征。

(七)预防

对有 IE 不良转归高危因素的患者进行高风险操作时,应有限制地预防性使用抗生素。

1. 对有 IE 不良转归高危因素的患者行口腔、上呼吸道手术或操作,预防药物应针对草绿色链球菌。

2. 对有 IE 不良转归高危因素的患者行泌尿、生殖道和消化道手术或操作,预防用药针对肠球菌。

【名师助记】

亚急性感染性心内膜炎高频考点：

1. 亚急性心内膜炎最常见的致病菌 草绿色链球菌。

2. 感染性心内膜炎的临床表现 发热、瘀点、脾大、贫血、杵状指(趾)；急性者多可闻及心脏杂音。

3. 并发症 心力衰竭。栓子脱落可致脑栓塞。

4. 辅助检查 首选血培养。每次取静脉血10~20ml做需氧和厌氧培养，至少应培养3周。

5. 主要诊断依据 血培养、赘生物。

6. 治疗

(1) 急性：萘夫西林。

(2) 慢性：青霉素。剂量大、疗程长(4~6周)，静脉给药。

【仿真自测】

1. 男，40岁。因感染性心内膜炎引起急性主动脉瓣关闭不全。以下体征中错误的是
   A. 心动过速常见
   B. 有明显周围血管征
   C. P_2 增强，第三心音常见
   D. 收缩压、舒张压和脉压可以正常
   E. 主动脉瓣区舒张期杂音短而调低

2. 亚急性感染性心内膜炎最常见的并发症是
   A. 心力衰竭
   B. 肾小球肾炎
   C. 迁移性脓肿
   D. 细菌性动脉瘤
   E. 脑栓塞与脑脓肿

[答案] 1. B 2. A

3. 亚急性感染性心内膜炎血培养的正确操作是
   A. 采血 5ml
   B. 需在体温升高时采血
   C. 做需氧和厌氧培养,至少培养 3 周
   D. 一次性采血,分成 3 份做血培养
   E. 用过抗生素者,持续用药 2~7 天后再采血
4. 亚急性感染性心内膜炎的抗感染治疗原则正确的是
   A. 早期应用,连续进行数次血培养后立即静脉滴注抗生素
   B. 口服抗生素
   C. 大剂量短疗程用药
   D. 根据体温变化间断给药
   E. 药敏试验结果回报前首选庆大霉素静脉滴注

第八节 心 肌 疾 病

【自测摸底】

1. 男,32 岁。劳累后心悸、气促、下肢水肿 6 个月。查体:心界向两侧扩大,心尖区闻及 2/6 级收缩期杂音,两肺底有小水泡音。超声心动图示左心室腔增大,心电图提示完全性左束支传导阻滞。该患者应诊断为
   A. 心包炎
   B. 扩张型心肌病
   C. 急性病毒性心肌炎
   D. 心肌梗死后心绞痛
   E. 急性心肌梗死

［答案］3. C 4. A

2. 男，21岁。近半年来反复心悸、胸痛、劳力性呼吸困难，时有头晕或短暂神志丧失。查体：心脏轻度增大，心尖部有2级收缩期杂音，胸骨左缘第3~4肋间闻及较粗糙的喷射性收缩期杂音。最可能的诊断是

A. 冠心病心绞痛

B. 二尖瓣关闭不全

C. 主动脉瓣狭窄

D. 梗阻性肥厚型心肌病

E. 病毒性心肌炎

【名师精讲】

一、心肌病

1. 概念　心肌病是指除高血压心脏病、冠状动脉性心脏病、心脏瓣膜病、先天性心脏病和肺源性心脏病等之外的以心肌结构和功能异常为主要表现的一组疾病。

2. 分类　①扩张型心肌病；②肥厚型心肌病；③致心律失常型右心室心肌病；④限制型心肌病；⑤未定型心肌病。

二、扩张型心肌病

（一）概述

扩张型心肌病以左心室（多数）或右心室明显扩大、心室收缩功能减退为特征，常伴心力衰竭、心律失常、血栓栓塞并发症。

（二）临床表现

1. 症状　扩张型心肌病起病缓慢，以20~50岁多见。可出现乏力、呼吸困难、水肿、腹胀、纳差等心力衰竭症状。

2. 体征　体格检查可发现心脏扩大、心尖搏动弥

散、奔马律、心律失常、交替脉及肺循环和体循环淤血表现。

（三）辅助检查

1. 心电图 QRS 波低电压，ST 段压低，T 波低平或倒置，少数患者有病理性 Q 波。可见各种类型的心律失常，如室性心律失常、心房颤动、房室传导阻滞及束支传导阻滞。

2. 胸部 X 线检查 心影增大，心胸比>0.5，可见肺淤血及胸腔积液。

3. 超声心动图 后期出现全心扩大，尤以左心室扩大为著，心脏可呈球形，左心室流出道增宽。室间隔和心室游离壁厚度变薄，但也可正常。室壁运动弥漫性减弱，左心室射血分数降低。二尖瓣瓣叶舒张活动幅度降低，运动曲线呈“钻石样”改变。瓣环扩大导致相对性二尖瓣、三尖瓣关闭不全。附壁血栓多见于左心室心尖部。

（四）诊断与鉴别诊断

缺乏特异性诊断标准，必须排除其他特异性（继发性）心肌病和地方性心肌病（克山病），包括缺血性心肌病，围生期心肌病，酒精性心肌病，代谢性和内分泌性疾病如甲状腺功能亢进症、甲状腺功能减退症、淀粉样变性、糖尿病等所致的心肌病，遗传性神经肌肉障碍所致的心肌病，全身系统性疾病如系统性红斑狼疮、类风湿关节炎等所致的心肌病，中毒性心肌病等，才可诊断为扩张型心肌病。

（五）治疗

1. 心力衰竭的治疗

（1）早期：使用 ACEI 及 β 受体拮抗剂，可减少心肌损害，改善心脏重构。

（2）中期：有体液潴留者应限盐，监测体重，使用利尿剂改善呼吸困难及水肿，并根据患者的血流动力学状态酌情使用血管扩张药。地高辛可用于协助降低心力衰竭患者的住院率并控制心房颤动患者的心室率,但易发生洋地黄中毒,用量宜小。

(3) 终末期心力衰竭:患者可在上述药物基础上短期应用多巴酚丁胺、米力农。

(4) 双心室起搏治疗:用于存在心脏收缩不同步且符合适应证的患者。

2. 抗心律失常治疗 多用β受体拮抗剂、胺碘酮,埋藏式心脏转复除颤仪能降低合并心力衰竭的患者因室性心律失常导致的猝死风险。

3. 预防血栓栓塞 长期使用阿司匹林或华法林。

4. 改善心肌能量代谢的药物 如辅酶Q10、曲美他嗪。

5. 心脏移植 适用于经内、外科常规治疗无效的终末期心脏病患者。

【名师助记】

扩张型心肌病高频考点:

1. 病因 以病毒感染最常见,包括埃可(ECHO)病毒、柯萨奇病毒B组。

2. 临床表现 充血性心力衰竭,主要是心脏扩大。

3. 辅助检查 最重要、最常用的是超声心动图。

三、肥厚型心肌病

(一)概述

肥厚型心肌病是以左心室和/或右心室心肌肥厚(常为非对称性)、心室腔变小、左心室舒张期顺应性下降和充盈受限为特征的心肌病。

(二)临床表现

1. 症状

(1) 部分患者无症状,部分表现为劳力性呼吸困难、胸闷、胸痛及心悸。

（2）头晕及晕厥多在运动时出现，与左心室舒张末容量降低、左心室流出道梗阻及非持续性室性心动过速等相关。

（3）猝死可为首发症状，也是肥厚型心肌病的主要死亡原因。

2. 体征

（1）心脏轻度增大，可闻及第四心音。

（2）梗阻性肥厚型心肌病患者胸骨左缘第3、4肋间可闻及粗糙的收缩期喷射样杂音，可伴震颤，为左心室流出道梗阻所致。

（3）应用β受体拮抗剂及下蹲位可使杂音减轻。

（4）应用强心剂、利尿剂、硝酸甘油或做 Valsalva 动作可使杂音增强。

（三）辅助检查

1. 胸部X线检查　心脏大小正常或增大，出现心力衰竭时心影明显增大，可见肺淤血。

2. 心电图　常见左心室肥厚和ST-T改变，常在胸前导联出现巨大倒置T波。部分患者在Ⅱ、Ⅲ、aVF、$V_{4\sim6}$导联可出现深而不宽的病理性Q波。

3. 超声心动图　室间隔显著增厚，舒张期末的室间隔厚度>15mm或与后壁厚度之比≥1.3；左心室流出道狭窄；二尖瓣前叶收缩期前向运动；主动脉瓣收缩中期提前关闭。心尖肥厚型心肌病可见心尖部室间隔和左心室后下壁明显肥厚。

4. 心脏磁共振成像　可直观显示心脏结构，对于特殊部位的心肌肥厚具有诊断价值。

5. 心导管检查及心室造影　左心室舒张末期压力升高，梗阻性患者左心腔与左心室流出道之间出现压力阶差。心室造影可见心室腔呈狭长裂缝样改变，心尖肥厚患者可呈香蕉状、犬舌样和纺锤状。冠状动脉造影多无异常。

（四）诊断与鉴别诊断

根据劳力性呼吸困难、胸痛、晕厥等症状，心脏杂音特点及典型超声心动图改变，可考虑肥厚型心肌病诊断。肥厚型心肌病需与运动员心肌肥厚、高血压心脏病、心肌淀粉样变性、主动脉瓣狭窄、冠心病、先天性心脏病等相鉴别。

（五）治疗

1. 嘱患者避免剧烈运动、持重及屏气。

2. β 受体拮抗剂及非二氢吡啶类钙通道阻滞剂可减轻左心室流出道梗阻。

3. 梗阻性肥厚型心肌病患者慎用增强心肌收缩力和降低心脏前负荷的药物，如洋地黄、硝酸甘油及利尿剂，以免加重左心室流出道梗阻。

4. 药物治疗无效的患者可考虑经皮室间隔心肌化学消融术或外科手术治疗。

5. 猝死高危患者应植入埋藏式心脏复律除颤仪。

【名师助记】

肥厚型心肌病高频考点：

1. 症状　主要为泵血减少的表现——晕厥。

2. 体征　胸骨左缘第 3、4 肋间粗糙的收缩期杂音。

3. 辅助检查　首选超声心动图。

4. 治疗药物　①可用 β 受体拮抗剂及非二氢吡啶类钙通道阻滞剂减轻左心室流出道梗阻；②慎用增强心肌收缩力和降低心脏前负荷的药物，如洋地黄、硝酸甘油及利尿剂，以免加重左心室流出道梗阻。

5. 预防　防止猝死。

四、心肌炎

（一）病因和分类

心肌炎指心肌本身的炎症病变，可分为局灶性或弥漫性，急性、亚急性或慢性，感染性或非感染性。其中病毒性心肌炎以柯萨奇病毒 B 组引起的最为常见。

（二）临床表现

1. 症状　病毒性心肌炎约半数在发病前1~3周有病毒感染症状，如发热、全身酸痛、咽痛、倦怠、恶心、呕吐、腹泻等，后出现心悸、胸痛、头晕、呼吸困难、水肿，甚至Adams-Stokes综合征；部分患者可出现心力衰竭或心源性休克。

2. 体征　①与发热不平行的心动过速或各种心律失常；②心脏扩大，显著的心脏扩大提示心肌损害严重；③第一心音减弱，心音呈胎心律，可闻及奔马律；④重症心肌炎患者可出现心力衰竭的体征，如肺部啰音、颈静脉怒张、肝大、下肢水肿等，甚至心源性休克。

（三）辅助检查

1. 心电图　可出现窦性心动过速、窦房传导阻滞、房室传导阻滞或束支传导阻滞等心律失常；多合并ST-T改变，严重心肌损害时可出现病理性Q波，需与心肌梗死相鉴别。

2. 胸部X线检查　心影正常或扩大。

3. 超声心动图　左心室壁节段性或弥漫性运动减弱、左心室扩大、心脏收缩及舒张功能减退或附壁血栓等。

4. 血液检查　心肌损伤标志物CK-MB、cTnI或cTnT升高，且在急性期有动态变化。红细胞沉降率及CRP升高。病毒学检查可提供病毒感染的证据。

5. 反复心内膜心肌活检　有助于本病的诊断、病情和预后判断，一般不作为常规检查。

（四）治疗

1. 急性期治疗　卧床休息，进富含维生素及蛋白质的食物，早期行抗病毒治疗。

2. 并发症治疗

（1）心力衰竭患者首选利尿剂及血管扩张剂。

（2）高度房室传导阻滞患者必要时安装临时心脏起搏器。

(3) 不主张早期使用糖皮质激素,但急性期出现严重并发症(如三度房室传导阻滞、心力衰竭)或考虑存在自身免疫反应的患者,可短期应用糖皮质激素。

【名师助记】

心肌炎高频考点:

1. 临床表现　病毒性心肌炎约半数在发病前1~3周有病毒感染症状,有与发热程度不平行的心动过速或各种心律失常。

2. 辅助检查　血液cTn升高;心肌活检。

3. 治疗　急性期卧床休息。

【仿真自测】

1. 以下不属于原发性心肌病的是
   A. 酒精性心肌病
   B. 肥厚型心肌病
   C. 限制型心肌病
   D. 扩张型心肌病
   E. 致心律失常型右心室心肌病
2. 扩张型心肌病典型的超声心动图改变是
   A. 收缩期心尖部向外膨出
   B. 瓣膜增厚、钙化、僵硬,瓣口开放受限
   C. 心腔扩大,室壁运动弥漫性减弱,瓣口开放小
   D. 收缩期二尖瓣前叶前向运动
   E. 舒张期室间隔厚度与左心室后壁之比≥1.3
3. 下列属于扩张型心肌病特征的是
   A. 主要表现为舒张功能障碍
   B. 伴有特异性系统性疾病的心肌病
   C. 心腔扩大,室壁运动普遍减弱
   D. 心室充盈受限和舒张期容量下降
   E. 右心室心肌被纤维脂肪组织所替代

[答案] 1. A　2. C　3. C

4. 梗阻性肥厚型心肌病的心脏杂音特点是
   A. Graham-Steell 杂音
   B. Austin-Flint 杂音
   C. 胸骨左缘第 3、4 肋间收缩期喷射性杂音
   D. 心尖区收缩中期喀喇音
   E. 胸骨左缘第 2 肋间 Gibson 杂音
5. 男,25 岁。3 年来劳累时感心前区闷痛及头晕。查体:胸骨左缘第 3、4 肋间可闻及 4/6 级收缩期喷射样杂音,无震颤。可使杂音减轻的因素是
   A. 口服地高辛
   B. 静脉滴注硝酸甘油
   C. 口服硝酸异山梨酯
   D. 口服美托洛尔
   E. 静脉注射毛花苷 C
6. 男,19 岁。约 2 周前有咳嗽、流涕,近 3 天感心悸。查体:心界不大,$P_2>A_2$,心率 96 次/min,可闻及频发期前收缩,心脏各瓣膜区未闻及杂音和附加音。心电图示室性期前收缩。血清肌钙蛋白升高。该患者最可能的诊断是
   A. 感染性心内膜炎
   B. 扩张型心肌病
   C. 急性心肌梗死
   D. 急性心包炎
   E. 病毒性心肌炎
7. 病毒性心肌炎的确诊有赖于
   A. 血肠道病毒核酸阳性
   B. 血清柯萨奇病毒 B 组 IgG 1∶640
   C. 心肌组织内病毒的检出
   D. 血 C 反应蛋白水平增高
   E. 血清柯萨奇病毒 B 组 IgM 1∶320 以上

[答案] 4. C 5. D 6. E 7. C

（8~9 题共用题干）
男，18 岁。半年来出现间断性黑矇、晕厥，多在活动时发作，无胸痛及夜间阵发性呼吸困难。查体：无颈静脉怒张，心界不大，心律整齐，胸骨左缘第 3、4 肋间闻及 3/6 级收缩期杂音，下蹲位减弱，肝脏不大，下肢不肿。

8. 患者的初步诊断是
   A. 风湿性主动脉瓣狭窄
   B. 梗阻性肥厚型心肌病
   C. 陈旧性心肌梗死
   D. 室间隔缺损
   E. 二尖瓣脱垂

9. 该患者可以选择的最好的治疗药物是
   A. 洋地黄　　B. 硝酸酯类
   C. ACEI 类　　D. β 受体拮抗剂
   E. 肾上腺素受体激动剂

第九节　心包疾病和心脏损伤

【自测摸底】

女，40 岁。咳嗽 2 周，心前区锐痛 2 天，深呼吸时加重，放射到颈部。查体：胸部无压痛。心界不大，胸骨左缘第 3、4 肋间可闻及抓刮样粗糙音，屏气后仍存在。该患者最可能的诊断是
   A. 急性胸膜炎　　B. 急性心包炎
   C. 急性肋软骨炎　　D. 急性心肌梗死
   E. 急性心肌炎

［答案］8. B　9. D

【名师精讲】

一、急性心包炎

（一）病因

1. 急性非特异性。

2. 感染 病毒、细菌、真菌、寄生虫、立克次体。

3. 自身免疫 风湿热及其他结缔组织疾病如系统性红斑狼疮、结节性多动脉炎、类风湿关节炎，心肌梗死后综合征，心包切开后综合征，以及药物性如肼屈嗪、普鲁卡因胺等。

4. 肿瘤 原发性、继发性。

5. 代谢性疾病 尿毒症、痛风。

6. 物理因素 外伤、放射性。

7. 邻近器官疾病 急性心肌梗死、胸膜炎、主动脉夹层、肺梗死。

（二）临床表现

1. 纤维蛋白性心包炎

（1）症状：胸骨后或心前区疼痛为主要症状，如急性非特异性心包炎及感染性心包炎；缓慢发展的结核性或肿瘤性心包炎疼痛症状可不明显。疼痛性质可尖锐，与呼吸运动有关，常因咳嗽、深呼吸或变换体位而加重；位于心前区，可放射到颈部、左肩、左臂及左肩胛区，也可达上腹部；疼痛也可呈压榨样，位于胸骨后。本病所致的心前区疼痛可能与心肌梗死疼痛类似，需注意鉴别。

（2）体征：心包摩擦音是纤维蛋白性心包炎的典型体征，因炎症而变得粗糙的壁层与脏层心包在心脏活动时相互摩擦而产生，呈抓刮样粗糙音，与心音的发生无相关性，往往盖过心音又较心音更接近耳边；典型的摩擦音可听到与心房收缩、心室收缩和心室舒张相一致的三个成分，但多数仅为大致与心室收缩、舒张相一致的双相性摩擦音；多位于心前区，以胸骨左缘第3、4肋间最为明显；坐位时身体前倾、深吸气或将听诊器胸件加压更容易听到。当积液增多将两层心包分开时，摩擦音即消失。

2. 渗出性心包炎

（1）症状：呼吸困难是心包积液时最突出的症状，可能与支气管、肺受压及肺淤血有关。呼吸困难严重时，患者有端坐呼吸、身躯前倾、呼吸浅快、面色苍白，可有发绀。

（2）体征：心脏叩诊浊音界向两侧扩大，皆为绝对浊音区；心尖搏动弱，位于心浊音界左缘的内侧或不能扪及；心音低而遥远；在左肩胛骨下，可出现浊音及支气管呼吸音，称心包积液征（Ewart 征），可在有大量积液时检出；少数病例在胸骨左缘第3、4肋间可闻及心包叩击音（见于缩窄性心包炎）。大量积液可使收缩压降低，而舒张压变化不大，故脉压变小。因积液对心脏压塞程度不同，脉搏可正常、减弱或出现奇脉。大量积液可累及静脉回流，出现颈静脉怒张、肝大、皮下水肿及腹水等。

（三）辅助检查

1. 胸部X线检查　对渗出性心包炎有一定价值；可见心脏影向两侧扩大，呈"烧瓶样"。

2. 心电图　典型的心电图可见四期变化：Ⅰ期可见广泛导联ST段弓背向下抬高，除aVR导联外PR段压低；Ⅱ期早期ST段回到基线，PR段压低，晚期可见T波逐渐低平倒置；Ⅲ期见广泛T波倒置；Ⅳ期心电图恢复至心包炎之前状态。此外，心包积液时有QRS低电压，大量积液时可见电交替；常有窦性心动过速。

3. 超声心动图　对诊断心包积液简单易行，迅速可靠。M型或二维超声心动图均可见液性暗区，可明确诊断。

（四）诊断与鉴别诊断

1. 诊断 根据体格检查、心电图、超声心动图、X线检查、血液学检查可作出急性心包炎诊断。然后需结合不同病因心包炎的特征及心包穿刺、活体组织检查等资料对其病因学作出诊断。常见心包炎病因类型包括急性非特异性心包炎、结核性心包炎、化脓性心包炎、肿瘤性心包炎、心脏损伤后综合征等。

2. 鉴别诊断

（1）常见心包炎的鉴别。①化脓性心包炎：有脓性积液、原发感染病灶、败血症史；②结核性心包炎：积液血性，结核菌素试验（+），有原发性结核病史；③肿瘤性心包炎：多为转移性肿瘤，原发性肿瘤可见间皮瘤；④急性非特异性心包炎：发病前常有上呼吸道感染；⑤心脏损伤后综合征：有心脏手术创伤史。

（2）急性心包炎和急性冠脉综合征的鉴别。以下鉴别要点支持心包炎：①与呼吸及体位相关的疼痛；②心包摩擦音；③心电图ST段弓背向下抬高。

（五）治疗

急性心包炎的治疗：①病因治疗；②对症治疗，非甾体抗炎药（NSAID）是主要的治疗药物，首选布洛芬；③心包穿刺，以解除心脏压塞症状和减轻大量渗液引起的压迫症状；④心包切开引流，主要指征为化脓性心包炎，并联合抗生素治疗；⑤心包切除术，主要指征为顽固性复发性心包炎伴严重胸痛且药物治疗无效，发生心包缩窄。

二、心脏压塞

（一）临床表现

急性心脏压塞表现为急性循环衰竭、休克等。如积液积聚较慢,可出现亚急性或慢性心脏压塞,表现为体循环静脉淤血、奇脉等。心脏压塞表现包括在大量或急骤心包积液的基础上出现以下体征:

1. 颈静脉怒张 静脉压显著升高。

2. 动脉压下降 脉压变小,伴明显心动过速;严重时心排血量降低,可发生休克。

3. 奇脉 大量心包积液患者在触诊时桡动脉搏动呈吸气时显著减弱或消失、呼气时复原的现象;也可通过血压测量来诊断,即吸气时动脉收缩压较吸气前下降 10mmHg 或更多,而正常人吸气时收缩压仅稍有下降。奇脉也可出现于肺气肿、支气管哮喘及大量胸腔积液时,只有与大量心包积液的其他体征同时存在,奇脉对心脏压塞的诊断才有价值。

4. 大量心包积液体征 在外伤所致心包积液或急性心肌梗死发生心室壁破裂时,心脏压塞可急骤出现,此时可根据血压突然下降或休克,颈静脉显著怒张,心音低弱、遥远等(Beck 三联征)作出心脏压塞的诊断。超声心动图可明确诊断。

(二)治疗

一旦出现上述征象应立即进行心包穿刺以解除压塞症状。

心包穿刺的禁忌证:①无心脏压塞或生命体征平稳的少量、包裹性或心脏后部心包积液;②无法纠正的凝血异常,正在接受抗凝治疗且 PT-INR>1.5 或血小板数<50×10^9/L;③需要紧急手术治疗的胸部创伤、心脏破裂或主动脉夹层引起的心包积液。

由于心包穿刺是抢救患者生命的重要措施,在患者生命体征不稳定需紧急处理时,不存在绝对禁忌证。

【名师助记】

心包炎高频考点：

1. 纤维蛋白性心包炎特点　典型体征为心包摩擦音。可听到与心房收缩、心室收缩和心室舒张相一致的三个成分，于胸骨左缘第3、4肋间最为明显。

2. 渗出性心包炎特点　最突出的症状是呼吸困难。急性心脏压塞时可有Beck三联征，即动脉压降低、心音低而遥远、颈静脉怒张。

【仿真自测】

1. 渗液性心包炎的Ewart征是指
   A. 心浊音界向两侧扩大，呈绝对浊音
   B. 心尖搏动减弱，位于心浊音界左缘的内侧或不能扪及
   C. 背部左肩胛骨下呈浊音，语颤增强和支气管呼吸音
   D. 心音低而遥远
   E. 胸骨右缘第3~6肋间出现实音
2. 女，34岁。胸闷、气短1月余，伴干咳。查体：R 22次/min，BP 90/80mmHg。端坐位，颈静脉怒张。双肺未闻及干、湿啰音，心率90次/min，律齐，心音低而遥远，P_2无亢进。肝肋下3cm，肝颈静脉回流征阳性。双下肢水肿。其心浊音界可能为
   A. 靴形　　B. 梨形
   C. 烧瓶形　　D. 向左扩大
   E. 普大形

[答案] 1. C　2. C

3. 男,34 岁。发热 1 周伴胸痛,用硝酸甘油无效。查体:心音低沉,有舒张期附加音,血压 110/80mmHg,肘部静脉压 $180mmH_2O$。心电图:ST 段抬高,弓背向下,未见病理性 Q 波。最可能的诊断是
   A. 急性心肌梗死
   B. 缩窄性心包炎
   C. 变异型心绞痛
   D. 稳定型心绞痛
   E. 急性渗出性心包炎
4. 心脏压塞的典型体征是
   A. 动脉压下降、颈静脉怒张和心音低钝
   B. 动脉压下降、奇脉和心音低钝
   C. 动脉压上升、颈静脉怒张和心音低钝
   D. 动脉压上升、奇脉和心音低钝
   E. 奇脉、颈静脉怒张和双下肢水肿
5. 心力衰竭和心包积液最可靠的鉴别点是
   A. 静脉压升高
   B. 肝颈静脉回流征阳性
   C. 大量腹水
   D. 奇脉
   E. 全心扩大
6. 心脏压塞时不出现的症状、体征是
   A. 心音低钝
   B. 声音嘶哑
   C. 奇脉
   D. 肝颈静脉回流征阳性
   E. 双肺满布干、湿啰音

[答案] 3. E 4. A 5. D 6. E

7. 女,62 岁。干咳、呼吸困难 2 周,逐渐加重,现不能平卧,无发热。查体:R 24 次/min,BP 85/70mmHg。端坐位,颈静脉怒张。双肺呼吸音清,心浊音界向两侧扩大,心率 108 次/min,律齐,心音低而遥远,心脏各瓣膜区未闻及杂音,奇脉。心电图:窦性心动过速,各导联 QRS 波低电压。该患者最关键的治疗措施是
   A. 口服美托洛尔
   B. 静脉注射呋塞米
   C. 心包穿刺
   D. 静脉滴注抗生素
   E. 静脉滴注硝酸甘油

(8~9 题共用题干)

男,30 岁。左前胸刀刺伤半小时。查体:P 140 次/min,BP 70/50mmHg。烦躁不安,皮肤苍白湿冷,呼吸困难,脉细弱,颈静脉怒张,左前胸第 5 肋间处见约 4cm 刀刺伤口。诊断为心脏压塞。

8. 此病例的病理生理改变是
   A. 低血容量性休克
   B. 纵隔移位,心脏受压
   C. 左胸腔内压力持续上升
   D. 腔静脉受阻,回心血量减少
   E. 纵隔扑动,呼吸、循环功能衰竭
9. 诊断明确后,正确的治疗措施是
   A. 胸腔闭式引流负压吸引
   B. 快速输血、补液、抗休克
   C. 心包穿刺减压后紧急手术
   D. 气管切开,呼吸机辅助呼吸
   E. 快速扩容后,应用血管活性药物

[答案] 7. C 8. D 9. C

第十节　休　　克

【自测摸底】

1. 休克早期意识方面的改变是
   A. 烦躁不安　　B. 嗜睡
   C. 昏睡　　D. 谵妄
   E. 昏迷
2. 女,45岁。车祸时左季肋部撞伤致脾破裂。BP 80/60mmHg,P 120次/min。神志尚清楚,表情淡漠,口渴,面色苍白。估计出血量达
   A. 400~500ml　　B. 600~700ml
   C. 800~1 600ml　　D. 1 700~2 400ml
   E. >2 400ml

【名师精讲】

一、概述

休克是指机体有效循环血量减少、组织灌注不足、细胞代谢紊乱和功能受损的病理过程,是多种原因引起的综合征。常见的病理类型是低血容量性休克(包括创伤和失血)、感染性休克、心源性休克、过敏性休克和神经源性休克,其中以前两类最为常见。

(一)发病机制

各类休克共同的病理生理基础:有效循环血量锐减及组织灌注不足、细胞代谢紊乱及产生炎症介质,以微循环的变化最为明显。

1. 微循环的变化(表2-31)。

2. 代谢改变

(1)无氧代谢引起代谢性酸中毒:随着细胞氧供减少,乳酸生成增多。当发展至重度酸中毒(pH<7.2)时,心血管对儿茶酚胺的反应性降低,表现为心搏缓慢、血管扩张和心排血量下降。

表 2-31 休克的微循环变化

进程	微循环变化
微循环收缩期	休克早期,由于有效循环血量显著减少,引起循环血量降低、动脉压下降。机体进行代偿调节和矫正的病理变化。毛细血管前括约肌收缩和后括约肌相对开放有助于组织液回吸收和血容量的部分补偿。微循环“只出不进”
微循环扩张期	休克状态继续加重,细胞因严重缺氧处于无氧代谢状态,并出现乳酸类产物蓄积和舒血管介质如组胺、缓激肽等释放。这些物质可直接引起毛细血管前括约肌舒张,而后括约肌则因对这些物质敏感性低而处于收缩状态。微循环内“只进不出”
微循环衰竭期	进入不可逆性休克阶段。淤滞在微循环内的黏稠血液在酸性环境中处于高凝状态,红细胞和血小板容易发生聚集并在血管内形成微血栓,甚至引起弥散性血管内凝血(DIC)

(2) 能量代谢障碍:创伤和感染使机体处于应激状态,血糖水平升高。

(二)临床表现

按照休克的发病过程和炎症介质作用、微循环变化,休克可分为休克代偿期和休克抑制期,或称休克早期和休克期,具体表现见表 2-32。

(三)诊断与监测

1. 诊断 凡遇到严重损伤、大量出血、重度感染以及过敏患者和有心脏病病史者,应想到并发休克的可能;临床观察中,对于有出汗、兴奋、心率加快、脉压减小或尿少等症状者,应疑有休克,尚可代偿。若患者出现神志淡漠、反应迟钝、皮肤苍白、呼吸浅快、收缩压降至90mmHg 以下及尿少,则表示已进入休克抑制期。

表 2-32 休克各期的临床表现

分期	程度	神志	口渴	皮肤色泽	黏膜温度	脉搏	血压	体表血管	尿量	估计失血量
休克代偿期	轻度	神志清楚，伴痛苦表情，精神紧张	有口渴	可以有苍白	正常或发凉	<100 次/min，尚有力	收缩压正常或稍高，舒张压升高，脉压减小	正常	正常，或开始减少	20% 以下（800ml 以下）
休克抑制期	中度	神志尚清楚，表情淡漠	很口渴	苍白	发冷	100～200 次/min	收缩压 70～90mmHg，脉压减小	浅表静脉塌陷，毛细血管充盈迟缓	尿少	20%～40%（800～1 600ml）
	重度	意识模糊，甚至昏迷	非常口渴，因意识模糊而可能无主诉	显著苍白，肢端青紫	厥冷（肢端更明显）	脉速、细弱或难触到	收缩压在 70mmHg 以下或测不到	毛细血管充盈非常迟缓，浅表静脉塌陷	尿少、无尿	>40%（>1 600ml）

2. 监测 包括一般监测和特殊监测两方面。

（1）一般监测

1）精神状态：如患者神志清楚，对外界刺激能正常反应，说明患者循环血量基本足够；若患者表情淡漠、不安、谵妄或嗜睡、昏迷，反映脑组织因血液循环不良而发生功能障碍。

2）皮肤温度、色泽：如患者四肢温暖、皮肤干燥，轻压指甲或口唇时，局部暂时缺血苍白，松压后色泽迅速转为正常，表明休克好转；反之则说明休克情况仍存在。

3）血压：通常认为收缩压<90mmHg、脉压<20mmHg是休克存在的表现；血压回升、脉压增大则是休克好转的征象。

4）脉率：脉率的变化多出现在血压变化之前。常用脉率/收缩压（mmHg）计算休克指数，帮助判定休克的有无及轻重。休克指数为0.5多提示无休克；1.0~1.5提示有休克；>2.0为严重休克。

5）尿量：反映肾血液灌注情况的指标。尿量<30ml/h、比重增加者，表明仍存在肾血管收缩和供血量不足；血压正常但尿量仍少且比重偏低者，提示有急性肾衰竭可能。尿量维持在30ml/h以上时，表明休克已纠正。

（2）特殊监测

1）中心静脉压（CVP）：CVP可反映全身血容量与右心功能之间的关系。CVP的正常值为5~10cmH_2O。当CVP<5cmH_2O时，表示血容量不足；高于15cmH_2O时，则提示心功能不全、静脉血管床过度收缩或肺循环阻力升高；CVP超过20cmH_2O时，则表示存在充血性心力衰竭。

2）肺毛细血管楔压（PCWP）：应用Swan-Ganz漂浮导管可测得肺动脉压（PAP）和PCWP，可反映肺静脉、左心房和左心室的功能状态。PAP的正常值为

10~22mmHg;PCWP 的正常值为 6~15mmHg,与左心房内压接近。PCWP 低于正常值反映血容量不足(较 CVP 敏感);PCWP 升高可反映左心房压力升高,如急性肺水肿。因此,临床上发现 PCWP 升高时,即使 CVP 尚属正常,也应限制输液量以免发生或加重肺水肿。

3) 心排血量(CO)和心脏指数(CI):CO 是心率和每搏量的乘积,成人 CO 的正常值为 4~6L/min;单位体表面积的心排血量称作心脏指数(CI),正常值为 2.5~3.5L/(min·m^2)。可了解心功能与供氧状况。

4) 动脉血气分析:动脉血氧分压(PaO_2)正常值为 80~100mmHg;动脉血二氧化碳分压($PaCO_2$)正常值为 36~44mmHg。若 $PaCO_2$ 超过 50mmHg,常提示肺泡通气功能障碍;PaO_2<60mmHg 且吸氧仍无改善,则可能是 ARDS 的先兆。动脉血 pH 正常为 7.35~7.45。通过监测 pH、碱剩余(BE)、缓冲碱(BB)和标准重碳酸盐(SB)的动态变化有助于了解休克时酸碱平衡的情况。

5) 动脉血乳酸盐测定:正常值为 1~1.5mmol/L,危重患者允许达到 2mmol/L。乳酸盐浓度持续升高,表示休克病情严重。

6) DIC 检测:对疑有 DIC 的患者,应测定其血小板的数量和质量、凝血因子的消耗程度及反映纤溶活性的多项指标。当下列 5 项检查中出现 3 项以上异常,结合临床上有休克及微血管栓塞症状和出血倾向,便可诊断 DIC:①血小板计数<$80×10^9$/L;②凝血酶原时间比对照组延长 3 秒以上;③血浆纤维蛋白原<1.5g/L 或呈进行性降低;④3P 试验(血浆鱼精蛋白副凝试验)阳性;⑤血涂片中破碎红细胞超过 2%等。

(四)治疗

治疗原则是尽早去除休克病因,尽快恢复有效循环血量,纠正微循环障碍,提高心脏功能和恢复人体正常代谢。治疗重点是恢复灌注,对组织提供足够的氧,防止发生多器官功能障碍综合征(MODS)。

二、低血容量性休克

(一)病因和发病机制

迅速失血超过全身总血量的20%、严重体液丢失和各种创伤致有效循环血量减少,均可引起低血容量性休克。

(二)临床表现

主要是心排血量下降致血压低、CVP下降、回心血量减少、脉搏加快等。

(三)治疗

1. 补充血容量 根据血压和脉率的变化来估计失血量。首先,可经静脉快速滴注平衡盐溶液和人工胶体液。输入液体的量应根据病因、尿量和血流动力学进行评估,临床上常以血压结合CVP测定指导补液(表2-33)。如出血尚未止住,应注意控制输液量。

表2-33 中心静脉压与补液的关系

中心静脉压(CVP)	血压	原因	处理原则
低	低	血容量严重不足	充分补液
低	正常	血容量不足	适当补液
正常	低	心功能不全或血容量不足	补液试验
高	正常	容量血管过度收缩	舒张血管
高	低	心功能不全或血容量相对过多	给强心药物,纠正酸中毒,舒张血管

注:补液试验,即取等渗盐水250ml,于5~10分钟内经静脉注入。如血压升高而CVP不变,提示血容量不足;如血压不变而CVP升高0.29~0.49kPa(3~5cmH_2O),则提示心功能不全。

2. 原发病处理与止血 在补充血容量的同时，如仍有出血，难以保持血容量稳定，休克也不易纠正。对于肝脾破裂、急性活动性上消化道出血病例，应在保持血容量的同时积极进行手术准备，及早施行手术止血。

三、感染性休克

（一）发病机制

感染性休克的常见病因为革兰氏阴性杆菌为主的感染，如急性腹膜炎、胆道感染、绞窄性肠梗阻及泌尿系统感染等，亦称内毒素性休克。

（二）临床表现

感染性休克的血流动力学有高动力型和低动力型两种。高动力型（又称高排低阻型）的外周血管扩张、阻力降低，CO 正常或升高，有血流分布异常和动静脉短路开放增加，细胞代谢障碍和能量生成不足。患者皮肤较温暖、干燥，又称暖休克。低动力型（又称低排高阻型）的外周血管收缩，微循环淤滞，大量毛细血管渗出致血容量和 CO 减少。患者皮肤湿冷，又称冷休克，临床多见。两型感染性休克的临床表现见表 2-34。

表 2-34 两型感染性休克的临床表现

临床表现	低动力型（冷休克）	高动力型（暖休克）
神志	躁动、淡漠或嗜睡	清醒
皮肤色泽	苍白、发绀或花斑样发绀	淡红或潮红
皮肤温度	湿冷或冷汗	较温暖、干燥
毛细血管充盈时间	延长	1~2 秒
脉搏	细速	慢、搏动清楚
脉压/mmHg	<30	>30
尿量/$(ml \cdot h^{-1})$	<25	>30

（三）治疗

首先是病因治疗，原则是在休克未纠正前着重治疗休克，同时治疗感染；休克纠正后则着重治疗感染。

1. 补充血容量　恢复足够的循环血量是治疗的关键。治疗首先以输注平衡盐溶液为主，配合适当的胶体液、血浆或全血，恢复足够的循环血量。

2. 控制感染　主要措施是应用抗菌药物和处理原发感染灶。

3. 纠正酸碱平衡失调　感染性休克的患者常伴有严重的酸中毒，且发生较早，需及时纠正。

4. 心血管药物的应用　经补充血容量、纠正酸中毒而休克未见好转时，应采用血管扩张药物治疗。

5. 皮质激素治疗　肾上腺糖皮质激素能抑制多种炎症介质的释放和稳定溶酶体膜。但应用限于早期，用量宜大，可达正常用量的 10~20 倍，维持不宜超过 48 小时。

6. 其他治疗　包括营养支持，对并发的 DIC、重要器官功能障碍的处理等。

四、心源性休克

（一）病因和发病机制

由于心脏功能极度减退，排血功能衰竭，导致心排血量显著减少，不能维持其最低限度的心排血量，使得血压下降、重要脏器和组织供血严重不足，甚至严重的急性周围循环衰竭，引起全身性微循环功能障碍的综合征。

（二）临床表现

1. 患者原有的、严重的基础心脏病表现　如急性心肌梗死的临床表现。

2. 明显的体循环衰竭表现　如持续性低血压、少尿、意识障碍、末梢发绀等。

3. 血流动力学指标的变化　典型患者表现为外

周血压降低而 CVP 偏高、心排血量极度低下，提示患者为心源性休克。

（三）诊断

依据患者严重的基础心脏病（广泛心肌梗死、心肌炎、心脏压塞、心律失常等），结合患者典型的休克表现，可诊断心源性休克。

（四）治疗

休克的治疗原则及鉴别方法基本同低血容量性休克。

五、过敏性休克

（一）临床表现和诊断

1. 外界某些抗原性物质接触（如沾染花粉）或进入机体（如注射药物等），引起强烈的致命性全身反应。

2. 患者在短期内发生面色苍白、情绪紧张、迅速神志不清或昏厥等。

3. 有明显休克表现，血压下降。休克程度与抗原进入机体数量有关。

4. 既往有相关物质过敏史。

（二）治疗

1. 立即移去变应原或致敏的药物，停止其接触或进入人体。

2. 即刻皮下注射肾上腺素 0.5~1.0mg，必要时适量重复应用。

3. 应用抗过敏药物，其中应及早使用地塞米松 15~20mg 静脉注射或氢化可的松 200~400mg 静脉滴注至休克好转。

4. 抢救时血压仍未维持正常的，可选用升压药如多巴胺等。

5. 保护呼吸道通畅，给氧。

6. 严密监护生命体征，调整用药。

【名师助记】

休克高频考点：

1. 休克 指机体有效循环血量减少、组织灌注不足、细胞代谢紊乱和功能受损的病理过程。

2. 中心静脉压与补液的关系(见表 2-34)。

3. 休克的治疗

(1) 低血容量性休克(包括创伤和失血)：补充血容量。根据血压和脉率的变化来估计失血量，经静脉快速滴注平衡盐溶液和人工胶体液。

(2) 感染性休克：首先是病因治疗，在休克未纠正前，应着重治疗休克，同时治疗感染；休克纠正后，应着重治疗感染。

(3) 心源性休克：基本原则同低血容量性休克，注意输液速度。

(4) 过敏性休克：立即移去变应原或致敏的药物，停止其接触或进入人体；即刻皮下注射肾上腺素 0.5～1mg。

【仿真自测】

1. 下列不属于休克代偿期表现的是
   A. 血压下降　　B. 兴奋
   C. 过度通气　　D. 烦躁
   E. 舒张压升高

2. 休克患者中心静脉压为 $5cmH_2O$(正常 $5\sim10cmH_2O$)，血压 80/65mmHg，处理原则为
   A. 适当补液　　B. 使用强心药物
   C. 用扩血管药物　　D. 补液试验
   E. 充分补液

[答案] 1. A　2. D

3. 男，45岁，休克患者。中心静脉压 $4cmH_2O$，血压60/40mmHg，可能的原因是
   A. 血容量严重不足
   B. 肾功能不全
   C. 心功能不全
   D. 肺功能不全
   E. 容量血管过度舒张
4. 感染性休克手术治疗的时机是
   A. 即刻手术
   B. 短期抗休克治疗后手术
   C. 抗休克治疗无效时手术
   D. 感染灶局限化以后手术
   E. 感染灶即将破溃前手术

第十一节　下肢静脉疾病

【自测摸底】

下列与单纯性下肢静脉曲张发病无关的是
A. 静脉瓣膜功能不全　B. 静脉壁薄弱
C. 静脉内压力升高　D. 静脉管腔狭窄
E. 工作长久站立

【名师精讲】

一、单纯性下肢静脉曲张

1. 病因和发病机制

（1）静脉壁薄弱、静脉瓣膜缺陷及浅静脉内压力升高是引起浅静脉曲张的主要原因。

［答案］3. A　4. B

（2）遗传因素可导致静脉壁薄弱和静脉瓣膜缺陷。

（3）其他：长期站立、重体力劳动、妊娠、慢性咳嗽、习惯性便秘等，可增加血柱重力，使瓣膜承受过度的压力，逐渐松弛，不能紧密关闭。循环血量经常超负荷，亦可造成静脉压力升高。离心越远的静脉承受的静脉压越高，因此曲张静脉在小腿部位远比大腿部位明显。小腿下 1/3 内侧是最容易发生溃疡的部位。

2. 诊断

（1）临床表现：以大隐静脉曲张为多见。左下肢多见，但双侧下肢可先后发病。主要临床表现为下肢浅静脉扩张、伸长、迂曲。病程进展、交通静脉瓣膜破坏后可出现踝部轻度肿胀和足靴区皮肤营养性变化，包括皮肤萎缩、脱屑、瘙痒、色素沉着、皮肤和皮下组织硬结、湿疹和溃疡形成。

（2）体格检查：①大隐静脉瓣膜功能试验（Trendelenburg 试验）。患者平卧，抬高下肢使静脉排空，大腿根部扎止血带，阻断大隐静脉，然后让患者站立，10 秒内释放止血带，如出现自上而下的静脉逆向充盈，提示瓣膜功能不全。同样在腘窝部扎止血带，可以检测小隐静脉瓣膜的功能。如在未放开止血带前，止血带下方的静脉在 30 秒内已充盈，则表明有交通静脉瓣膜关闭不全。②深静脉通畅试验（Perthes 试验）。用止血带阻断大腿浅静脉主干，嘱患者用力踢腿或做下蹬活动连续 10~20 次。此时，由于小腿肌泵收缩迫使静脉血液向深静脉回流，使曲张静脉排空。如在活动后浅静脉曲张更为明显，张力升高，甚至有胀痛，则表明深静脉不通畅。③交通静脉瓣膜功能试验（Pratt 试验）。患者仰卧，抬高受检下肢，在大腿根部扎止血带。然后从足趾向上至腘窝缚缠第一根弹力绷带，再自止血带处向下，缠绕第二根弹力绷带。患者站立，一边向下解开第一根弹力绷带，一边向下继续缚缠第二根弹力绷带，如果在两根绷带之间的间隙内出现曲张静脉，即意味着该处瓣膜有功能不全的交通静脉。

（3）辅助检查：超声多普勒、静脉造影检查等可以更准确地判断病变性质。

3. 治疗

（1）非手术疗法：仅能改善症状。适用于：①病变局限、症状轻微又不愿手术者；②妊娠期发病者；③症状虽然明显，但手术耐受力极差者。主要方法包括患肢穿弹力袜或弹力绷带，借助远侧高而近侧低的压力差，以利回流，使曲张静脉处于萎瘪状态。此外，还应避免久站、久坐，间歇抬高患肢。

（2）硬化剂注射和压迫疗法：利用硬化剂注入曲张静脉后引起的炎症反应使之闭塞。适用于少量、局限的病变，或作为手术的辅助疗法，处理残留的曲张静脉。硬化剂渗漏可造成组织炎症、坏死或进入深静脉引起血栓形成。

（3）手术疗法：是根本的治疗方法。凡有症状且无禁忌证者（如手术耐受力极差等）都应手术治疗。手术包括大隐或小隐静脉高位结扎及主干与曲张静脉剥脱术。已确定交通静脉功能不全的，可选择筋膜外、筋膜下或借助内镜做交通静脉结扎术。

（4）并发症及处理：①血栓性浅静脉炎，可用抗生素及局部热敷治疗。炎症消退后，应施行曲张静脉手术治疗。②溃疡形成，创面湿敷，抬高患肢以利于回流，溃疡愈合后手术治疗。较大或较深的溃疡，经上述处理后溃疡缩小、周围炎症消退，创面清洁后也应做手术治疗，同时清创植皮，以缩短创面愈合期。③曲张静脉破裂出血，多发生于足靴区及踝部。抬高患肢和局部加压包扎一般均能止血，必要时可以缝扎止血，以后再做手术治疗。

【名师助记】

单纯性下肢静脉曲张高频考点：

1. 浅静脉曲张的主要原因　静脉壁薄弱、静脉瓣膜缺陷及浅静脉内压力升高。

2. 最容易发生溃疡的部位　小腿下1/3内侧。

3. 治疗　手术是根本的治疗方法。手术方式为大隐或小隐静脉高位结扎+分段剥脱术。

二、下肢深静脉血栓形成

1. 病因　静脉损伤、血流缓慢和血液高凝状态是造成深静脉血栓形成的三大因素。

（1）静脉损伤：直接损伤时，内膜下层及胶原裸露，或创伤造成静脉内皮及其功能损害，均可引起生物活性物质释放，启动内源性凝血系统，同时血小板聚集、黏附，形成血栓。

（2）血流缓慢：造成血流缓慢的外因有久病卧床，术中、术后和肢体固定等制动状态及久坐不动等。

（3）血液高凝状态：见于妊娠、产后或术后、创伤、长期服用避孕药、肿瘤组织裂解产物等，使血小板数量、凝血因子含量增加而抗凝血因子活性降低，导致血管内异常凝结形成血栓。

2. 临床表现与分型

（1）根据急性期血栓形成的解剖部位分型

1）中央型：髂-股静脉血栓形成。左侧发病多于右侧。主要表现为起病急骤，全下肢明显肿胀，患侧髂窝、股三角区有疼痛和压痛，浅静脉扩张，患肢皮温及体温均升高。

2）周围型：包括股静脉血栓形成及小腿深静脉血栓形成。局限于股静脉的血栓形成主要表现为大腿肿痛，由于髂-股静脉通畅，故下肢肿胀一般并不严重。局限在小腿部的深静脉血栓形成表现为突发小腿剧痛，患足不能着地踏平，行走时症状加重，小腿肿胀且有深压痛，做踝关节过度背屈试验可导致小腿剧痛（Homans 征阳性）。

3）混合型：全下肢深静脉血栓形成。

（2）根据临床病程演变分型

1）闭塞型：疾病早期，深静脉腔内阻塞，以严重的下肢肿胀和胀痛为特点，伴有广泛的浅静脉扩张，一般无小腿营养障碍性改变。

2）部分再通型：病程中期，深静脉以闭塞为主，伴有早期再通，肢体肿胀与胀痛减轻，但浅静脉扩张更明显或呈曲张，可有小腿远端色素沉着。

3）再通型：病程后期，深静脉大部分或完全再通，下肢肿胀减轻，但在活动后加重，明显浅静脉曲张，小腿出现广泛色素沉着和慢性复发性溃疡。

4）再发型：在已经再通的深静脉腔内再次出现急性深静脉血栓形成。

3. 诊断　一侧下肢突发肿胀，伴有胀痛、浅静脉扩张，都应怀疑下肢深静脉血栓形成。

4. 辅助检查

（1）超声多普勒检查：可判断下肢主干静脉是否有阻塞。可见静脉腔内强回声、静脉不能压缩或无血流等血栓形成征象。

（2）下肢静脉顺行造影：能直接显示静脉形态以确诊。

5. 治疗　针对高危因素，鼓励患者经常做四肢的主动运动和早期离床活动，这是主要的预防措施。治疗方法可分为非手术疗法和手术取栓两类，应根据病变类型和实际病期而定。

（1）非手术疗法：包括一般处理、溶栓、抗凝和祛聚。①一般处理：卧床休息，抬高患肢，适当使用利尿剂，以减轻肢体肿胀。全身症状和局部压痛缓解后即可进行轻便活动。起床活动时应穿弹力袜或用弹力绷带。②溶栓：病程不超过72小时的患者可给予溶栓治疗。常用药物为尿激酶。③抗凝：抗凝剂有肝素和香豆素衍生物。

（2）手术疗法：常用于髂-股静脉血栓形成而病期不超过48小时者。对于病情继续加重或已出现股青肿征象者，即使病期较长，也应采用手术取栓力求挽救肢体。手术方法主要是Fogarty导管取栓术，术后辅用抗凝治疗3~6个月，防止再发。

6. 并发症和后遗症　静脉血栓如脱落进入肺动脉，可引起肺栓塞，大块肺栓塞可以致死，应重视。下腔静脉滤器植入可以阻止下肢深静脉内脱落的血栓进入下腔静脉，防止肺栓塞的发生。

【名师助记】

下肢深静脉血栓形成高频考点：

1. 深静脉血栓形成最常见于下肢深静脉。

2. 深静脉血栓形成表现为患肢肿胀，皮温升高2℃。

3. 深静脉血栓脱落最易发生肺栓塞。

【仿真自测】

1. 下肢静脉曲张的临床表现是

A. 大腿内侧及小腿外侧静脉曲张

B. 大腿内、外侧静脉曲张

C. 全下肢内后侧静脉曲张

D. 下肢内侧和小腿后侧静脉曲张

E. 大腿内、外侧静脉曲张并向腹壁延伸

［答案］1. D

2. 男,52岁。下肢浅静脉明显曲张6个月。检查:大腿根部扎一止血带,患者快速用力屈伸膝关节20次,此时浅静脉曲张更加明显,提示
   A. 大隐静脉瓣膜闭锁不全
   B. 小隐静脉瓣膜闭锁不全
   C. 交通支静脉瓣膜闭锁不全
   D. 下肢深静脉有阻塞
   E. 下肢浅静脉瓣膜闭锁不全
3. 下肢静脉曲张,做Perthes试验是为了检查
   A. 大隐静脉瓣膜功能
   B. 小隐静脉瓣膜功能
   C. 交通支静脉瓣膜功能
   D. 大隐静脉有无阻塞
   E. 深静脉有无阻塞
4. 男,45岁。右下肢静脉迂曲、扩张10年。近期出现右下肢酸胀感,白天活动后肿胀,晨起消失。查体:右下肢踝部轻度水肿,足靴区皮肤色素沉着,大腿下1/3内侧及小腿后方浅静脉明显扩张、迂曲。大隐静脉瓣膜功能试验(+),深静脉通畅试验(-),交通静脉瓣膜功能试验(-)。该患者最可能的诊断是
   A. 动静脉瘘
   B. 单纯性下肢静脉曲张
   C. 血栓性浅静脉炎
   D. 血栓闭塞性脉管炎
   E. 下肢深静脉血栓形成

[答案] 2. D　3. E　4. B

5. 广泛的下肢深静脉血栓形成最严重的并发症是
   A. 下肢溃疡
   B. 肺栓塞
   C. 下肢浅静脉曲张
   D. 伴动脉痉挛、肢体缺血
   E. 腔静脉阻塞

［答案］5. B

第三章

代谢、内分泌系统

【考情分析】

第一节 内分泌及代谢疾病概述

【自测摸底】

1. 关于腺垂体合成和分泌的促甲状腺激素(TSH),下列说法正确的是

   A. 分泌释放到血液中分布至全身

   B. 直接分泌到甲状腺中,只在甲状腺内发现

   C. 沿神经轴突纤维移动到甲状腺组织中

   D. 经特定血管系统输送到甲状腺组织中

   E. 为甲状腺组织主动摄取而使甲状腺内浓度较高

2. 以下属于下丘脑分泌激素的是

A. 促性腺激素　　B. 促甲状腺激素

C. 催乳素　　D. 促肾上腺皮质激素

E. 抗利尿激素

【名师精讲】

一、内分泌系统概述

（一）内分泌的概念

内分泌是人体一种特殊的分泌方式，内分泌组织和细胞将其分泌的微量的具有特殊生理作用的物质——激素和内分泌因子直接分泌到血液或体液中，对远处或局部激素敏感的器官或组织发挥其生理调节效应。

（二）内分泌系统、器官和组织

1. 内分泌系统　内分泌系统是由人体内分泌腺体、内分泌组织和激素分泌细胞组成的一个体液调节系统，调节人体的生长、发育、生殖、衰老、脏器功能和新陈代谢过程，与神经系统、免疫系统一起联系和协调人体细胞、组织及器官间功能，维持人体内环境的稳定。

2. 激素分泌腺体　垂体、甲状腺、肾上腺、性腺、甲状旁腺、松果体、胸腺等。

3. 激素分泌组织　下丘脑、胎盘、胰岛等。

4. 激素分泌细胞　有胺前体摄取和脱羧系统（APUD 系统，中枢及外周的胃肠道等）和非 APUD 系统（心、肺、肝、肾、皮肤、脂肪等）。

（三）内分泌器官、组织的生理功能

1. 下丘脑　下丘脑的神经内分泌细胞兼有神经细胞和腺体细胞的特点。视上核细胞主要分泌血管升压素（抗利尿激素），室旁核细胞主要分泌催产素（缩

宫素),这两种激素沿下丘脑垂体束的神经纤维移动到神经垂体内储存,在机体需要时释放入血。下丘脑促垂体区的神经内分泌细胞分泌促垂体激素,释放至垂体门脉系统血管中,随血液到达腺垂体,调节腺垂体激素分泌。下丘脑分泌的激素见表 3-1。

表 3-1 下丘脑分泌的激素

分泌部位	分泌激素
视上核细胞	血管升压素(抗利尿激素):作用于远端肾小管,促进水的重吸收,具有抗利尿作用,缺乏时临床发生中枢性尿崩症
室旁核细胞	催产素(缩宫素):促进子宫收缩,有利于分娩,还促使哺乳期乳腺泌乳
促垂体区	促垂体激素包括促甲状腺激素释放激素(TRH)、促肾上腺皮质激素释放激素(CRH)、促性腺激素释放激素(GnRH)、生长激素释放激素(GHRH)、生长激素释放抑制激素(SS)、催乳素释放因子(PRF)、催乳素释放抑制因子(PIF)、黑色素细胞刺激素释放因子(MRF)和黑色素细胞刺激素抑制因子(MIF)

2. 垂体 垂体由腺垂体和神经垂体组成。腺垂体合成和分泌的肽类和蛋白质激素共有 7 种;神经垂体是血管升压素和催产素的贮藏和释放处(表 3-2)。

3. 甲状腺 甲状腺滤泡上皮细胞合成和分泌甲状腺激素,包括甲状腺素(T_4)和三碘甲腺原氨酸(T_3),对保证产热和正常物质代谢、生长发育、神经系统等各器官系统功能有重要作用;甲状腺滤泡旁细胞(C 细胞)分泌降钙素。

表 3-2 垂体分泌的激素

垂体部位	激素名称	主要作用
腺垂体	促甲状腺激素(TSH)	促进甲状腺的生长和甲状腺激素的合成与分泌
	促肾上腺皮质激素(ACTH)	促进肾上腺的生长和肾上腺皮质激素的合成与分泌
	卵泡刺激素(FSH)和促黄体激素(LH)	促进性腺的生长和性激素的合成与分泌
	生长激素(GH)	作用于外周组织,有促进生长和促进物质代谢的作用,其促进骨、软骨、肌肉和软组织生长是由生长介素又称胰岛素样生长因子-1(IGF-1)介导的。GH分泌过多发生巨人症或肢端肥大症,分泌不足导致矮小症
	催乳素(PRL)	作用于外周组织,主要促进乳腺合成并分泌乳汁。PRL 分泌过多产生闭经-泌乳综合征
	黑色素细胞刺激素(MSH)	作用于外周组织,使皮肤色素加深
神经垂体	储存和释放血管升压素和催产素	

4. 甲状旁腺 甲状旁腺分泌甲状旁腺激素(PTH)。由甲状旁腺腺瘤或增生致激素分泌过多引起

的甲状旁腺功能亢进症是一种较常见的代谢性骨病。甲状旁腺功能减退引起的低钙性抽搐也是常见病。

5. 肾上腺　肾上腺分为皮质和髓质两部分。

(1) 肾上腺皮质：受垂体 ACTH 的调节，分泌三种类固醇激素。①醛固酮：主要作用为潴钠排钾，参与水和电解质平衡的调节。分泌过多致醛固酮增多症。②皮质醇：对物质代谢有多方面作用，包括升高血糖、抗炎和抗过敏作用。分泌过多可致库欣综合征。慢性肾上腺病变使皮质醇分泌减少可致原发性慢性肾上腺皮质功能减退症(Addison 病)。③性激素：主要为雄激素。肾上腺雄激素分泌过多时发生先天性肾上腺皮质增生症或女性男性化。

(2) 肾上腺髓质：受胆碱能神经纤维支配，神经兴奋释放儿茶酚胺，主要有肾上腺素和去甲肾上腺素。分泌过多见于嗜铬细胞瘤。

6. 性腺　男性睾丸的生精小管(曲细精管)产生精子，主要受垂体 FSH 的调节。间质细胞分泌睾酮，主要受垂体 LH 的调节。女性的卵巢分泌雌激素和孕激素，均受垂体促性腺激素的调节。

7. 胰岛　胰岛散布在胰腺组织中，胰岛细胞分泌的激素及其作用见表 3-3。

8. 肾脏　可分泌肾素、促红细胞生成素(EPO)、前列腺素以及使 25-(OH)D_3 进一步羟化为活性 1,25-$(OH)_2D_3$。肾素-血管紧张素-醛固酮系统(RAAS)具有调节血容量和水、电解质代谢的功能。EPO 有刺激红细胞生成作用。1,25-$(OH)_2D_3$ 是活性维生素 D，调节钙、磷代谢，促进肠钙吸收，增加 PTH 合成，参与骨的正常矿化过程。

9. 胃肠道内分泌细胞　胃肠黏膜中有许多内分泌细胞，产生多种肽类激素，对消化器官的运动及分泌功能起调节作用。

表 3-3 胰岛细胞分泌的激素及其作用

胰岛细胞	分泌激素	作用
B(β)细胞	胰岛素	促进糖原、脂肪和蛋白质的合成,抑制糖异生和脂肪分解,增加周围组织对糖的利用,是体内唯一降血糖的激素
A(α)细胞	胰高血糖素	促进糖原和蛋白质分解,减少糖的利用,使血糖升高
D(δ)细胞	生长激素抑制激素(SS)和少量促胃液素	SS 抑制胰岛素和胰高血糖素(以及生长激素等)分泌;促胃液素促进胃液分泌

10. 前列腺素 在体内广泛存在,对脂肪及糖代谢起重要调节作用。

11. 脂肪组织 近年来脂肪组织作为新的内分泌器官已得到共识,主要分泌的脂肪激素包括瘦素、脂联素、白细胞介素(IL-6)、内脏脂肪素等参与全身糖、脂肪的代谢,与胰岛素抵抗、肥胖等密切相关。

二、内分泌及代谢疾病

(一) 内分泌及代谢疾病常见临床表现

1. 多尿、多饮 长期每昼夜尿量超过 2 500ml 为多尿,常见于尿崩症、精神性多饮、糖尿病、原发性甲状旁腺功能亢进症、原发性醛固酮增多症。

2. 糖尿 即尿中出现葡萄糖。血糖过高性糖尿见于糖尿病以及各种原因的可能发生血糖升高的疾病,如肢端肥大症、库欣病、嗜铬细胞瘤、甲状腺功能亢进症和胰高血糖素瘤等。血糖正常的糖尿见于肾性糖尿、妊娠期糖尿和 Fanconi 综合征(近端小管复合性功能缺陷疾病)等。

3. 低血糖　血中葡萄糖水平低于正常。胰岛素分泌过多引起的常见于胰岛素瘤、胰岛 B 细胞增生症、2 型糖尿病早期(高胰岛素血症)、胰外肿瘤异位分泌类胰岛素样物质(如小细胞肺癌)、胃大部切除术后等。体内升血糖的激素分泌不足引起的常见于腺垂体功能减退症(如 Sheehan 综合征)、原发性慢性肾上腺皮质功能减退症。其他如重症肝病肝糖原储备不足、糖原贮积症、食物摄入不足、使用降血糖药物等。

4. 多毛　全身性多毛通常指女性出现性毛及体毛增多。雄激素的作用对毛发分布最重要。临床主要见于肾上腺皮质醇和雄激素或卵巢雄激素分泌过多。先天性肾上腺皮质增生症(肾上腺生殖综合征,即女性假两性畸形)、肾上腺腺瘤或腺癌、库欣综合征、卵巢男性化肿瘤、多囊卵巢综合征,以及部分肢端肥大症女性也可出现多毛。长期大剂量使用肾上腺皮质激素和睾酮制剂(如再生障碍性贫血)可发生明显多毛。

5. 巨大体型　巨大体型一般指身材高大、身高超过正常平均值+2SD(标准差)以上,大多数为正常高身材,多数有家族高身材的遗传因素。巨人症和肢端肥大症是由于垂体生长激素分泌过度;儿童真性或假性性早熟时,身高也会明显超过同年龄、同性别者的身高。

6. 矮小体型　成年男性身高低于 160cm、女性低于 150cm,儿童身高低于同年龄、同性别儿童第 3 百分位数水平为矮小体型。常见于生长激素缺乏性和甲状腺功能减退性矮小症。生长激素缺乏性矮小症见于下丘脑及垂体部位的肿瘤、炎症、外伤和医源性损伤等,但最常见的还是出生时胎位异常难产(足位、臀位,占生长激素缺乏症的大多数)和特发性生长激素缺乏症。甲状腺功能减退发生在胎儿期和新生儿期为呆小症,发生于幼儿期、儿童期为幼年黏液性水肿。其他如宫内发育不良、儿童期严重慢性病、代谢紊乱、营养不良（传染病、心血管病、糖尿病、慢性肾脏或肾小管病、肝硬化、肝糖原贮积症、严重佝偻病等）、未治疗的真性或假性性早熟者终身高较矮。

7. 肥胖　肥胖指体内的脂肪储存量过多，但通常是以体重超过标准体重20%称为肥胖。常有家族遗传性，后天的生活习惯也是重要因素。目前多数指南以体重指数[BMI，体重(kg)÷身高的平方(m^2)]作为肥胖的评估指标之一。我国所采用的标准是BMI≥24kg/m^2为超重，≥28kg/m^2为肥胖。

（二）内分泌及代谢疾病的功能状态

1. 激素分泌情况　空腹或基础水平激素的测定。

2. 激素的动态功能试验　临床疑诊激素分泌缺乏时行兴奋试验，疑诊激素分泌过多时行抑制试验。

3. 放射性核素功能检查　如甲状腺^{131}I摄取率测定。

4. 激素调节的生化物质水平测定　如水平衡，电解质、酸碱平衡，渗透压，血糖，酮体，游离脂肪酸等。

（三）病因诊断、功能诊断和定位诊断

1. 病因诊断

（1）功能减退的常见病因

1）内分泌腺破坏：自身免疫病、肿瘤、炎症、出血、梗死、手术切除、放射损伤等。

2）内分泌腺发育障碍：先天性未发育或发育不全。

3）激素合成障碍：基因缺失或突变、激素合成过程中酶缺乏导致激素的正常合成障碍。

4）激素不能发挥正常效应：靶腺或靶组织对激素抵抗或不反应。

5）激素代谢异常：肝脏对激素灭活过多。

6）医源性内分泌异常：药物阻断了激素的合成、

手术和放疗的损伤。

（2）功能亢进的常见病因

1）内分泌腺体病变：肿瘤、增生或自身免疫病引起激素分泌过多。

2）异位内分泌综合征：非内分泌组织肿瘤分泌过多激素或类似物。

3）激素代谢异常：肝脏对激素不能灭活。

4）医源性内分泌异常：长期使用超生理剂量的激素等。

2. 功能诊断 内分泌疾病的功能诊断根据临床症状、体征和激素水平测定来判定内分泌疾病的功能，包括功能亢进、正常和减退。

3. 定位诊断

（1）影像学检查：包括CT、MRI及动脉血管造影、X线平片和分层摄片，用于各内分泌腺检查。

（2）放射性核素扫描：用于甲状腺、甲状旁腺、肾上腺及各种神经内分泌肿瘤诊断。

（3）B型超声检查：用于甲状腺、甲状旁腺、肾上腺、性腺及甲状腺眼病病变性质的确定。

（4）静脉导管检查：分段取血测定激素，如岩下静脉、下腔静脉插管分段取血等，用于库欣病、肾上腺肿瘤、胰岛素瘤的定位。

（5）染色体检查：用于诊断与染色体异常有关的先天性疾病、性发育不全、躯体畸形等。

（6）自身抗体检测：用于诊断自身免疫性内分泌疾病，如抗甲状腺抗体、胰岛素及胰岛细胞抗体、谷氨酸脱羧酶抗体、肾上腺抗体等。

（7）细胞学检查：甲状腺细针穿刺细胞学检查、阴道细胞（涂片）检查、精液检查等。

（四）内分泌及代谢疾病的治疗

1. 内分泌功能亢进的治疗

（1）手术治疗：切除或部分切除导致功能亢进的内分泌腺或非内分泌腺的肿瘤或增生组织，消除或减少激素分泌过多。

（2）放射治疗：利用放射线破坏引起功能亢进的内分泌肿瘤和内分泌组织。

（3）药物治疗：抑制激素的合成和减少激素释放，如硫脲类药物治疗甲状腺功能亢进症。

2. 内分泌功能减退的治疗

（1）替代治疗：补充生理需要量的激素，原则是缺什么激素补什么激素、缺多少激素补多少激素。

（2）促进激素的合成和释放：如磺酰脲类降血糖药治疗糖尿病等。

（3）增强对激素的敏感性：如吡格列酮可增加组织对胰岛素的敏感性。

（4）组织移植：内分泌腺或组织移植，如甲状旁腺移植治疗甲状旁腺功能减退症等。

（5）其他药物治疗：免疫抑制剂治疗与免疫异常有关的内分泌疾病（如糖皮质激素治疗亚急性甲状腺炎、Graves 眼病等）；对症治疗，针对内分泌及代谢疾病的症状或代谢紊乱的辅助治疗（如低血糖症等）。

【名师助记】

内分泌系统疾病概述高频考点：

1. 下丘脑 ①分泌促××释放激素及抑制激素；②视上核细胞主要分泌血管升压素（AVP），又称抗利尿激素（ADH）；③室旁核细胞主要分泌催产素（缩宫素）。

2. 垂体 包括腺垂体和神经垂体。

（1）腺垂体（垂体前叶）：分泌促××激素（TSH、ACTH、PRL、GH、FSH、LH、MSH）。

（2）神经垂体（垂体后叶）：贮藏血管升压素和催产素。

3. 甲状腺滤泡旁细胞(C 细胞)　分泌降钙素。

【仿真自测】

1. 血中 FT_3/FT_4 和 TSH 均升高时应做的检查是
   A. 甲状腺 B 超
   B. TSH 受体抗体
   C. 头颅 MRI
   D. 甲状腺核素显像
   E. 甲状腺^{131}I 摄取率
2. 促进皮质醇分泌的激素是
   A. TSH　B. FSH
   C. ACTH　D. LH
   E. GH
3. 人体降钙素的主要来源是
   A. 甲状腺滤泡旁细胞分泌
   B. 甲状腺滤泡上皮细胞分泌
   C. 甲状腺主细胞分泌
   D. 成骨细胞分泌
   E. 破骨细胞分泌
4. 下列器官的发育受甲状腺素影响最大的是
   A. 肝和肾　B. 肾和心
   C. 骨和脑　D. 肝和脑
   E. 心和脑
5. 激素测定用于诊断内分泌疾病的目的是
   A. 确定病变部位　B. 查找病原
   C. 确定病因　D. 明确功能
   E. 明确病理改变

［答案］1. C　2. C　3. A　4. C　5. D

6. 内分泌疾病定位诊断的方法不包括
   A. B 型超声检查
   B. 静脉导管分段取血
   C. 磁共振成像
   D. 放射性核素显像
   E. 血清靶器官激素水平测定

第二节 下丘脑-垂体疾病

【自测摸底】

男,45 岁。畏寒、乏力、性欲减低 1 年。2 年前因脑部肿瘤行放射治疗。多次因低血压、低血钠入院,静脉输注生理盐水治疗可好转。查体:T 36℃,卧位 BP 120/70mmHg、HR 90 次/min,坐位 BP 100/60mmHg、HR 110 次/min。皮肤、黏膜干燥,阴毛、腋毛稀疏,睾丸小。实验室检查:Hb 103g/L,血细胞比容 0.30,血清尿素氮 4mmol/L,血清肌酐 88.4μmol/L,血钠 123mmol/L,血钾 3.9mmol/L。该患者最可能的诊断是
   A. 原发性甲状腺功能减退症
   B. 抗利尿激素分泌失调综合征
   C. 腺垂体功能减退症
   D. 直立性低血压
   E. 原发性肾上腺皮质功能减退症

【名师精讲】

垂体位于蝶鞍内,似卵圆形,重 600~700mg,正常

[答案] 6. E

体积约 1 100mm^3。垂体分为腺垂体和神经垂体两部分。腺垂体在前，是内分泌组织；神经垂体在后，是脑的一部分。

腺垂体主要分泌的激素包括催乳素（PRL）、生长激素（GH）、促肾上腺皮质激素（ACTH）、促甲状腺激素（TSH）、卵泡刺激素（FSH）和黄体生成素（LH）。神经垂体由神经胶质细胞和神经纤维组成，无分泌功能，下丘脑视上核和室旁核神经细胞所分泌的血管升压素（抗利尿激素，ADH）、催产素沿下丘脑垂体束输送至神经垂体并储存。

腺垂体功能减退症

腺垂体功能减退症是临床常见疾病，是各种病因引起的腺垂体激素分泌功能部分或全部丧失的结果。

（一）病因

临床上以各种垂体腺瘤（包括腺瘤的手术治疗和放射治疗继发的损伤）引起的腺垂体功能减退最常见，但以产后大出血引起的腺垂体坏死，即 Sheehan 综合征最典型、最严重。其他病因包括手术、创伤、感染、炎症、垂体梗死等。

（二）临床表现

1. 腺垂体功能减退的表现　以垂体的靶腺即性腺、甲状腺及肾上腺皮质继发性功能减退为主要表现。

（1）性腺功能减退出现最早、最普遍，出现甲状腺、肾上腺皮质功能减退表示病情较重。

（2）Sheehan 综合征患者多因围生期大出血休克而致腺垂体功能减退，其最早受影响的是生长激素，最早的表现是产后无乳汁分泌。但无占位性病变表现。

（3）垂体及鞍上肿瘤者除有垂体功能减退外，还伴有占位性病变的体征（如视野缺损、眼外肌麻痹、视力减退等）。

（4）腺垂体功能减退的患者有肾上腺皮质功能

减退时，与生长激素缺乏协同作用，临床表现为空腹血糖降低或容易发生低血糖症。

2. 肿瘤压迫的表现　最常见的表现是头痛及视神经交叉受压引起视野缺损。大腺瘤压迫引起脑脊液循环障碍或垂体卒中时，可发生急性颅内压升高、剧烈头痛、喷射性呕吐、视功能障碍、海绵窦综合征，甚至昏迷等危险。

3. 腺垂体功能减退危象　垂体功能减退症严重的病例，因感染（占 70%）、劳累、中断治疗等原因，应激情况下，腺垂体功能不足，尤其是肾上腺皮质激素分泌不足更加突出，使腺垂体功能减退病情急骤加重，出现垂体危象。表现为严重厌食、恶心、呕吐的胃肠道症状，神志障碍、休克、低血糖、高热和昏迷（个别为低体温性昏迷）。腺垂体功能减退患者服用常规剂量的镇静、安眠药也可以诱发危象、低血糖性昏迷。Sheehan 综合征最易发生垂体危象。

（三）诊断

1. 垂体及其靶腺激素测定　可以明确垂体功能减退。如 TT_3、TT_4 或 FT_3、FT_4，或 UFC（尿游离皮质醇）水平低下的同时垂体相应促激素 FSH、LH、TSH、ACTH 不仅未升高反而低下或正常，则为腺垂体功能减退。病情较轻者可能只有垂体-性腺轴功能减退。进一步检查可分别或联合行相应的促垂体激素兴奋试验，如促甲状腺激素释放激素、促肾上腺皮质激素释放激素、生长激素释放激素兴奋试验及胰岛素低血糖试验。如果血中腺垂体激素水平反应差，病变在垂体；反之则病变在下丘脑水平。

2. 病因学检查　影像学检查是明确垂体-下丘脑区有无占位病变的主要方法，以 MRI 价值最大，还可行 CT、核素显像、视野检查、头颅 X 线平片（蝶鞍有无扩大、变形）检查。肾上腺和盆腔 B 超检查也较常用。

（四）治疗

1. 靶腺激素替代治疗　根据垂体靶腺激素缺乏情况用相应的激素替代治疗，并根据临床治疗反应和实验室测定结果调整皮质激素、甲状腺素、睾酮的剂量。长期睾酮替代以长效睾酮注射为宜（如十一烯酸睾酮）。皮质激素可与甲状腺素同时加用，严重垂体-肾上腺皮质功能减退患者如仅用甲状腺素有时可能诱发危象发作。甲状腺素由小剂量开始，逐渐增到合适剂量。在应激情况下，肾上腺皮质激素应加大剂量2~3倍，如不能口服，输液加用皮质激素。育龄女性需行周期治疗建立“人工月经”。

2. 去除病因　激素替代仅是症状性治疗，在查明病因后应做病因治疗，尤其是各种鞍区占位病变需行手术或放射治疗。淋巴细胞性垂体炎早期皮质激素治疗的疗效较好。

3. 垂体危象治疗　垂体危象是腺垂体功能减退出现危及生命的急剧加重，以低血糖性昏迷最常见，常有休克。感染是主要诱因。及时认识和诊断是抢救治疗成功的关键。治疗措施主要是纠正低血糖，补充肾上腺皮质激素，纠正休克和水、电解质紊乱，去除和治疗诱因（如感染）。低体温性昏迷者注意保温、升温、甲状腺素补充等。Sheehan 综合征等腺垂体功能减退症患者日常坚持激素替代治疗，遇应激情况及时增加皮质激素，可预防垂体危象的发生。

【名师助记】

腺垂体功能减退症高频考点：

1. 病因

（1）最常见的病因：各种垂体腺瘤。

（2）最典型、最严重的病因：产后大出血引起 Sheehan 综合征（腺垂体坏死）。

(3) 继发性腺垂体功能减退症最常见的原因:外伤性垂体柄损伤。

2. 临床表现

(1) 腺垂体功能减退:最早、最普遍出现的是性腺功能减退(闭经、性功能下降);当出现甲状腺、肾上腺皮质功能减退,表示病情较重。

(2) Sheehan 综合征:最早的表现是产后无乳汁分泌。

(3) ACTH、GH 缺乏协同作用:表现为空腹血糖水平降低。

(4) 肾上腺皮质功能减退(继发):皮肤色素减退。

(5) 腺垂体功能减退危象:最常见的诱因是感染。

3. 治疗 激素替代治疗。感染时加大激素用量,防止危象发生。

【仿真自测】

1. 垂体组织受损时,出现最早的激素缺乏症状是
   A. 促性腺激素缺乏症状
   B. 促肾上腺皮质激素缺乏症状
   C. 促甲状腺激素缺乏症状
   D. 生长激素缺乏症状
   E. 催乳素缺乏症状
2. Sheehan 综合征属于
   A. 下丘脑性闭经　　B. 精神性闭经
   C. 子宫性闭经　　D. 卵巢性闭经
   E. 垂体性闭经

[答案] 1. A 2. E

3. 女,43岁,乏力、厌食、嗜睡5年,逐渐加重2年。20年前产后大出血休克,昏迷7小时,产后闭经至今。具体治疗不详,近3年多中断治疗。首选的治疗药物是
   A. 雌激素　　B. 血管升压素
   C. 左甲状腺素钠　　D. 肾上腺皮质激素
   E. 孕激素

第三节　甲状腺疾病

【自测摸底】

1. 男孩,2岁。智力和生长发育落后,经常便秘。查体:身高70cm,皮肤粗糙,鼻梁低平,舌常伸出口外。为明确诊断,首选的检查是
   A. 血钙测定
   B. 骨龄测定
   C. 血 T_3、T_4、TSH 检测
   D. 血氨基酸分析
   E. 染色体核型分析
2. 丙硫氧嘧啶治疗甲亢的过程中,需停药处理的情况是
   A. 规则用药6个月,甲亢仍未控制
   B. T_3、T_4 恢复正常
   C. 甲状腺较治疗前明显增大
   D. 突眼情况加重
   E. 血中性粒细胞 $<1.5\times10^9/L$

[答案] 3. D

【名师精讲】

一、甲状腺的解剖和生理

（一）甲状腺的解剖

1. 部位　甲状腺位于颈部前方，甲状软骨下方，包括左、右两侧叶，中间由峡部相连，部分人存在峡部向上突起的锥体叶。甲状腺重量一般为20~30g。整个甲状腺由外层被膜包绕，呈蝶形附着在环状软骨和气管上，吞咽时随气管上下移动，另有内层被膜紧密包裹甲状腺。甲状腺一般不易触及。

2. 血供　甲状腺血运丰富，整个甲状腺血流量达100~150ml/min。

3. 神经　主要有来自迷走神经的喉上神经和喉返神经。

（1）喉上神经：与甲状腺上动脉伴行，分内支和外支。内支（感觉支）分布在喉黏膜上；外支（运动支）支配环甲肌，使声带紧张。

（2）喉返神经：在甲状腺左、右侧叶后面的气管食管沟内有来自迷走神经的喉返神经经过，上行入喉支配声带的内收肌与外展肌运动。

4. 组织结构　甲状腺滤泡内充满胶质分泌物，胶质的主要成分是含有甲状腺激素的甲状腺球蛋白。甲状腺滤泡旁还有一种分泌降钙素的C细胞，又称滤泡旁细胞。甲状腺髓样癌就是来自C细胞的肿瘤，测定血中降钙素浓度有助诊断。

5. 颈部相关淋巴结　可分为六区：Ⅰ区为颏下和颌下淋巴结，Ⅱ区为颈内静脉上群淋巴结，Ⅲ区为颈内静脉中群淋巴结，Ⅳ区为颈内静脉下群淋巴结，Ⅴ区为颈后三角淋巴结，Ⅵ区为颈总动脉内缘至气管淋巴结。

（二）甲状腺的生理

1. 甲状腺激素的产生　甲状腺的生理功能是合成、贮存和分泌甲状腺激素，包括甲状腺素（3，5，3′，5′-四碘甲腺原氨酸，T_4）和三碘甲腺原氨酸（3，5，3′-三碘甲腺原氨酸,T_3)。合成的含 T_4 和 T_3 的甲状腺球蛋白以胶质形式储存在甲状腺滤泡腔中,需要时释放入血。释放入血的甲状腺激素主要是 T_4 和少量 T_3。分泌入血后 99.97% 的 T_4 和 99.7% 的 T_3 与血浆中蛋白质结合,只有 0.03% 的 T_4 和 0.3% 的 T_3 是游离的。只有游离的甲状腺激素(FT_4 及 FT_3)才对组织有生理活性,能更好地反映甲状腺的功能状态。而血液循环中结合型甲状腺激素的意义是保护激素不被代谢和经肾脏时不被排泄,故可看作 FT_4 和 FT_3 的储藏库,不断地补充着消耗的 FT_4 和 FT_3,使血中 FT_4、FT_3 水平保持相对稳定。体内起生理作用的主要是 T_3。

2. 甲状腺激素的分泌调节

(1) 下丘脑-垂体-甲状腺之间的反馈调节:是最重要的调节方式。下丘脑的促甲状腺激素释放激素(TRH)经垂体门脉系统进入腺垂体,兴奋腺垂体的促甲状腺激素(TSH)细胞产生 TSH,TSH 再兴奋甲状腺滤泡细胞合成、分泌甲状腺激素(T_4、T_3),血中的 FT_4、FT_3(主要是 FT_3)又对垂体分泌的 TSH 和下丘脑分泌 TRH 起反馈性抑制作用。当血中 FT_4、FT_3 过高时抑制垂体 TSH 的分泌(其次是 TRH),TSH 水平降低,反之亦然。这种调节使血中甲状腺激素水平保持在生理需要的正常范围内。

(2) 自身调节:是不依赖 TSH 的自身调节,其本质是甲状腺对碘供给量变化具有自身适应能力。碘摄入过量时,碘的活化及酪氨酸碘化过程暂时被抑制,避免产生过量 T_4、T_3。而当碘仍持续供给时,这一抑制作用会消失,T_4、T_3 的生成可正常进行(所以生活在海边的渔民每天高碘饮食不会发生甲状腺功能减退)。碘供应不足时,甲状腺又能加强碘的转运,碘的摄取率升高,且合成及分泌的甲状腺激素中 T_3 比例升高。

3. 甲状腺激素的生理作用

(1) 促进生长和发育:最重要的是促进中枢神经

系统尤其是大脑的发育和长骨的生长。促进大脑发育的关键时间是胎儿最后几个月和出生后6个月以内。如果胎儿期缺碘（或遗传性酶缺乏等）或在婴儿出生后3个月内甲状腺功能低下没有得到足量甲状腺激素治疗，必然影响神经的生长，阻碍婴儿的正常大脑发育，婴儿出现精神呆滞、智力低下，同时骨骼发育也停滞，表现为身材矮小以及一系列代谢紊乱，造成呆小症（克汀病）。

（2）热量产生和物质代谢：甲状腺激素能提高人体绝大多数组织的代谢率，增加耗氧量。在不同情况下，甲状腺激素对蛋白质、糖和脂肪三大物质的合成和分解代谢有双重影响（表3-4）。

表3-4 甲状腺激素对物质代谢的影响

物质代谢	影响
蛋白质	生理浓度的甲状腺激素以促进蛋白质合成为主，是正氮平衡。 甲状腺激素过多时以加速蛋白质分解为主，出现明显肌肉消耗、肌无力
葡萄糖	甲状腺激素过多，增强小肠黏膜对葡萄糖的吸收，加强肾上腺素介导的糖原分解和对胰岛素敏感性降低，使血糖升高
脂肪	生理浓度下，甲状腺激素促进胆固醇的分解强于合成。而甲状腺激素缺乏时，血清胆固醇水平明显升高

二、甲状腺功能亢进症

（一）概述及病因

1. 概述　当血液循环中甲状腺激素水平过多时，临床出现以神经、循环、消化等系统兴奋性增高和代谢亢进为主要表现的临床综合征，称为甲状腺毒症。血液循环中甲状腺激素过多可见于甲状腺腺体自身的功能增强，合成和分泌甲状腺激素过多；也可能是甲状腺滤泡因炎症等原因遭到破坏而使甲状腺滤泡内储存的甲状腺激素进入血液循环或服用了过量的甲状腺激素等。前种情况是甲状腺自身合成和分泌甲状腺激素过多引起的甲状腺毒症，即为甲状腺功能亢进症，简称甲亢；而后种情况甲状腺自身功能不增高，在服用甲状腺激素过多时还常常是被抑制的。

2. 病因　甲亢是一种常见的内分泌疾病，原因很多（表 3-5）。在甲亢中，以 Graves 病最常见，占甲亢的 80% 以上，其次为结节性甲状腺肿伴甲亢。一般认为 Graves 病的发生是在遗传的基础上，因感染、精神刺激等应激因素而诱发的器官特异性自身免疫病。本病女性的患病率明显高于男性，高发年龄在 20~50 岁。

表 3-5　甲状腺功能亢进症的常见病因

甲状腺性甲状腺功能亢进症	甲状腺自身功能不增高的甲状腺毒症
①弥漫性毒性甲状腺肿（Graves 病）； ②结节性毒性甲状腺肿（结节性甲状腺肿伴甲亢）； ③甲状腺自主性功能亢进性腺瘤； ④碘引起的甲状腺功能亢进； ⑤桥本甲亢（Hashitoxicosis）； ⑥新生儿甲亢； ⑦甲状腺癌（滤泡性甲状腺癌）性甲亢； ⑧垂体性甲亢（TSH 瘤致甲亢）； ⑨异源性 TSH 综合征（癌症分泌 TSH 样物质）； ⑩妊娠期一过性甲状腺毒症	①亚急性甲状腺炎； ②桥本甲状腺炎； ③无症状性甲状腺炎； ④产后甲状腺炎； ⑤放射性甲状腺炎； ⑥外源性甲状腺激素增多（药物性甲亢）； ⑦异位甲状腺激素分泌综合征（如卵巢畸胎瘤中含甲状腺组织等）

（二）临床表现

甲亢的主要临床表现为甲状腺毒性症状、甲状腺肿大、甲状腺眼征及一些并发症。

1. 甲状腺毒性症状

(1) 代谢亢进:甲状腺激素分泌过多,交感神经兴奋性增高和新陈代谢加速。产热和散热增多,蛋白质、脂肪和碳水化合物分解加速。怕热多汗,皮肤潮湿,可有发热、易饿多食、体重下降、疲乏无力。

(2) 神经精神系统:患者紧张兴奋,多语好动,烦躁易怒,双手、舌和上眼睑有细颤。

(3) 心血管系统:心率加快,心音增强,可有甲亢性心脏病,尤其是老年人常有心房颤动、心脏增大、心力衰竭。收缩压升高并舒张压降低,因而脉压增大。

(4) 消化系统:肠蠕动快、大便次数增多或腹泻,病情重者有肝大、肝酶升高,出现黄疸。

(5) 肌肉骨骼系统:在青壮年男性常发生低血钾性周期性瘫痪,少数患者发生甲亢性肌病、重症肌无力等。

(6) 生殖系统:女性月经量减少,不易受孕;男性可有阳痿、乳腺增生。

(7) 造血系统:血中淋巴细胞比例升高,白细胞总数减少。

2. 甲状腺肿大 Graves 病患者大多数有甲状腺肿大,呈弥漫性、对称性,肿大程度与甲亢轻重无明显关系,质地软,表面光滑,无触痛,随吞咽动作上下移动。久病或多次复发者、伴有慢性淋巴细胞性甲状腺炎者的甲状腺质地较韧。由于血管扩张和血流加速,肿大的甲状腺上可闻及血管杂音和扪及震颤,为诊断本病的重要特征。只有少数患者甲状腺肿大不明显。

3. 甲状腺眼征

(1) 单纯性突眼(干性、非浸润性、良性突眼):突眼度≤18mm,其发生主要与过量的甲状腺激素致交感神经兴奋性增高、眼外肌及上睑提肌张力增高有关,突出程度与甲亢病情轻重无明显关系。患者可无自觉症状，甲亢治愈后可自行恢复。表现为瞬目减少、上睑退缩、眼裂增大、双眼炯炯有神。常见的眼征：①von Graefe 征：向下看时上眼睑不能随眼球下落；②Stellwag 征：瞬目减少和凝视；③Mobius 征：看鼻前近物时双眼球聚合力差，辐辏不良；④Joffroy 征：眼球向上看时前额皮纹变浅；⑤Dalrymple 征：眼裂增宽。

（2）浸润性突眼（水肿性、恶性突眼）：与自身免疫（细胞免疫）有关，恢复较困难。突眼度>18mm，甚至可达到 25~35mm。可有眼部异物感、怕光、流泪、刺痛和球后胀痛，视力减退、复视、斜视，眼外肌麻痹、眼球活动受限甚至固定，眼睑水肿、闭合不全，结膜充血，严重时因角膜溃疡、穿孔造成失明。

4. 其他症状

（1）皮肤色素沉着、变黑，胫前黏液性水肿。

（2）指端粗厚症，增生性骨膜炎，类似杵状指（趾）。

5. 甲亢的特殊类型

（1）T_3 型甲亢：发生在结节性甲状腺肿和自主性高功能腺瘤者较弥漫性甲状腺肿者多见，老年人多见，于甲亢早期、治疗中、治疗后复发时及甲亢手术治疗后都可发生，一般甲亢的病情较轻。特点是血清 TT_3 与 FT_3 均高而 TT_4、FT_4 正常或偏低，TSH 降低，甲状腺摄 ^{131}I 率正常或偏高，但不受外源性 T_3 或甲状腺片抑制。

（2）淡漠型甲亢：多见于老年人，起病隐袭，甲状腺肿、眼征和高代谢症候群均不明显，患者一般神志淡漠、反应迟缓、软弱乏力、消瘦明显、心悸，有时以阵发或持续性心房颤动就诊，有时以腹泻、厌食、嗜睡、恶病质表现就诊，因症状不典型而易被误诊。又因甲亢长期未得到及时诊断与治疗，易发生甲状腺危象。

（3）妊娠期甲亢：妊娠期女性心率快、怕热、多汗、食量增加及甲状腺增大表现与甲亢相似；甲亢的体重减轻可被妊娠时体重增加掩盖；正常孕妇血中甲状腺结合球蛋白升高而 TT_4、TT_3 水平升高；妊娠早期时血中高浓度的绒毛膜促性腺激素刺激 TSH 受体也可有一过性的甲亢，所以轻度甲亢时诊断困难。患者情绪兴奋、易激动，休息后心率仍在 100 次/min 以上，有甲状腺区血管杂音及震颤，有甲状腺眼征等，而血中 FT_3、FT_4 升高且 TSH 降低是诊断的依据。

（4）甲状腺炎致甲亢：亚急性甲状腺炎可有甲亢高代谢症状，甲状腺肿大、疼痛明显且局部质地硬，血中 TT_3、TT_4、FT_3、FT_4 升高和 TSH 降低，酷似 Graves 病。该病发病快，起病前有上呼吸道感染史，常由一侧的甲状腺肿痛开始，数天后转移到对侧，有发热。但甲状腺摄 ^{131}I 率很低，甲亢症状轻，无眼征，红细胞沉降率增快。“甲亢”的病情有自限性，不经抗甲状腺治疗数周后“甲亢”症状减轻。

（5）亚临床甲亢：血清 TSH 水平降低到正常范围低限以下而 FT_3、FT_4 水平在正常范围内，没有明确的甲亢症状，也未使用甲状腺激素类药物，未发现垂体或下丘脑异常和实验室测定误差，如果 TSH 低下持续存在，则为亚临床甲亢。

（三）辅助检查

1. 血清甲状腺激素水平

（1）血清总甲状腺素（TT_4）、血清总三碘甲腺原氨酸（TT_3）：血清中的 T_4 全部是甲状腺分泌的，80% 的 T_3 是由血清中的 T_4 在外周组织转化来的。血清中 T_4 及 T_3 绝大多数是与甲状腺结合球蛋白（TBG）结合的，因此测得的 TT_4 和 TT_3 是结合型的 T_4 及 T_3。结合型 TT_4、TT_3 是无生物活性的，其水平受 TBG 的影响。例如，妊娠时随 TBG 升高而升高，低蛋白血症（如肝硬化、肾病综合征等)时随 TBG 降低而偏低。排除上述影响,TT_4、TT_3 在甲亢时升高,在甲状腺功能减退(甲减)时降低,比较稳定。但甲亢早期或甲亢复发早期 TT_3 较 TT_4 上升快,所以甲亢时 TT_3 先于 TT_4 表现异常,相反,甲减时 TT_4 较敏感。

(2) 血清游离甲状腺素(FT_4)与血清游离三碘甲腺原氨酸(FT_3):不受 TBG 影响,真实反映甲状腺功能状态,敏感性与特异性都超过 TT_4 及 TT_3。

(3) 血清反 T_3(rT_3):rT_3 无生物活性,是 T_4 在外周组织的降解产物。Graves 病时不作为常规测定,但在一些 Graves 病初期及复发早期可先于血中其他甲状腺素升高;在低 T_3 综合征时,TT_3 明显降低而 rT_3 明显升高,是诊断低 T_3 综合征的重要指标。

2. 血清 TSH 水平 无论甲亢还是甲减,TSH 水平变化较 TT_4、TT_3、FT_4 及 FT_3 更敏感,Graves 病及各种甲亢时 TSH 降低先于以上甲状腺激素指标,甲亢缓解时也最后恢复正常。甲亢时 TSH 水平一般都在 0.1mU/L 以下,因实验室检测方法不同而正常值范围有所差异(一般为 0.35~5.0mU/L)。

3. 甲状腺自身抗体

(1) 甲状腺过氧化物酶抗体(TPOAb):对于甲状腺细胞有细胞毒性作用,引起甲状腺功能低下。主要用于诊断自身免疫性甲状腺疾病。自身免疫性甲状腺炎、Graves 病等都可检测到该抗体升高。

(2) 甲状腺球蛋白抗体(TgAb):针对甲状腺球蛋白的一组多克隆抗体,一般认为 TgAb 对甲状腺无损伤作用,检测阳性表示有自身免疫性甲状腺疾病存在,其意义与 TPOAb 相似。此外,TgAb 会干扰甲状腺球蛋白(Tg)的测定。Tg 是甲状腺癌的一项监测指标,检测 Tg 时需同时检测 TgAb。

(3) TSH 受体抗体(TRAb):是诊断 Graves 病

的指标之一。被检测的 TRAb 实际包含有刺激性抗体(TSAb)和抑制性抗体(TSBAb)两种成分,检测到 TRAb 阳性只表示有针对 TSH 受体的抗体存在,不能反映出它是刺激性还是抑制性抗体。当临床诊断为 Graves 病时,都将 TRAb 视为 TSAb,因为新诊断的 Graves 病和复发时 TRAb 阳性率高达 80%～95%。

4. 促甲状腺激素释放激素(TRH)刺激试验 目前此试验主要被用于鉴别中枢性甲减病变的部位是在垂体还是丘脑。

5. 甲状腺核素检查

(1) 甲状腺摄^{131}I 功能试验:目前此方法主要并不用于甲亢的诊断,而是用于帮助判断甲状腺毒症的原因。摄^{131}I 率低时一般为非甲状腺性甲亢,如甲状腺炎、碘甲亢、外源性甲状腺激素替代等。另一个重要用途是^{131}I 治疗甲亢时核素剂量的计算。

(2) 甲状腺核素静态显像:甲状腺能摄取和浓聚$^{99m}TcO_4$ 或^{131}I,通过显像显示甲状腺的位置、大小、形态及放射性分布的情况。应用:①鉴别甲状腺结节的功能。根据结节摄取核素能力的不同可分为热结节、温结节和冷结节,辅助临床判断甲状腺结节的性质。冷结节中有 5%～10% 为甲状腺癌。②了解甲状腺手术后剩余甲状腺组织的多少和形态,诊断和查找异位甲状腺。③核素治疗甲亢时可根据甲状腺形态和大小估算甲状腺的重量。④甲状腺亲肿瘤核素显像。对冷结节或冷结节疑为癌时,可用亲肿瘤显像剂显像,显像阳性提示该病变恶性的可能性较大。⑤$^{99m}TcO_4$ 标记的 MIBI 甲状腺延迟显像用于诊断甲状腺后方隐藏的甲状旁腺肿瘤。⑥甲状腺癌行甲状腺切除术后肿瘤复发和转移灶的查找。

6. 甲状腺超声检查 用于测定甲状腺的大小和

组织回声性质,确定结节的数量、大小和部位,了解结节是囊性或实性以及有无完整包膜。结节内有微小的钙化点和丰富的血流提示该结节是恶性的。B超检查也能提示颈部淋巴结可能为恶性,是甲状腺癌手术前后了解颈部淋巴结情况的重要方法。可疑恶性结节还可在B超引导下行细针穿刺细胞学检查(FNAC检查)。

7. CT和MRI检查 应用:①显示甲状腺和周围组织器官的关系,在甲状腺癌时可了解病变的范围、对气管和邻近组织的侵犯情况及有无淋巴结转移;②了解胸内、纵隔内甲状腺肿的情况;③Graves眼病时眼眶CT和MRI检查可显示球后组织、眶内有无占位病变,眼外肌有无肿胀。

(四)诊断与鉴别诊断

1. 甲亢的诊断

(1) Graves病:大多数有典型的甲亢症状和体征,临床可作出初步判断,辅以甲状腺功能检查确诊。血清FT_3、FT_4(或TT_3、TT_4)升高且TSH降低。

(2) T_3型甲亢:仅FT_3或TT_3升高而FT_4和TT_4正常。

(3) T_4型甲亢:仅FT_4和TT_4升高而FT_3和TT_3正常。T_4型甲亢临床很少见。

(4) 亚临床甲亢:FT_3、FT_4正常,而TSH降低。

临床上测定血TT_3、TT_4、FT_3、FT_4多同时检测TSH,不论何种原因的甲状腺性甲亢,TSH受抑制而首先出现降低。

2. 病因诊断与鉴别 在明确有甲状腺毒症表现、甲状腺激素分泌过多后,一是要区分甲亢是甲状腺性甲亢还是甲状腺自身功能不增高的甲状腺毒症,二是要区分甲亢的原因(表3-6)。

表 3-6 甲亢的鉴别

疾病	特点	辅助检查
Graves 病	弥漫性甲状腺肿伴血管杂音和震颤，有眼征，有胫前黏液性水肿和浸润性突眼时更为典型	FT_3、FT_4 升高，TSH 降低，TRAb 阳性
甲状腺自主性高功能腺瘤	单个结节	甲状腺核素扫描检查结节外甲状腺功能受抑制而不显像
结节性甲状腺肿伴甲亢	多个温结节或冷结节，临床上一般无突眼，甲亢症状较轻	甲状腺 B 超检查能发现查体不易发现的小结节，确定结节数量
亚急性甲状腺炎伴甲亢	发热，甲状腺局部变硬，疼痛重	摄 ^{131}I 率降低与 FT_3/FT_4 升高分离，红细胞沉降率加快
桥本甲亢	甲状腺质地韧或硬，无血管性杂音和震颤	血中 TPOAb 及 TgAb 明显升高
碘甲亢	甲亢症状较轻，有服食含碘药物或食物史，甲亢常能自行缓解	-
单纯性甲状腺肿	除甲状腺肿瘤和甲状腺炎以外的各种原因引起的甲状腺功能正常的甲状腺肿大，包括弥漫性和结节性甲状腺肿。在缺碘地区常常群体发生缺碘性地方性甲状腺肿，碘缺乏发生在胎儿、婴儿期时造成呆小病	碘缺乏患者的摄 ^{131}I 率可很高，但 T_3 抑制试验可被抑制。FT_3、FT_4、TSH 正常

(五)甲亢的治疗

1. 一般治疗 补充足够的热量及营养,忌用含碘的食物及药物。

2. 药物治疗

(1)常用抗甲状腺药物(表 3-7):抗甲状腺药物易被患者接受,不引起永久性甲状腺功能减退;缺点是疗程长,复发率高达 50%~70%。

表 3-7 常用抗甲状腺药物及药物治疗特点

项目	具体内容
代表药物	硫脲类如甲硫氧嘧啶(MTU)、丙硫氧嘧啶(PTU);咪唑类如甲巯咪唑(MM,赛治,他巴唑)、卡比马唑(CMZ,甲亢平)。临床以 PTU 和 MM 应用较多
作用机制	抑制甲状腺激素合成过程中的酶(如过氧化物酶)活性而抑制甲状腺激素的合成,PTU 还能在外周组织抑制 T_4 转变为 T_3 而更适用于严重甲亢病例或甲状腺危象
适应证	甲状腺较小,病情中度以下,甲亢初治;年龄较小,不宜手术者和孕期甲亢;甲状腺术前准备和甲状腺次全切除后甲亢复发者;突眼较严重者等。有时作为 ^{131}I 治疗前后的辅助治疗
剂量与疗程	初始剂量 PTU(或 MTU)300mg/d、MM(或 CMZ)30mg/d,分次服用,2~3 个月后甲亢症状缓解、FT_3 及 FT_4 正常后逐渐递减剂量到 PTU 50~100mg/d 或 MM 5~10mg/d 维持。疗程需 1 年半以上。注意维持量治疗期间根据甲状腺功能情况常需加用小量甲状腺素(或干甲状腺片)或调整剂量,避免甲减

续表

项目	具体内容
副作用及处理	①粒细胞减少：如 WBC<3.0×10^9/L 或中性粒细胞<1.5×10^9/L 时应停药处理；如 WBC<4.0×10^9/L 但中性粒细胞>1.5×10^9/L，可减量，加用促进白细胞增生药。②药疹：一般不严重，对症处理，若皮疹加重需停药。③重型肝炎：立即停药
复发	甲状腺功能在停药后保持正常半年以上后又出现甲亢

（2）β 肾上腺素受体拮抗剂普萘洛尔（心得安）：不能减少甲状腺激素合成和释放，但对减轻甲亢的一些症状、减慢心率有效，用于甲亢确诊前对症治疗或抗甲状腺药物治疗的辅助治疗，与碘合用作为术前准备等。由于有抑制 T_4 转变为 T_3 的作用，对近期症状改善有效。有哮喘或严重心脏病患者禁用。

（3）复方碘溶液（Lugo 液）：仅用于甲亢术前准备及甲状腺危象时。碘减少甲状腺充血，阻止甲状腺激素释放，但是暂时性的，超过 3～4 周以后碘逸脱后甲亢症状加重，并影响抗甲状腺药物的疗效。

3. Graves 病伴浸润性突眼的治疗

（1）甲亢治疗方案选择：严重突眼不宜做甲状腺次全切除及 ^{131}I 治疗，在抗甲状腺药物治疗时要避免甲减，长期保持甲状腺功能正常。一般都加用甲状腺素（L-T_4）或甲状腺片。

（2）眼的保护：如有色镜防强光刺激，眼不能闭合者睡眠时用抗生素眼膏油纱及眼罩护眼；防治角结膜炎，1% 甲基纤维素（人工泪液）或 0.5% 氢化可的松滴眼减轻局部刺激；结膜膨出、角膜暴露严重的可睑缘缝合以保护角膜，1 年后眼病好转再松解。

（3）早期选用免疫抑制剂：最常用泼尼松，其他药物有环孢素A、环磷酰胺、甲氨蝶呤、雷公藤等。此外，球后放射治疗对50%～60%的患者有效。放疗也可与免疫抑制剂合用。

4. 核素^{131}I治疗

（1）机制：甲状腺有浓集碘的特性，核素^{131}I衰变过程中产生的β射线对增生、功能活跃的滤泡上皮有破坏作用。

（2）特点：疗效好，不易复发，只需一次治疗，对血象及肝功能无影响；但甲减复发率高。

（3）适应证：①年龄30岁以上者；②甲状腺中度以下大小的Graves病，白细胞低，难以长期药物治疗者；③药物或手术治疗复发者；④甲亢合并周期性瘫痪者；⑤有心脏病等不宜手术又需要根除甲亢者；⑥中等或小的甲状腺自主性高功能腺瘤等。

（4）禁忌证：结节性甲状腺肿伴甲亢、孕妇及青少年、甲状腺不摄^{131}I者不宜采用。

5. 手术治疗　甲状腺双侧次全切除术是目前中度以上甲亢的最常用、有效的疗法，能使95%的患者痊愈。缺点是有一定的并发症和术后甲亢复发；有的患者术后发生甲减，与甲状腺切除量有关。

（1）适应证：①结节性甲状腺肿伴甲亢；②高功能腺瘤；③中度以上的Graves病；④腺体较大伴有压迫症状，或胸骨后甲状腺肿等类型甲亢；⑤抗甲状腺药物或^{131}I治疗后复发者或坚持长期用药有困难者；⑥因甲亢对妊娠可造成不良影响，故妊娠早、中期的甲亢患者凡具有上述指征者，应考虑手术治疗。

（2）禁忌证：①青少年患者；②甲亢症状较轻者；③老年患者或有严重器质性疾病不能耐受手术者；④妊娠后期者。

（3）术前常规准备

1）一般准备：对精神过度紧张或失眠者，可适当应用镇静和安眠药以消除患者的恐惧心理。心率过快者，可口服普萘洛尔 10mg，每日 3 次。发生心力衰竭者，应予以洋地黄制剂。

2）术前检查：除全面体格检查和必要的化验检查外，还应包括下列检查。①颈部、胸部 X 线片，了解有无气管受压或移位；②详细检查心脏有无扩大、杂音或心律不齐等，并做心电图检查；③喉镜检查，确定声带功能；④测定 T_3、T_4、TSH，了解甲亢程度，选择手术时机。

（4）术前药物准备：是术前用于降低基础代谢率和控制症状的重要环节。

1）抗甲状腺药+碘剂法：先用硫脲类药物，通过降低甲状腺激素的合成，从而控制因甲状腺激素升高引起的甲亢症状，待甲亢症状得到基本控制后，加服 1~2 周碘剂，才能进行手术。由于硫脲类药物丙硫氧嘧啶或甲巯咪唑、卡比马唑等能使甲状腺肿大和动脉性充血，症状控制后必须加用碘剂 1~2 周待甲状腺缩小变硬后手术更安全。碘剂的作用在于抑制蛋白水解酶，减少甲状腺球蛋白的分解，从而抑制甲状腺激素的释放；碘剂还能减少甲状腺的血流量，使腺体充血减少，腺体缩小变硬。常用的碘剂是复方碘化钾溶液，每日 3 次；第一日每次 3 滴，第二日每次 4 滴，以后逐日每次增加 1 滴，至每次 16 滴为止，然后维持此剂量。但由于碘剂只抑制甲状腺激素释放，而不抑制其合成，因此一旦停服碘剂，贮存于甲状腺滤泡内的甲状腺球蛋白大量分解，甲亢症状可重新出现，甚至比原来更为严重。因此，凡不准备施行手术者，不要服用碘剂。

2）普萘洛尔法：对于常规应用硫氧嘧啶类药物不能耐受或无效者、碘剂过敏者，可单用普萘洛尔做术前准备。普萘洛尔是肾上腺素 β 受体拮抗剂，能控制甲亢症状，缩短术前准备时间，且用药后不引起腺体充血，有利于手术操作。用法为每6小时1次，每次20~60mg口服。一般4~7日后脉率降至正常水平时便可施行手术。有哮喘和心脏病者禁用此法。

（5）手术方式：通常需切除大部分腺体，并同时切除峡部；每侧残留腺体以成人拇指末节大小为恰当（3~4g）。应保存两叶腺体背面包膜部分，以免损伤喉返神经和甲状旁腺。腺体切除过少容易引起复发，过多又易发生甲减。

（6）术后处理：①术后当日应密切观察患者生命体征，包括神志、呼吸、脉搏、血压、体温，防治甲状腺危象；②术后先半卧位，利于呼吸与创口引流；③观察呼吸，保持呼吸道通畅，排痰，注意创口情况；④甲亢者术后继续用碘剂，10滴/次，每日3次，共1周；⑤术后当日禁食。

（7）防治并发症：手术主要并发症的原因、表现及处理见表3-8。

（六）甲亢性心脏病的诊断和治疗

1. 诊断　多见于甲亢反复复发、未能规律治疗者，尤其是结节性甲状腺肿伴甲亢者。表现为心律失常（70%以上为心房颤动）、心脏扩大、心力衰竭、心绞痛或心肌梗死和二尖瓣脱垂中的一项，排除冠心病等其他原因心脏病后可诊断。甲亢性心脏病发生率随年龄增长而增加。

2. 治疗　控制甲亢及心脏病对症治疗。

（七）甲亢合并周期性瘫痪的诊断和治疗

1. 诊断　绝大部分为青壮年男性，多为低钾性，其发病主要与血清钾向细胞内急性转移有关。表现为晨起时双下肢无力、弛缓性瘫痪，严重时累及双上肢，当出现呼吸肌瘫痪时有窒息的危险。活动过多、劳累出汗多、摄入含糖类食物和饮料过多及饮酒后易诱发。合并周期性瘫痪的甲亢大多为轻、中度甲亢，甲亢表现不典型时易漏诊。

表 3-8 甲亢手术主要并发症的原因、表现及处理

并发症	原因及表现	处理
术后呼吸困难和窒息	原因:①切口内出血压迫气管;②喉头水肿,主要是手术创伤所致,也可因气管插管引起;③气管塌陷,气管壁长期受肿大甲状腺压迫发生软化,切除大部分甲状腺后失去支撑所致;④双侧喉返神经损伤使声带闭合;⑤黏痰阻塞气道。 表现:多发生在术后 48 小时内,是术后最危急的并发症。进行性呼吸困难、喘鸣、烦躁、发绀,甚至发生急性呼吸道梗阻、窒息。创口出血者还有颈部肿胀	立即行床旁抢救,及时剪开缝线,敞开切口,迅速除去血肿;如此时患者呼吸仍无改善,则应立即施行气管插管或气管切开供氧
喉返神经损伤	原因:术中不慎将喉返神经损伤所致,也可由血肿或瘢痕组织压迫所致。 表现:①一侧喉返神经损伤,大都引起声嘶,术后虽可由健侧声带代偿,但不能恢复其原有音色;②双侧喉返神经损伤,可导致失声或严重呼吸困难,甚至窒息。 注意:手术直接损伤喉返神经者,术中立即出现症状;因血肿压迫者则可在术后数日才出现症状	①双侧喉返神经损伤致失声或严重呼吸困难者,需立即做气管切开;②切断、缝扎引起者属永久性损伤,需要手术修复;③挫夹、牵拉、血肿压迫所致者为暂时性,一般可在 3~6 个月内逐渐恢复

续表

并发症	原因及表现	处理
喉上神经损伤	原因：多发生于处理甲状腺上极时，离腺体太远，分离不仔细和将神经与周围组织一同结扎所引起。 表现：①损伤外支会使环甲肌瘫痪，引起声带松弛、音调降低；②损伤内支则喉部黏膜感觉丧失，进食特别是饮水时容易误咽发生呛咳	一般经理疗后可自行恢复
手足抽搐	原因：因双侧甲状腺手术时误切甲状旁腺或其血液供给受破坏所致，血钙浓度下降。 表现：神经肌肉的应激性显著增高，面部、唇部或手足部的针刺样麻木感或抽搐，低钙击面征（Chvostek 征）与低钙束臂征（Trousseau 征）阳性	①症状轻者可口服葡萄糖酸钙或乳酸钙，抽搐发作时，立即静脉注射 10% 葡萄糖酸钙或氯化钙 10～20ml；②长期不能恢复者，可加服维生素 D_3；③对永久性损伤者，有条件时可行同种异体带血管的甲状腺-甲状旁腺移植术；④如发现被切甲状旁腺，应行自体旁腺移植
甲状腺危象	术后危象发生与术前准备不够、甲亢症状未能很好控制及手术应激有关	处理见下文甲状腺危象的治疗

2. 治疗 轻者口服补钾好转；严重者、有弛缓性瘫痪者必须静脉补液滴注氯化钾尽快缓解症状；出现呼吸肌瘫痪时及时采用辅助呼吸。甲亢控制后周期性瘫痪消失，甲亢复发时又复现。因此对甲亢的治疗应采用根除性治疗，即手术治疗或核素^{131}I治疗。

（八）甲状腺危象的诊断和治疗

1. 诊断 甲亢未控制时，由于感染、劳累、术前准备不充分、核素治疗后等，甲亢病情突然加剧，出现危及生命的状态，称甲状腺危象。甲亢症状加重、躁动、兴奋、厌食、恶心、呕吐、汗多、脉率120~159次/min、体温39℃以下为甲状腺危象前期。前期不予处理很快进入危象期，表现为：①体温39℃以上，大量出汗；②脉率>160次/min；③厌食、呕吐或有腹泻；④谵妄，甚至昏迷、抽搐。

个别老年患者表情淡漠、极度无力、恶病质、心动过缓，易发生昏迷，称为淡漠型甲状腺危象，临床易漏诊。

2. 治疗 危象需抢救治疗。

（1）PTU：首选。口服PTU 600mg，抑制甲状腺激素的合成。

（2）碘剂：服PTU后1~2小时再加用复方碘溶液，首剂30~60滴。

（3）普萘洛尔：降低周围组织对甲状腺素的反应。

（4）对症支持治疗：包括吸氧、物理降温，避免用水杨酸类。纠正水、电解质紊乱，抗感染，躁动不安时加用镇静剂或人工冬眠，监护心、肾功能和血压、微循环。

（5）氢化可的松或地塞米松：静脉滴注可加强应急反应能力。危象抢救时使用糖皮质激素是否必须尚存在争议。

【名师助记】

甲状腺功能亢进症高频考点：

1. 类型 以Graves病最常见。

2. 主要临床表现 甲状腺毒性症状、甲状腺肿大、甲状腺眼征。

3. 辅助检查

(1) FT_3、FT_4:能直接反映甲状腺功能状态。

(2) T_3:活性高,起主要生理作用。

(3) TSH:最敏感。

4. 药物治疗

(1) 丙硫氧嘧啶(PTU):首选。最主要的副作用是粒细胞减少。WBC$<3.0\times10^9$/L或中性粒细胞$<1.5\times10^9$/L时应停药处理;WBC$<4.0\times10^9$/L但中性粒细胞$>1.5\times10^9$/L时可减量,加用促进白细胞增生药。

(2) 复方碘溶液:可阻止甲状腺激素的释放。仅用于术前准备,减少出血和甲状腺危象。

5. 术后并发症

(1) 术后呼吸困难和窒息:多发生在术后48小时内,是术后最危急的并发症。

(2) 喉返神经损伤:声音嘶哑、失声、呼吸困难。

(3) 喉上神经损伤:损伤外支——音调降低;损伤内支——呛咳。

(4) 手足抽搐:误切甲状旁腺或其血供受损,血钙浓度下降致抽搐。

(5) 术后甲状腺危象:多因术前准备不足所致。

三、甲状腺功能减退症

甲状腺功能减退症简称甲减,是由各种原因引起的甲状腺激素合成、分泌或作用障碍所致的内分泌疾病。功能减退起始于胎儿期或新生儿期的称呆小病,因影响神经系统,尤其是可导致脑发育障碍,临床以严重智力低下伴聋哑为突出表现,同时有黏液性水肿、生长和发育障碍。

（一）病因

1. 原发性(甲状腺性)甲减　占临床甲减的90%，是甲状腺本身病变引起。

2. 继发性甲减　绝大多数是后天性的，主要由垂体肿瘤、垂体手术、垂体内或外照射、垂体卒中、Sheehan综合征所致。下丘脑性甲减多为累及下丘脑区的肿瘤、慢性炎症或肉芽肿性病变所致。罕见的单一TSH分泌不足也可继发甲减。

3. 甲状腺激素抵抗综合征　是一种少见的受体病。垂体激素和甲状腺激素合成及分泌正常，因外周组织器官对甲状腺激素不敏感，甲状腺激素不能发挥其效应，表现为甲减症候群，血中T_3、T_4水平正常甚至升高。

（二）临床表现

成年型甲减主要表现为代谢紊乱及脏器功能障碍，甲状腺激素替代治疗后可恢复。临床表现因甲状腺激素缺乏程度而异。

1. 一般表现　畏寒、乏力，表情淡漠、反应迟钝、动作缓慢，面色苍白，皮肤干粗、多皮屑，黏液性非凹性水肿，体重增加，眼睑水肿，鼻、唇、舌肥厚，声粗哑，毛发稀、脱落，指(趾)甲厚而脆，手、脚掌色黄。

2. 精神神经症状　记忆力、理解力、计算力、听力和智力均减退，严重时痴呆。可出现幻听、幻视、猜疑妄想、惊厥、昏睡、共济失调、步态不稳。

3. 循环系统　心悸、气短、心动过缓，但活动后心动过速；心脏扩大，心脏黏液性肿而心肌肥厚，心包积液；可有胸腔、腹腔、膝关节腔等多发性浆膜腔积液，下肢非凹性水肿。

4. 肌肉关节　肌力减退，收缩与松弛均弛缓，肌痛、肌痉挛、肌强直，可有腕管综合征。

5. 其他　食欲减退、肠蠕动减弱、顽固性便秘。

贫血，胃酸缺乏。性欲减退，男性阳痿；女性月经淋漓或闭经、不孕，严重者半数有自发泌乳。黏液性水肿者有睡眠呼吸暂停现象。

6. 黏液性水肿昏迷　发生于甲减病情发展的最严重阶段，很少见。常因寒冷、感染、镇静麻醉剂等诱发。多见于老年人，表现为严重嗜睡、厌食、低体温（<35℃）、呼吸浅而慢、心动过缓、血压下降、腱反射不能引出、四肢肌松弛，严重时可有昏迷、休克、呼吸衰竭、心肾功能不全，昏迷患者都有脑水肿，死亡率极高。

7. 亚临床甲减　临床无甲减的症状、体征，也有些患者有时有畏寒、便干或体重增加的主诉。血中甲状腺激素水平在正常范围，仅 TSH 水平持续高于正常，是最重要的诊断依据。

（三）诊断

1. 根据临床症状和体征，辅以甲状腺激素检测可诊断。实验室检查 TT_4、TT_3、FT_4、FT_3 及 rT_3 均低，仅 TSH 高为原发性甲减。TSH 升高先于 FT_4、TT_4 的下降，是原发性甲减最早的表现。

2. TSH 不高者，行 TRH 兴奋试验以鉴别是垂体性还是下丘脑性甲减，TSH 不能被兴奋为垂体性甲减。

3. 头颅 CT、MRI 等可用于病因鉴别。

（四）治疗

1. 甲状腺素替代治疗　无论何种原因的甲减，均需甲状腺激素替代治疗，永久性甲减应终生服药。治疗目标是甲减的症状和体征消失，血清 TSH、TT_4、FT_4 水平达到正常。长期维持剂量也同样是根据甲状腺激素和 TSH 测定结果确定。左甲状腺素钠（优甲乐）为首选药物，从小剂量开始，逐渐递增到合适剂量。甲减越严重，起始剂量越小，递增越慢，一般每 2~4 周增加一次。递增太快可能引发心绞痛甚至心肌梗死。

2. 病因治疗和对症治疗 继发性甲减时，常有垂体和下丘脑病变及症状，应同时治疗。

3. 黏液性水肿昏迷的处理 立即抢救治疗。甲减黏液性水肿患者坚持甲状腺素替代治疗是防止并发昏迷的关键。

【名师助记】

甲状腺功能减退症高频考点：

1. 病因 原发性占90%；继发性病变以垂体病变居多。起始于胎儿期或新生儿期的称为呆小病。

2. 临床表现 低代谢症候群——“慢、呆、肿”；内分泌系统表现——月经淋漓或闭经。

3. 黏液性水肿昏迷 主要由寒冷、感染、镇静麻醉剂等诱发。

4. 治疗 甲状腺素替代治疗，永久性甲减需终生服药。黏液性水肿患者需坚持甲状腺素替代治疗防治昏迷。

四、单纯性甲状腺肿

单纯性甲状腺肿也称非毒性甲状腺肿，指甲状腺功能基本正常的非肿瘤性、非炎症性甲状腺肿大。临床上有弥漫性和结节性两型。

1. 病因 缺碘是引起单纯性甲状腺肿的主要病因。可分为三类：①合成甲状腺激素原料（碘）缺乏；②体内甲状腺激素需要量增多；③甲状腺激素合成和分泌障碍。

2. 病理 初期甲状腺呈弥漫性肿大，可重达100g以上。缺碘时间延长，扩张的滤泡形成大小不等的结节，囊性变、纤维化，小部分可癌变等。

3. 临床表现 好发于女性，青春期多见。早期无明显症状，主要表现为不同程度的甲状腺肿大，多为弥漫性对称，表面光滑，质地柔软。后期发生多个结节，肿大加重，一般分Ⅰ、Ⅱ、Ⅲ度，可长入胸骨后，出现多种压迫症状。久病者可发生继发性甲亢。

4. 诊断　依据临床表现，B超检查结果，T_3、T_4、TSH水平测定正常可诊断。应了解是否伴发甲亢与癌变，必要时可行细针穿刺细胞学（FNAC）检查，确定是否伴发甲状腺癌。

5. 治疗

（1）青春期生理性甲状腺肿患者宜多食含碘丰富的食物，如海带、紫菜等。

（2）20岁以下弥漫性单纯性甲状腺肿患者可给予小量甲状腺素片，以抑制腺垂体TSH分泌，缓解甲状腺增生和肿大。

（3）应及时施行甲状腺双侧次全切除术的情况：①因气管、食管或喉返神经受压引起临床症状者；②胸骨后甲状腺肿；③巨大甲状腺肿影响生活和工作者；④结节性甲状腺肿继发功能亢进者；⑤甲状腺结节疑有恶变者或FNAC检查见癌细胞者。一般良性甲状腺结节不宜手术，以免过度治疗。

【名师助记】

单纯性甲状腺肿高频考点：

1. 主要病因　缺碘。

2. 临床表现　甲状腺分泌功能正常。肿大加重时可出现压迫症状。

3. 治疗

（1）生理性甲状腺肿（青春期、孕妇）：宜多食含碘丰富的食物，如海带、紫菜等。

（2）20岁以下弥漫性单纯性甲状腺肿患者可给予小量甲状腺素片。

五、甲状腺癌

（一）病理类型及临床-病理联系

甲状腺癌的病理类型及临床-病理联系见表3-9。

表 3-9 甲状腺癌的病理类型及临床-病理联系

特点	乳头状癌	滤泡状腺癌	未分化癌	髓样癌
发生率	约占 80%	约占 10%	约占 5%	约占 5%
好发年龄	30~45 岁女性	50 岁左右中年人	老年人	中年人
恶性程度	低	中	高	中
生长特点及转移方式	发展缓慢，肿瘤可为多中心性，部分累及双侧甲状腺。较早出现颈淋巴结转移	肿瘤生长较快，经血运转移到肺、肝、骨及中枢神经系统	早期有颈淋巴结转移，还可经血运向肺、骨远处转移	来源于滤泡旁细胞（C 细胞），分泌降钙素，可兼有颈淋巴结侵犯和血行转移
预后	好	较好	差，存活期短	较差

（二）临床表现

1. 共同表现　甲状腺内发现单个结节，质地硬，无痛，表面不平。

2. 未分化癌表现　短期内出现上述症状，除肿块增长明显外，还有侵犯周围组织的特征。晚期可发生声音嘶哑，呼吸、吞咽困难，交感神经受压引起 Horner 综合征，侵犯颈丛出现耳、枕、肩等处疼痛，局部淋巴结及远处器官转移等表现。

3. 髓样癌　常合并家族史，出现腹泻、颜面潮红和低血钙表现。应排除Ⅱ型多发性内分泌腺瘤病（MEN-Ⅱ）。

4. 临床分期　国际抗癌联盟提出的 TNM 分期在不断改进。分化型（乳头状、滤泡状）甲状腺癌患者的年龄在分期中起十分重要的作用，将分界定为诊断时年龄 55 岁，两组患者的预后明显不同。<55 岁者只分Ⅰ、Ⅱ期；≥55 岁者分Ⅰ、Ⅱ、Ⅲ、Ⅳ期。也有划分为低危组和高危组。未分化癌均为Ⅳ期。髓样癌分期与分化型癌 55 岁以上者相似。

（三）治疗

术前做 B 超引导下 FNAC 检查或术中冰冻切片确诊甲状腺癌。治疗应以手术根治性切除肿瘤为主，辅助应用核素、甲状腺激素及放射（外照射）治疗等个体化综合治疗。

1. 手术治疗　包括甲状腺原发灶及颈淋巴结转移灶的处理。

（1）原发灶治疗：因患者年龄、肿瘤病理、分期、低危、高危（一般大于 45 岁、肿瘤大于 2cm，侵出甲状腺包膜、颈淋巴结转移为高危）而异。具体原则：①对低危组或Ⅰ期患者采用腺叶及峡部切除，若切缘无肿瘤，即可达到治疗目的；②对高危组、Ⅱ期、Ⅲ期分化型癌及髓样癌患者采取患侧腺叶全切除、对侧腺叶次全切除术（近全切除术）为宜；③甲状腺全切除术适用于双侧、多灶或Ⅲ期、Ⅳ期分化型癌，复发癌及有远处转移需行^{131}I 治疗者；④未分化癌治疗以外放射与化疗为主，若有压迫症状也应手术切除。

（2）颈淋巴结转移灶手术：按其分期，可依转移而定。一般对低危组患者，手术时未触及肿大淋巴结，无转移者可不做颈淋巴结清扫；如发现Ⅵ区有肿大淋巴结，应切除后做快速病理检查，证实为淋巴结转移者，选做Ⅱ~Ⅵ区颈淋巴结清扫术或改良颈淋巴结清扫术，即保留胸锁乳突肌、颈内静脉及副神经的功能性颈淋巴结清扫术。对高危组患者应做改良颈淋巴结清扫术；若病期较晚，颈淋巴结受侵范围广泛者，应做传统颈淋巴结清扫术。

2. 内分泌治疗　甲状腺癌做近全或全切除者应终身服用甲状腺素片，以治疗甲状腺功能减退。乳头状癌和滤泡状腺癌均有 TSH 受体，故应予左甲状腺素钠抑制治疗。一般剂量为 50~150μg，保持 TSH 在低水平，低危组 TSH 在 0.5~0.1mIU/L，高危组 TSH 应小于 0.1mIU/L 但不引起甲亢，同时应补充钙剂和维生素 D，并定期测定血浆 FT_3、FT_4 和 TSH，以此调整用药剂量。治疗应在 10 年以上。

3. 放射性核素治疗　对乳头状癌、滤泡状腺癌有转移者，术后应用^{131}I 治疗。

4. 放射（外照射）治疗　主要于确诊的甲状腺未分化癌，或无法切除的残留灶。

【名师助记】

甲状腺癌高频考点：

1. 特点　甲状腺内有质地硬而固定、表面不平的单个结节，腺体在吞咽时上下移动性小。最常见的病理类型为乳头状癌。

2. 重要检查　FNAC 检查。

3. 治疗　①对低危组或Ⅰ期患者采用腺叶及峡

部切除,若切缘无肿瘤,即可达到治疗目的;②对高危组、Ⅱ期、Ⅲ期分化型癌及髓样癌患者采取患侧腺叶全切除、对侧腺叶次全切除术(近全切除术)为宜;③甲状腺全切除术适用于双侧、多灶或Ⅲ期、Ⅳ期分化型癌,复发癌及有远处转移需行^{131}I治疗者;④未分化癌治疗以外放射与化疗为主,若有压迫症状也应手术切除。

【仿真自测】

1. 与Graves病发病有关的是
   A. TG　B. TSH
   C. TH　D. TSAb(TSH受体抗体)
   E. TSBAb
2. 关于TSAb的意义,下列叙述不正确的是
   A. 用于诊断Graves病
   B. 判断疾病是否处于活动期
   C. 判断Graves病复发与否
   D. 能否停药的指标
   E. 手术指征
3. 女,59岁。乏力伴心悸、多汗、手颤、易饿3个月,脾气暴躁。每天大便4~5次,不成形。体重下降6.0kg。查体:甲状腺Ⅱ度肿大、质软,心率110次/min,律齐,心音有力。该患者最可能的诊断是
   A. 1型糖尿病　B. 溃疡性结肠炎
   C. 2型糖尿病　D. 更年期综合征
   E. 甲状腺功能亢进症
4. 单纯性突眼的Stellwag征是指
   A. 瞬目减少　B. 眼球突出
   C. 眼球辐辏不良　D. 上眼睑挛缩
   E. 额纹减少

[答案] 1. D　2. E　3. E　4. A

5. Graves 病的典型临床表现有
   A. 基础代谢率升高,甲状腺肿
   B. 基础代谢率升高,突眼,甲状腺肿
   C. 突眼,甲状腺肿,心率加快
   D. 突眼,甲状腺肿,多食,消瘦
   E. 高代谢综合征,甲状腺肿,眼征
6. 下列检查结果不符合 Graves 病诊断的是
   A. 摄^{131}I 率 3 小时 4%,24 小时 15%
   B. TSAb 阳性
   C. TgAb 和 TPOAb 阳性
   D. TSH 降低
   E. rT_3 升高
7. 以下描述正确的是
   A. TT_3 活性最高
   B. TT_4 活性最高
   C. FT_3 活性最高
   D. FT_4 活性最高
   E. rT_3 活性最高
8. 抗甲状腺药停药的关键指征是
   A. T_3、T_4 正常
   B. WBC 低于 $3.0\times10^9/L$ 或中性粒细胞低于 $1.5\times10^9/L$
   C. TSH 正常
   D. rT_3 正常
   E. 临床甲亢症状消失

[答案] 5. E 6. A 7. C 8. B

9. 下列关于丙硫氧嘧啶(PTU)的叙述错误的是
   A. 抑制甲状腺激素合成
   B. 抑制 T_4 转变为 T_3
   C. 抑制 T_3 转变为 T_4
   D. 有轻度免疫抑制作用
   E. 适于甲状腺危象

10. 甲亢治疗方法中,最易引起甲状腺功能减退的是
   A. 丙硫氧嘧啶
   B. 他巴唑
   C. 放射性^{131}I 治疗
   D. 手术次全切除甲状腺
   E. 复方碘溶液

11. 下述甲状腺疾病必须手术治疗的是
   A. 结节性甲状腺肿,并发甲亢
   B. 轻度原发性甲亢
   C. 青春期甲状腺肿
   D. 妊娠后期甲状腺肿
   E. 青少年甲亢

12. 患者于抗甲亢药物减药期发生妊娠,希望保胎,下列治疗措施正确的是
   A. 立即行甲状腺手术
   B. 继续药物治疗,待妊娠中期行甲状腺手术
   C. 放射性核素治疗
   D. 加大药物治疗剂量,防止甲亢加重影响胎儿发育
   E. 继续药物治疗,待妊娠后期行甲状腺手术

[答案] 9. C 10. C 11. A 12. B

13. 关于甲亢患者术前准备服用碘剂的作用,下列叙述错误的是
 A. 抑制甲状腺素的合成
 B. 使甲状腺缩小变硬
 C. 抑制甲状腺素释放
 D. 可以减少甲状腺的血流量
 E. 抑制蛋白水解酶,减少甲状腺球蛋白的分解

14. 女,36 岁。发现颈部包块 2 年,包块逐渐增大,无甲亢表现,目前有憋闷感。查体:右侧甲状腺可触及 4cm×3cm 包块,光滑,质韧,随吞咽上下移动,无压痛,未触及肿大淋巴结。核素扫描:甲状腺右叶温结节。建议手术治疗,最主要的依据是
 A. 易发生继发感染
 B. 用力后包块易破裂
 C. 可继发甲亢
 D. 有压迫症状
 E. 易发生恶变

15. 女,28 岁。甲状腺肿大 3 年。性情急躁、怕热、多汗、心悸,食欲强但消瘦,有哮喘病史。拟行手术治疗,其术前药物准备措施应首选的是
 A. 单用复方碘剂
 B. 单用硫脲类药物
 C. 先用硫脲类药物,后用复方碘剂
 D. 单用普萘洛尔
 E. 应用普萘洛尔+硫脲类药物

[答案] 13. A 14. D 15. C

16. 60岁甲亢患者，甲状腺Ⅲ度肿大，高代谢症状严重，肝、肾功能正常。首选的治疗措施为
   A. 立即手术
   B. 立即行^{131}I治疗
   C. 复方碘溶液治疗2周后手术
   D. 抗甲状腺药物控制症状后手术
   E. 抗甲状腺药物长期治疗
17. Graves病患者手术治疗最常见的并发症是
   A. 白细胞数降低
   B. 甲状腺功能减退症
   C. 出血、感染
   D. 肝功能损害
   E. 发热
18. 甲状腺大部切除术后48小时内，需注意的最危急的并发症为
   A. 喉上神经内支损伤
   B. 喉返神经单侧损伤
   C. 手足抽搐
   D. 呼吸困难和窒息
   E. 甲状腺危象
19. 巨大甲状腺肿患者，气管插管全麻下手术，历时7小时。术后发现患者烦躁不安，口唇发绀，不能说话，呼吸极度困难，脉搏130次/min，血压160/100mmHg。检查切口无肿胀，引流管内仅少许陈旧性血液。此患者的手术并发症是
   A. 甲状腺危象
   B. 双侧喉上神经损伤
   C. 出血致气管受压
   D. 甲状旁腺受损
   E. 双侧喉返神经损伤

［答案］16. D　17. C　18. D　19. E

20. 以下不是甲状腺危象诱发因素的是
   A. 精神刺激
   B. 急性感染
   C. 重症患者用硫脲类药物治疗
   D. 重症患者用^{131}I 治疗
   E. 重症患者手术治疗
21. 预防甲状腺功能减退症黏液性水肿昏迷的关键是
   A. 坚持甲状腺素替代治疗
   B. 水摄入量不宜过多
   C. 禁用镇静、安眠药
   D. 增强免疫力
   E. 避免过度劳累
22. 甲状腺癌预后最好的病理类型是
   A. 未分化癌
   B. 乳头状癌
   C. 髓样癌
   D. 鳞状细胞癌
   E. 滤泡状腺癌
23. 女,27 岁。发现甲状腺结节 3 个月,近 1 个月来出现 Horner 综合征。喉镜检查发现右侧声带麻痹。最可能的诊断是
   A. 重度甲亢
   B. 甲状腺腺瘤并发囊内出血
   C. 结节性甲状腺肿恶变
   D. 桥本甲状腺炎
   E. 甲状腺癌

［答案］20. C　21. A　22. B　23. E

第四节 糖 尿 病

【自测摸底】

1. 若诊断临床糖尿病，应首先选择的检查是
   A. 尿糖
   B. 空腹血糖
   C. 糖化血红蛋白
   D. 口服糖耐量试验
   E. 空腹胰岛素测定
2. 男，40岁。体检发现空腹血糖升高2个月。2次查空腹血糖分别为7.8mmol/L、7.4mmol/L，无口干、多饮、多食、多尿、体重下降。查体：身高170cm，体重90kg，BMI 31.1，余无异常。实验室检查：HbA1c 7.8%。药物治疗2个月后，空腹血糖降至6.2mmol/L，餐后2小时血糖9～10mmol/L。拟采用药物联合治疗，首选的治疗药物是
   A. 罗格列酮　　B. 格列苯脲
   C. 胰岛素　　D. 二甲双胍
   E. 阿卡波糖

【名师精讲】

一、胰岛的解剖和生理

（一）胰岛的解剖

胰岛由弥散分布在胰腺中的许多细胞团所组成，主要有四种不同的内分泌细胞，即β、α、δ及PP细胞。β细胞分泌胰岛素，α细胞分泌胰高血糖素。

（二）胰岛素的生理作用

1. 对血糖代谢的调节　胰岛素是体内唯一降血糖的激素。血糖浓度升高时，胰岛素可以促进肝细胞和肌细胞摄取葡萄糖，使全身各个组织加速摄取和储

存葡萄糖。胰岛素缺乏时糖不能被贮存利用。

2. 对脂肪代谢的调节 胰岛素不仅对脂肪合成和贮存起着非常重要的作用,还能促进葡萄糖进入脂肪细胞。胰岛素抑制激素敏感性脂肪酶的活性,进而抑制脂肪分解。胰岛素缺乏不仅引起糖尿病,而且还可造成脂类代谢的严重紊乱、血脂升高,引起动脉硬化,并常导致心血管和脑血管系统的严重疾病。

3. 对蛋白质代谢的调节 胰岛素能促进氨基酸进入细胞,直接作用于核糖体,促进蛋白质的合成,并能抑制蛋白质分解。

二、糖尿病

(一)定义

糖尿病是由遗传和环境因素相互作用所引起的以血中葡萄糖水平长期升高为基本特征的代谢性疾病。因胰岛素分泌和/或胰岛素作用的缺陷,引起碳水化合物、蛋白质和脂肪等代谢异常。久病可引起多系统损害,导致血管、心脏、神经、肾脏、眼底等组织器官的慢性并发症,病情严重或应激时可发生糖尿病酮症酸中毒和糖尿病非酮症高渗性昏迷等急性并发症。

(二)临床表现

1. 一般症状 多尿、多饮、多食和体重减轻,常伴有软弱、乏力,许多患者有皮肤瘙痒。1 型糖尿病起病较急,病情较重,症状明显;2 型糖尿病起病缓慢,病情较轻,症状不明显,甚至无任何症状。

2. 代谢综合征 是一组以肥胖、高血糖、血脂异常和高血压等聚集发病,严重影响机体健康的临床综合征,在代谢上相互关联的危险因素直接促进了动脉硬化性心血管疾病的发生,也增加了 2 型糖尿病的发生风险。

3. 糖尿病并发症表现 包括慢性并发症和急性并发症(表 3-10)。慢性并发症可累及全身各器官,如各种感染、血管病变、神经病变、眼部病变，少数患者以糖尿病酮症酸中毒或糖尿病非酮症高渗性昏迷等急性并发症为首发表现。

表 3-10　糖尿病并发症表现

类型	并发症表现	
急性并发症	糖尿病酮症酸中毒、高渗性高血糖综合征、乳酸酸中毒	
慢性并发症	大血管并发症	大、中动脉粥样硬化，如冠心病、脑血管病、肾动脉硬化
	微血管并发症	糖尿病性视网膜病变、糖尿病性肾病
	糖尿病神经病变	周围神经病变、中枢神经病变、自主神经病变
	糖尿病足	足部畸形、溃疡、坏疽
	糖尿病皮肤病变	非特异性病变
	感染	肾盂肾炎、膀胱炎、疖、痈，以及真菌、结核感染等

（三）糖尿病诊断和分型

1. 糖尿病诊断　血糖升高是诊断糖尿病的主要依据，应注意单纯空腹血糖正常不能排除糖尿病的可能性，应加测餐后血糖，必要时应做葡萄糖耐量试验（OGTT）。血糖应取静脉血浆用葡萄糖氧化酶法测定，静脉血浆葡萄糖浓度比全血血糖浓度高约 15%。OGTT 的葡萄糖负荷量成人为 75g；儿童为 1.75g/kg，总量不超过 75g。服糖前及服糖后 30、60、120、180 分钟测定血糖。尿糖阳性是诊断糖尿病的重要线索，但尿糖不作为糖尿病诊断指标。

(1) 空腹血浆葡萄糖(FPG):FPG<6.1mmol/L(110mg/dl)为正常,6.1~<7.0mmol/L(110~<126mg/dl)为空腹血糖受损(IFG),≥7.0mmol/L(126mg/dl)为糖尿病,需于另一天检测再次证实。

(2) OGTT 中 2 小时血浆葡萄糖(2hPPG):2hPPG<7.8mmol/L(140mg/dl)为正常,7.8~<11.1mmol/L(140~<200mg/dl)为糖耐量减低(IGT),≥11.1mmol/L(200mg/dl)为糖尿病,需于另一天检测再次证实。

(3) 糖尿病的诊断标准:糖尿病症状+随机血糖≥11.1mmol/L(200mg/dl),或 FPG ≥ 7.0mmol/L(126mg/dl),或 OGTT 中 2hPPG ≥ 11.1mmol/L(200mg/dl)。症状不典型者,需于另一天检测再次证实,不主张做第三次 OGTT。

2. 糖尿病分型　糖尿病分为四种类型,即 1 型糖尿病、2 型糖尿病、其他特殊类型糖尿病和妊娠糖尿病。

(1) 1 型糖尿病:患者有胰岛 β 细胞破坏,引起胰岛素绝对缺乏,有酮症酸中毒倾向。可发生于任何年龄,但多见于青少年。起病急,代谢紊乱症状明显,患者需注射胰岛素以维持生命。有免疫介导和特发性两种亚型。免疫介导糖尿病常有一种或多种自身抗体存在,如胰岛细胞抗体(ICA)、胰岛素自身抗体(IAA)和谷氨酸脱羧酶 65(GAD65)抗体等。

(2) 2 型糖尿病:可发生于任何年龄,但多见于成年人,患者大部分超重或肥胖。以胰岛素抵抗为主伴胰岛素分泌不足,或胰岛素分泌不足为主伴或不伴胰岛素抵抗。患者在疾病初期大多不需要胰岛素治疗。通常无酮症酸中毒倾向,但在感染等应激情况下,也可诱发酮症酸中毒。2 型糖尿病的遗传易感性较 1 型糖尿病强。由于高血糖发展缓慢,许多患者早期因无典型症状而未能引起足够注意,至发现糖尿病时已有大血管和微血管病变发生。

1 型糖尿病与 2 型糖尿病的鉴别见表 3-11。

表 3-11 1 型糖尿病与 2 型糖尿病的鉴别

鉴别要点		1 型糖尿病	2 型糖尿病
起病年龄		多见于青少年	多见于成年人
起病方式		多急剧	缓慢而隐袭
起病时患者体重		多正常	多超重或肥胖
"三多一少"症状		最典型	不典型,无明显症状
急性并发症		酮症倾向大,且发生酮症酸中毒	酮症倾向小,老年人易发生高渗高血糖综合征
慢性并发症	肾病	主要死因	较少
	心血管疾病	较少	主要死因
	脑血管疾病	较少	较多
胰岛素 C 肽释放试验		低平或缺乏	峰值延迟或不足
胰岛素治疗及反应		依赖外源性胰岛素生存	生存不依赖胰岛素,应用时可发生胰岛素抵抗

(3) 其他特殊类型糖尿病:此类型糖尿病按病因和发病机制分为八种亚型。①β 细胞功能遗传性缺陷;②胰岛素作用遗传性缺陷;③胰腺外分泌疾病;④内分泌疾病;⑤药物和化学品所致糖尿病;⑥感染所致糖尿病;⑦不常见的免疫介导糖尿病;⑧其他与糖尿病相关的遗传综合征。

(4) 妊娠糖尿病:指妊娠期初次发现的 IGT 或糖尿病,原来已有糖尿病而现在合并妊娠者不包括在内。

产后血糖正常者应在分娩后6周做OGTT,重新评估糖代谢状况并进行终身随访。

(四)糖尿病急性并发症

1. 糖尿病酮症酸中毒 糖尿病病情加重,脂肪分解加速,产生大量乙酰乙酸、β-羟丁酸和丙酮,三者统称为酮体。当酮体超过机体的氧化能力时,血中酮体升高并从尿中排出,称为糖尿病酮症。乙酰乙酸、β-羟丁酸为强有机酸,大量消耗体内储备碱,当超过机体酸碱平衡的调节能力,发生代谢性酸中毒,称为糖尿病酮症酸中毒。

(1) 诱因:1型糖尿病有发生糖尿病酮症酸中毒倾向;2型糖尿病在一定诱因作用下也会发生糖尿病酮症酸中毒,常见的诱因有感染、胰岛素治疗中断或不适当减量、饮食不当、创伤、手术、妊娠和分娩,但有时可无明显诱因。

(2) 临床表现

1) 症状:早期糖尿病症状加重,随后出现食欲减退、恶心、呕吐、腹痛、呼吸深大、呼气中有烂苹果味。随着病情进一步发展,出现明显失水、尿量减少、血压下降、意识模糊、嗜睡以至昏迷。

2) 实验室检查:尿糖、尿酮体均呈强阳性。血糖明显升高,多数为16.7~33.3mmol/L。血酮体定量检测多在4.8mmol/L以上。CO_2结合力降低,轻者为13.5~18.0mmol/L,重者在9.0mmol/L以下,血pH<7.35。治疗前血钾正常或偏低,尿少时升高,治疗后可出现低血钾,严重者发生心律失常。血钠、血氯降低,血尿素氮和肌酐升高。

(3) 治疗:对单纯酮症,根据血糖、尿糖调整胰岛素剂量,给予输液,并持续至酮症消失。对糖尿病酮症酸中毒应立即抢救,根据以下原则结合实际情况灵活运用。

1）输液：早期、迅速补液是关键。立即静脉滴注生理盐水或复方氯化钠溶液，如无心功能不全，开始2~4小时内输1 000~2 000ml，以后根据血压、心率、尿量、外周循环状态决定补液量及速度，一般每4~6小时输1 000ml，第1个24小时总输液量为4 000~5 000ml，严重失水者可达6 000~8 000ml。如有低血压或休克，快速补液不能提升血压，可适当输胶体溶液并辅以其他抗休克措施。

2）胰岛素治疗：小剂量胰岛素治疗方案[0.1U/(kg·h)]有简便、有效、安全等优点，较少引起脑水肿、低血糖、低血钾。普通胰岛素加入输液（生理盐水）中按0.1U/(kg·h)输注，治疗过程中，每1~2小时检测尿糖、尿酮，每2~4小时检测血糖、血钾、血钠等。开始治疗2小时后如血糖无肯定下降，提示患者对胰岛素敏感性差，胰岛素用量可适当加大。当血糖降至14.0mmol/L左右时，改输5%葡萄糖溶液，并加入胰岛素，可按每3~4g葡萄糖加1U或2~4U/h胰岛素输注。尿酮体消失后，根据患者病情及进食情况，逐渐恢复规则的胰岛素皮下注射治疗。

3）纠正酸中毒：轻症者经上述处理后可逐步纠正失钠和酸中毒，不必补碱。重症者如血pH<7.1，碳酸氢根<5mmol（相当于CO_2结合力4.5~6.7mmol/L），可少量补充等渗碳酸氢钠溶液。应注意，如补碱过多或过快，有加重细胞缺氧和诱发脑水肿的危险。

4）纠正电解质紊乱：糖尿病酮症酸中毒多有不同程度的缺钾，但由于失水和酸中毒，治疗前血钾数值不能反映真正血钾情况。经输液、胰岛素治疗和纠正酸中毒后，血钾常明显下降。若治疗前血钾正常，尿量在40ml/h以上，可在输液和胰岛素治疗后开始补钾。若尿量<30ml/h，宜暂缓补钾，待尿量增加后再补。如治疗前血钾水平高于正常，暂不补钾。

5）针对诱因和并发症治疗：积极寻找和去除诱因，抗感染，抗休克，防止心力衰竭和心律失常，及时处理可能发生的肾衰竭和脑水肿等。如无特殊情况，应鼓励患者进食。

2. 高渗高血糖综合征 又称高渗高血糖状态及糖尿病非酮症高渗性昏迷。多见于50~70岁的中、老年人，多数患者无糖尿病病史或仅有轻度糖尿病症状。

（1）诱因：常见诱因有感染、急性胃肠炎、胰腺炎、脑血管意外、严重肾脏疾病、大量进甜食或含糖饮料、不合理限制水分，以及使用某些药物如糖皮质激素、免疫抑制剂、噻嗪类利尿剂等。有时在病程早期因误诊而输入葡萄糖溶液，或因口渴而大量饮用含糖饮料可促使病情恶化。

（2）临床表现

1）症状：起病时有多尿、多饮，但多食不明显。随着失水情况逐步加重，逐渐出现神经精神症状，如嗜睡、幻觉、定向障碍、偏盲、上肢拍击样粗震颤、癫痫样抽搐，甚至昏迷。

2）实验室检查：突出表现为血糖明显升高，常在33.3mmol/L以上，通常为33.3~66.6mmol/L；血钠可达155mmol/L以上，血尿素氮及肌酐升高，血浆渗透压一般在350mmol/L以上。尿糖强阳性，但无酮症或较轻。

（3）治疗：与糖尿病酮症酸中毒治疗原则基本相同。嘱患者饮水或胃管给水。可先静脉输生理盐水1 000~2 000ml，再根据血钠和渗透压结果决定输入量，如血浆渗透压仍>350mmol/L，血钠>155mmol/L，可考虑输注0.45%氯化钠溶液，但有诱发脑水肿及溶血的可能。当渗透压降至330mmol/L时，应改输等渗溶液。胰岛素用法同糖尿病酮症酸中毒。

糖尿病酮症酸中毒与高渗高血糖综合征的鉴别见表3-12。

表 3-12　糖尿病酮症酸中毒与高渗高血糖综合征的鉴别

鉴别要点	糖尿病酮症酸中毒	高渗高血糖综合征
特点	呼吸深大,烂苹果味	中、老年人,多数患者无糖尿病病史或仅有轻度糖尿病症状
血糖	16.7~33.3mmol/L	33.3~66.6mmol/L
尿酮	强阳性	阴性、弱阳性
酸中毒	有	无(血压可低)
血钠、渗透压	正常或稍高	升高,血钠>155mmol/L
治疗	①补液:立即静脉滴注生理盐水或复方氯化钠溶液;②小剂量胰岛素治疗方案:0.1U/(kg·h);③补碱指征:pH<7.1,碳酸氢根<5mmol,可少量补充等渗碳酸氢钠溶液;④尿量 40ml/h 以上,可在输液和胰岛素治疗后开始补钾	

(五)糖尿病慢性并发症

糖尿病慢性并发症可累及全身各重要器官,其病理基础为血管病变,分为大血管病变和微血管病变两种类型。大血管病变包括冠状动脉粥样硬化性心脏病、脑血管病和外周血管病等,微血管病变包括糖尿病肾病和糖尿病视网膜病变。

1. 大血管病变　心、脑血管疾病是 2 型糖尿病最主要的死亡原因。糖尿病大血管病变的防治措施除降血糖外,还包括控制肥胖,保持血压正常,改善血脂异常,抗血小板治疗,戒烟和限制酒精摄入。

2. 糖尿病肾病　是 1 型糖尿病死亡的主要原因。糖尿病肾病的发生发展分为五期,各期临床表现见表 3-13。

防治措施:严格代谢控制可防止或延缓临床肾病

的发生。减少蛋白质摄入量对早期肾病及肾功能不全均有利。抗高血压治疗可延缓肾小球滤过率的下降速度，早期肾病应用 ACEI 和 ARB 有利于肾脏保护，减轻蛋白尿。

表 3-13 糖尿病肾病分期及各期临床表现

分期	临床表现
Ⅰ期	为糖尿病初期。肾脏体积增大但结构正常，肾小球滤过率升高，肾小球入球小动脉扩张，肾小球内压力增加
Ⅱ期	肾小球毛细血管基底膜增厚，尿白蛋白排泄率（AER）多数在正常范围，或呈间歇性增高（如运动后）。病变属于可逆性
Ⅲ期	早期肾病。出现微量白蛋白尿，即 AER 持续在 20～200μg/min（正常人<10μg/min）。无肾病的症状和体征
Ⅳ期	临床肾病。尿蛋白逐渐增多，AER>200μg/min，即尿白蛋白排出量>0.3g/24h，相当于尿蛋白总量>0.5g/24h，肾小球滤过率下降，肾功能逐渐减退。可伴有水肿和高血压
Ⅴ期	尿毒症。多数肾单位闭锁，AER 降低，血清肌酐、尿素氮升高。血压升高

3. 糖尿病神经病变

（1）周围神经炎：最常见，表现为对称性肢端感觉异常，下肢较上肢重，分布如袜子或手套状，伴麻木、刺痛、灼热感或踩棉垫感，后期有运动神经受累，肌力及肌张力减低，肌萎缩。

（2）自主神经病变：常见，影响胃肠、心血管、泌尿系统和性器官，引起胃瘫、腹泻、直立性低血压、尿失禁或尿潴留、阳痿等。单一神经病变主要累及脑神经

（如动眼神经麻痹），较少见。

4. 糖尿病视网膜病变　按眼底改变可分六期，各期特征见表 3-14。

表 3 14　糖尿病视网膜病变分期及各期特征

分期		特征
早期非增殖性视网膜病变	Ⅰ期	微血管瘤（20 个以下），可有出血
	Ⅱ期	微血管瘤增多，出血并有硬性渗出
	Ⅲ期	出现棉絮状软性渗出
晚期增殖性视网膜病变	Ⅳ期	新生血管形成，玻璃体积血
	Ⅴ期	机化物增生
	Ⅵ期	继发性视网膜脱离，失明

防治措施：严格控制糖尿病是防治视网膜病变的基本措施，应努力使空腹血糖及餐后血糖接近正常水平。若从糖尿病初期就能始终严格控制血糖，可显著推迟视网膜病变的发生与发展。应用口服降糖药的患者，若视网膜病变进展迅速或已进入增殖期，应及早改用胰岛素治疗。对视网膜血管渗漏及视神经乳头出现新生血管者应尽早行激光治疗，争取保存视力。

5. 糖尿病足　糖尿病患者因末梢神经病变、下肢供血不足及细菌感染等引起足部溃疡和肢端坏疽等病变，称为糖尿病足。应强调预防，防止外伤、感染，积极治疗末梢神经病变。

6. 感染　除糖尿病足与感染有关，其他感染也常见，如皮肤化脓性感染（疖、痈）、肺结核、肾盂肾炎、胆道感染、齿槽脓肿和真菌感染（足癣、甲癣、体癣、阴道炎)等。

（六）综合防治

1. 原则　强调早期治疗、长期治疗、综合治疗和个体化治疗原则。

2. 治疗目标　2 型糖尿病的综合控制目标见表 3-15。

表 3-15　2 型糖尿病综合控制目标
[《中国 2 型糖尿病防治指南（2017 年版）》]

检测指标	目标值	检测指标	目标值
血糖/(mmol·L^{-1})		体重指数/(kg·m^{-2})	<24
空腹	4.4~7.0		
非空腹	≤10.0	尿白蛋白/尿肌酐/(mg·$mmol^{-1}$)(mg·g^{-1})	
HbA1c/%	<7.0		
血压/mmHg	<130/80	男性	<2.5(22)
HDL-C/(mmol·L^{-1})		女性	<3.5(31)
男性	>1.0		
女性	>1.3	或:尿白蛋白排泄率/(μg·min^{-1})	<20(30mg/24h)
TG/(mmol·L^{-1})	<1.7		
LDL-C/(mmol·L^{-1})		每周主动有氧活动时间/min	≥150
未合并ASCVD	<2.6		
合并 ASCVD	<1.8		

注:ASCVD,动脉粥样硬化性心血管疾病。

3. 治疗措施　包括控制饮食,减轻和避免肥胖,适当运动,戒烟,合理应用降糖、降压、调脂、抗凝等药物。对患者进行糖尿病知识教育,使其掌握必要的知识,树立正确的态度,积极主动地配合治疗。糖尿病患者应掌握血糖自我监测和胰岛素注射方法,定期系统监测病情,及时调整治疗,治疗过程中要避免血糖过度波动和低血糖发生。

（七）口服降糖药治疗

2 型糖尿病在单纯饮食控制后血糖水平仍高时，可加用口服降糖药。目前常用口服降糖药有双胍类、磺酰脲类、α-葡糖苷酶抑制剂和胰岛素增敏剂等（表 3-16）。

1. 双胍类药物

（1）药理作用：主要通过减少肝脏葡萄糖的输出而降低血糖。

（2）适应证：双胍类药物有降低体重的趋势，尤其适用于肥胖或超重的 2 型糖尿病患者。目前主张对新诊断的 2 型糖尿病患者首先应用双胍类药物，如单用双胍类药物有一定效果但又未达到良好控制，可与其他降糖药物联合应用。1 型糖尿病患者在使用胰岛素治疗的基础上如血糖波动较大，加用双胍类药物有利于稳定病情。单用双胍类药物不发生低血糖，但与胰岛素或促分泌剂联合应用时，有增加低血糖的危险。

（3）禁忌证：肝肾功能不全、低血容量性休克、1 型糖尿病患者不宜单独使用。

（4）常用药物：二甲双胍，常用剂量为 500～2 000mg/d，分 2～3 次口服。

（5）不良反应：①胃肠道反应，如恶心、呕吐、腹泻等，最常见；②乳酸性酸中毒，最严重；③偶有过敏反应，表现为皮肤红斑、荨麻疹。

2. 磺酰脲类药物

（1）药理作用：与胰岛 β 细胞表面的受体结合，促进胰岛素分泌，其降血糖作用有赖于尚存的一定数量有功能的胰岛 β 细胞。

（2）适应证：非肥胖的 2 型糖尿病一线药物。

表 3-16 常用降糖药

药物种类	代表药物	作用机制	适应证	不良反应
双胍类	二甲双胍	减少肝脏葡萄糖的输出，增加外周组织对葡萄糖的利用	肥胖或超重的 2 型糖尿病患者	胃肠道反应、乳酸性酸中毒
磺酰脲类	格列本脲、格列齐特	促进胰岛素分泌	非肥胖的 2 型糖尿病患者	低血糖
格列奈类	瑞格列奈、那格列奈	促进胰岛素分泌	餐后高血糖患者	低血糖
α-葡糖苷酶抑制剂	阿卡波糖、伏格列波糖	延缓碳水化合物的吸收，降低餐后高血糖	餐后高血糖为主要表现的患者	胃肠道反应
噻唑烷二酮类	吡格列酮	胰岛素增敏剂	以胰岛素抵抗为主的 2 型糖尿病患者	水肿、体重增加

(3) 禁忌证:不适用于1型糖尿病和2型糖尿病中合并严重感染、酮症酸中毒、高渗性昏迷、进行大手术、妊娠、伴有肝肾功能不全者。

(4) 常用药物:格列本脲、格列齐特、格列吡嗪、格列喹酮和格列美脲等,治疗应从小剂量开始。如用药初期能有效控制血糖,但在治疗一段时间后逐渐失效,称为继发性治疗失效。经纠正可消除诱因(如应激、伴发病等因素)后,血糖仍未能良好控制者,应改用胰岛素或加用胰岛素联合治疗。

(5) 不良反应:以低血糖为常见,其发生与剂量过大、未进食或饮食不配合、使用长效制剂或同时应用增强其降糖作用的药物有关。其他较少见的不良反应有胃肠道反应、药疹、肝肾功能异常、白细胞减少等。

3. 格列奈类药物

(1) 药理作用:为非磺酰脲类促胰岛素分泌剂,主要通过刺激胰岛素的早期分泌降低餐后血糖,其特点为吸收快、起效快、作用时间短。

(2) 适应证:2型糖尿病早期餐后高血糖或者以餐后高血糖为主要表现的老年患者。

(3) 禁忌证:同磺酰脲类药物。

(4) 常用药物:瑞格列奈和那格列奈。瑞格列奈每次常用剂量为0.5~2mg,那格列奈每次剂量为60~120mg,餐前1~15分钟内服用。

(5) 不良反应:与磺酰脲类药物相同,主要是低血糖,但发生率低,严重程度较磺酰脲类药物轻。

4. α-葡糖苷酶抑制剂

(1) 药理作用:通过抑制小肠黏膜上皮细胞表面的α-葡糖苷酶(如麦芽糖酶、淀粉酶、蔗糖酶)而延缓碳水化合物的吸收,降低餐后血糖。

(2) 适应证:适用于以餐后高血糖为主要表现的患者。

(3) 禁忌证:不宜用于胃肠功能障碍者,如消化不良、结肠炎、慢性腹泻等。

(4) 常用药物:阿卡波糖和伏格列波糖。阿卡波糖每次常用剂量为50~100mg,伏格列波糖每次剂量为0.2~0.4mg,在开始进餐时服药。

(5) 不良反应:常见为胃肠反应,如腹胀、腹泻、排气过多。单用一般不引起低血糖,但如与磺酰脲类药物或胰岛素合用,仍可发生低血糖,且一旦发生,应直接口服或静脉注射葡萄糖。

5. 噻唑烷二酮类药物

(1) 药理作用:主要通过激活过氧化物酶增殖体活化因子受体γ(PPARγ)促进葡萄糖的摄取、转运和利用。还参与脂肪酸代谢的调控,改善血脂异常。有效地改善胰岛素抵抗,使组织对胰岛素的敏感性增加,故此类药又称为胰岛素增敏剂。

(2) 适应证:以胰岛素抵抗为主的2型糖尿病患者。

(3) 禁忌证:由于可能发生体液潴留,对已有心力衰竭危险的患者可导致心力衰竭加重,故不宜用于心功能Ⅲ级、Ⅳ级(NYHA分级)的患者。

(4) 常用药物:吡格列酮15~30mg,每日一次服用,可与其他口服降糖药合用。

(5) 不良反应:主要有水肿、体重增加等,尤其在与胰岛素联合应用时更为明显。

6. 肠促胰岛激素 是人体肠道分泌激素,主要有促进胰岛素分泌、抑制胰高血糖素的分泌、调节摄食中枢等作用。

(1) 胰高血糖素样肽(GLP-1)类似物:艾塞那肽能较好地控制血糖和降低体重。主要不良反应为胃肠道反应,如恶心、呕吐和腹痛等。

(2) 二肽基肽酶(DPP-Ⅳ)抑制剂:目前已上市的

为西格列汀。

（八）胰岛素治疗

1. 适应证 ①1 型糖尿病；②2 型糖尿病经生活方式调整及口服降糖药治疗未达到控制目标，HbA1c 仍大于 7.0%；③无明显原因体重下降或消瘦；④任何类型糖尿病发生酮症酸中毒或糖尿病非酮症高渗性昏迷等急性并发症；⑤妊娠糖尿病和糖尿病合并妊娠、分娩；⑥合并重症感染、消耗性疾病、视网膜病变、肾脏病变、神经病变、急性心肌梗死、脑血管意外；⑦外科围手术期；⑧全胰腺切除引起的继发性糖尿病。

2. 胰岛素制剂

（1）根据来源和结构分类：分为动物源性胰岛素、人胰岛素和胰岛素类似物。人胰岛素和胰岛素类似物已逐渐取代动物源性胰岛素。

（2）根据作用特点分类：分为速效（超短效）胰岛素类似物、短效（常规）胰岛素或胰岛素类似物、中效胰岛素、长效胰岛素或胰岛素类似物以及预混胰岛素或胰岛素类似物。胰岛素和胰岛素类似物的作用特点见表 3-17。

3. 用法 根据病情选择剂型及注射次数，餐前皮下注射。常用注射部位有上臂、大腿、腹部，应经常更换注射部位。按需要选用速效或短效胰岛素或胰岛素类似物、预混胰岛素或胰岛素类似物和长效胰岛素类似物。一般每 3～4 日根据尿糖及血糖情况调整胰岛素剂量一次，直至满意控制为止。糖尿病控制较差者需强化胰岛素治疗。

经治疗后，有时清晨空腹血糖仍然较高，其可能原因如下：①夜间胰岛素作用不足；②Somogyi 效应，即在黎明前曾有低血糖，但症状轻微或短暂而未被发现，继而发生低血糖后的反应性高血糖；③黎明现象，即夜间血糖控制良好，也无低血糖发生，仅于黎明时一段短时

表 3-17 胰岛素和胰岛素类似物的作用特点

胰岛素和胰岛素类似物制剂	起效时间	峰值时间	作用持续时间
速效胰岛素类似物（门冬胰岛素）	10~15min	1~2h	4~6h
速效胰岛素类似物（赖脯胰岛素）	10~15min	1~1.5h	4~5h
短效胰岛素（RI）	15~60min	2~4h	5~8h
中效胰岛素（NPH）	2.5~3h	5~7h	13~16h
长效胰岛素（PZI）	3~4h	8~10h	20h
长效胰岛素类似物（甘精胰岛素、地特胰岛素）	2~3h	无峰	24h
预混胰岛素（30R）（中效/短效=70/30）	0.5h	2~12h	14~24h
预混胰岛素（50R）（中效/短效=50/50）	0.5h	2~3h	10~24h
预混胰岛素类似物（预混门冬胰岛素 30）	10~20min	1~4h	14~24h
预混胰岛素类似物（预混赖脯胰岛素 25）	15min	1.5~3h	6~24h

注：作用时间仅供参考，因受胰岛素剂量、吸收、降解等多种因素影响而变化。

间出现高血糖，其机制可能为皮质醇等胰岛素对抗激素分泌增多所致。

4. 不良反应　常见不良反应是低血糖，与药物剂量过大、运动过量、进食过少有关，尤其接受强化治疗者更常见。低血糖表现为心悸、出汗、手抖、头晕、饥饿感、软弱，严重者出现精神症状和昏迷。少见不良反应有脂肪萎缩和过敏反应。

（九）糖尿病筛查和预防

1. 糖尿病筛查　糖尿病筛查是进一步做好糖尿病预防的重要环节。筛查包括针对一般人群和针对高危人群的筛查，但重点筛查高危人群。糖尿病高危人群包括：①有糖调节受损史；②年龄≥40 岁；③超重（BMI≥24）；④2 型糖尿病患者的一级亲属；⑤高危种族；⑥有巨大胎儿（出生体重≥4kg）生产史；⑦妊娠糖尿病病史；⑧高血压（血压≥140/90mmHg）；⑨血脂异常（HDL-C≤0. 9mmol/L 和 TG≥2. 75mmol/L）；⑩心、脑血管疾病；⑪静坐生活方式。其中，糖调节受损是最重要的 2 型糖尿病高危人群。筛查方法一般采用 OGTT，在进行 OGTT 有困难的情况下可仅监测 FPG，但有漏诊的可能性。如筛查结果正常，3 年后重复检查。

2. 糖尿病预防　目前 2 型糖尿病预防采取三级预防策略。一级预防是针对一般人群预防 2 型糖尿病的发生；二级预防是对已诊断 2 型糖尿病患者预防糖尿病并发症；三级预防是对已发生糖尿病慢性并发症的 2 型糖尿病患者预防并发症的加重和降低致残率和死亡率。

【名师助记】

糖尿病高频考点：

1. 诊断

（1）血糖升高是诊断糖尿病的主要根据，必要时做 OGTT，OGTT 的葡萄糖负荷量成人为 75g，2hPPG≥11. 1mmol/L。

(2) 糖化血红蛋白(HbA1c)反映取血前8~12周的血糖水平。

(3) 诊断标准:糖尿病症状+随机血糖≥11.1mmol/L或FPG≥7.0mmol/L或OGTT中2hPPG≥11.1mmol/L。症状不典型者,需另一天再次检测证实。不需做第三次OGTT。

(4) 取静脉血浆检测血糖。空腹血糖受损(IFG):FPG 6.1~<7.0mmol/L;糖耐量减低(IGT):2hPPG 7.8~<11.1mmol/L。

2. 并发症——糖尿病肾病

(1) 早期肾病诊断:较有意义。尿微量白蛋白,尿白蛋白排泄率(AER)持续在20~200μg/min。

(2) 治疗:早期应用ACEI和ARB保护肾脏,减轻蛋白尿。

3. 清晨空腹血糖较高的可能原因

(1) Somogyi效应:在黎明前曾有低血糖,继而发生低血糖后的反应性高血糖。

(2) 黎明现象:仅于黎明时一段短时间出现高血糖,其机制可能为皮质醇等胰岛素对抗激素分泌增多所致。

查夜间血糖进行鉴别。调整胰岛素用量:Somogyi效应需减量;黎明现象需加量。

【仿真自测】

1. 1型糖尿病与2型糖尿病最主要的区别在于
   A. 症状轻重不同
   B. 发生酮症酸中毒的倾向不同
   C. 对胰岛素的敏感性不同
   D. 病因、机制、胰岛素释放曲线不同
   E. 死因不同

[答案] 1. D

2. 男,45 岁。身高 171cm,体重 85kg,口服葡萄糖耐量试验血糖检测结果:空腹血糖 6.7mmol/L,1hPPG 9.8mmol/L,2hPPG 7.0mmol/L。结果符合

A. 正常曲线　　B. 空腹血糖受损

C. 糖耐量减低　　D. 1 型糖尿病

E. 2 型糖尿病

3. 男,45 岁。肥胖 7 年,口渴、多饮 2 个月,伴经常性餐后 3~5 小时心悸、多汗、饥饿感,进餐后缓解。空腹血糖 8.3mmol/L,尿糖(+)。最可能的诊断是

A. 胰岛素瘤

B. 胰岛素性低血糖

C. 糖尿病

D. 胰岛细胞增生症

E. 2 型糖尿病,反应性低血糖

4. 女,20 岁。1 型糖尿病病史 10 年,平时每日 4 次胰岛素强化治疗。近 2 日发热、咽痛,食欲不佳,摄食少,自行停用胰岛素。晨起家属发现患者答非所问,急诊就诊。查体:T 38.5℃。精神差,轻度脱水。实验室检查:血 pH 7.25,血钾 4.8mmol/L,血钠 142mmol/L,血糖 19.1mmol/L;尿量 40~50ml/h,尿酮体(+++)。目前该患者合理的胰岛素使用方案是

A. 静脉小剂量短效胰岛素治疗

B. 使用基础胰岛素皮下注射治疗

C. 恢复 4 次胰岛素皮下注射治疗

D. 改用 2 次预混胰岛素皮下注射治疗

E. 静脉大剂量短效胰岛素治疗

[答案] 2. B　3. E　4. A

5. 糖尿病血管病变最具特征性的是
   A. 合并高血压
   B. 伴冠状动脉粥样硬化
   C. 微血管病变
   D. 周围动脉硬化下肢坏疽
   E. 脑血管病变
6. 下列提示糖尿病微血管病变的是
   A. 足部溃疡
   B. 高血压
   C. 脑卒中
   D. 眼底出血
   E. 心肌梗死
7. 糖尿病患者,4 年后被发现有浸润性肺结核,适宜的降血糖治疗是
   A. 原降糖药增加剂量
   B. 改用降血糖作用更强的口服降糖药
   C. 增加一种口服降糖药
   D. 双胍类、磺酰脲类、α-葡糖苷酶抑制剂联合使用
   E. 胰岛素治疗
8. 女,20 岁。有明显糖尿病症状,三餐饭前普通胰岛素早 6U、午 6U、晚 6U,睡前中效胰岛素 18U,夜里出现多汗、心悸、手抖,晨起查血糖 10.3mmol/L。应给予的措施是
   A. 增加晚餐胰岛素剂量
   B. 增加睡前胰岛素剂量
   C. 减少晚餐胰岛素剂量
   D. 减少早饭前胰岛素剂量
   E. 减少睡前胰岛素剂量

[答案] 5. C 6. D 7. E 8. E

(9~10题共用题干)

男,59岁。2型糖尿病病史7年,口服格列本脲15mg/d和二甲双胍2.0g/d治疗。8个月前眼底检查可见微血管瘤、出血和硬性渗出,近1个月来视力明显减退,眼底检查可见视网膜新生血管形成、玻璃体积血。查体:BP 160/100mmHg,BMI 28.4。空腹血糖7.1mmol/L,餐后2小时血糖14.6mmol/L,糖化血红蛋白7.6%。

9. 目前该患者糖尿病视网膜病变的分期为

A. Ⅰ期　B. Ⅱ期

C. Ⅲ期　D. Ⅳ期

E. Ⅴ期

10. 对该患者糖尿病视网膜病变最合适的治疗为

A. 激光治疗　B. 抗纤溶治疗

C. 降血压治疗　D. 抗凝治疗

E. 扩血管治疗

第五节　水、电解质代谢和酸碱平衡失调

【自测摸底】

1. 等渗性脱水患者,大量输入生理盐水治疗可导致

A. 低氯血症　B. 高氯性酸中毒

C. 高钾血症　D. 高钙血症

E. 高钠血症

[答案] 9. D　10. A

2. 女,60岁。高温天气户外活动4小时,出现口渴、尿少,突然晕倒。最可能的原因是
A. 稀释性低钠血症 B. 等渗性脱水
C. 急性肾衰竭 D. 高渗性脱水
E. 低渗性脱水

【名师精讲】

一、概述

正常人体体液及其组成成分波动范围很小,保持相对恒定。成年男性的体液量约为体重的60%,女性约为体重的55%。细胞内液成年男性占体重的40%,女性占体重的35%;细胞外液男、女性均占体重的20%,其中15%为组织间液,5%为血浆。

二、水和钠的代谢紊乱

在细胞外液中,Na^+是主要阳离子,水和钠的关系非常密切,是维持血浆渗透压平衡的主要因素。一旦发生代谢紊乱,脱水和失钠常相互影响。

(一)等渗性脱水

等渗性脱水又称急性或混合性脱水。由于此时水和钠成比例地丧失,因此血清钠仍在正常范围,细胞外液的渗透压也保持正常。但等渗性脱水可造成细胞外液量(包括循环血量)迅速减少。

1. 病因 ①消化液急性丧失,如肠外瘘、大量呕吐等;②体液丧失在感染区或软组织内,如腹腔内或腹膜后感染、肠梗阻、烧伤等;③大量放胸腔积液、腹水等。

2. 临床表现 有恶心、厌食、乏力、少尿等,但不口渴。舌干燥,眼窝凹陷,皮肤干燥、松弛。若在短期内体液丧失量达到体重的5%,即丧失细胞外液的25%,患者就会出现脉搏细速、肢端湿冷、血压不稳定

或下降等血容量不足的症状。当体液继续丧失达体重的6%～7%时，则可有严重休克表现，导致酸性代谢产物的大量产生和积聚，因此常伴发代谢性酸中毒。如果患者丧失的体液主要为胃液，因有 H^+ 的大量丧失，则可伴发代谢性碱中毒。

3. 诊断　依据消化液或其他体液的大量丧失病史及血容量不足的表现。每日的失液量越大，失液持续时间越长，症状就越明显。实验室检查可发现有血液浓缩现象，包括红细胞计数、血红蛋白量和血细胞比容均明显升高。血清 Na^+、Cl^- 浓度等一般无明显降低（正常血清 Na^+ 浓度为135～145mmol/L）；尿比重升高。做动脉血血气分析可判别是否有酸（碱）中毒存在。

4. 治疗　静脉滴注平衡盐溶液或等渗盐水，使血容量得到尽快补充。对已有脉搏细速和血压下降等症状（表示细胞外液丧失量已达体重的5%）者，需静脉快速滴注上述溶液约3 000ml（按体重60kg计算）以恢复其血容量；对血容量不足表现不明显者，可给上述用量的1/2～2/3，即1 500～2 000ml，以补充缺水、缺钠量。此外，还应补给日需要水量2 000ml和氯化钠4.5g。目前常用平衡盐溶液（1.86%乳酸钠溶液和复方氯化钠溶液之比为1∶2，或1.25%碳酸氢钠溶液和等渗盐水之比为1∶2）治疗。单用等渗盐水大量输入后有导致血 Cl^- 浓度过高引起高氯性酸中毒的危险。在脱水纠正后，排钾量会有所增加，血清 K^+ 浓度因细胞外液量的增加而被稀释，故应注意预防低钾血症的发生。一般尿量达40ml/h后方可补钾。

（二）低渗性脱水

低渗性脱水又称慢性或继发性脱水。此时水和钠同时缺失,但失钠多于失水,故血清钠浓度低于正常水平,细胞外液呈低渗状态。

1. 病因 ①胃肠道消化液持续性丢失,如反复呕吐、长期胃肠减压引流或慢性肠梗阻,以致大量钠随消化液排出;②大创面慢性渗液;③应用排钠利尿剂如氯噻酮、依他尼酸(利尿酸)等时,未注意补给适量的钠盐,以致体内缺钠程度多于缺水;④等渗性脱水治疗时补充水分过多。

2. 临床表现 低渗性脱水的临床表现随缺钠程度而不同。一般无口渴感。根据缺钠程度,低渗性脱水可分为三度:①轻度缺钠者,血钠浓度在130~135mmol/L。患者感疲乏、头晕、手足麻木。尿中 Na^+ 减少。②中度缺钠者,血钠浓度在120~130mmol/L。患者除有上述症状外,还有恶心、呕吐、脉搏细速、血压不稳定或下降、脉压变小、浅静脉萎陷、视物模糊、站立性晕倒。尿量少,尿中几乎不含 Na^+ 和 Cl^-。③重度缺钠者,血钠浓度在120mmol/L以下。患者神志不清、肌痉挛性抽痛、腱反射减弱或消失、昏迷,易发生休克。

3. 诊断 依据体液丢失病史和临床表现,可初步诊断为低渗性脱水。进一步检查包括:①血钠测定。血钠浓度低于135mmol/L,表明有低钠血症。血清钠浓度越低,病情越重。②尿液检查。尿比重常在1.010以下,尿 Na^+ 和 Cl^- 常明显减少。③红细胞计数、血红蛋白量、血细胞比容及血尿素氮均有升高。

4. 治疗 应积极处理病因。静脉输注含盐溶液或高渗盐水以纠正细胞外液的低钠状态。静脉输液原则:输注速度应先快后慢,总输入量应分次完成。每8~12小时根据临床表现,血 Na^+、Cl^- 浓度,动脉血血气分析和中心静脉压等调整输液计划。低渗性脱水的补钠量计算公式：

$$需补充的钠量(mmol)=[血钠的正常值(mmol/L)-血钠测得值(mmol/L)]\times体重(kg)\times0.6(女性为0.5)$$

例如：女，体重60kg。血钠浓度130mmol/L。补钠量=(142−130)×60×0.5=360mmol。以17mmol Na^+相当于1g钠盐计算，补氯化钠量约为21g。公式计算量仅作为安全补钠剂量的估计，一般应将需补充钠量分次逐步给予。当天先补1/2量，即10.5g，加每天正常需要量4.5g，共计15g，输注5%葡萄糖盐水1 500ml即可基本完成。此外还应补给日需液体量2 000ml。其余的一半钠可在第二天补给。

重度缺钠出现休克者，应先补足血容量，以改善微循环和组织器官的灌注。晶体液（复方乳酸氯化钠溶液、等渗盐水）和胶体液（羟乙基淀粉、右旋糖酐和血浆）都可应用，但晶体液的用量一般要比胶体液用量大2~3倍。然后可静脉滴注高渗盐水（一般为5%氯化钠溶液）200~300ml，尽快纠正血钠过低，以进一步恢复细胞外液量和渗透压，使水从水肿的细胞中外移。但输注高渗盐水时应严格控制滴速，每小时不应超过100~150ml。以后根据病情及血钠浓度再调整治疗方案。同样要注意钾盐的补充。

（三）高渗性脱水

高渗性脱水又称原发性缺水。虽有水和钠同时丢失，但因脱水更多，故血清钠浓度高于正常范围，细胞外液渗透压升高。

1. 病因　①摄入水分不够，如食管癌晚期吞咽困难、危重患者给水不足、经鼻胃管或空肠造口管给予高浓度肠内营养液等；②水分丧失过多，如高热大量出汗（汗中含氯化钠0.25%）、大面积烧伤暴露疗法、糖尿病未控制致大量尿液排出、尿崩症、溶质性利尿剂利尿等。

2. 临床表现 高渗性脱水分为三度。①轻度脱水：除口渴外，无其他症状，脱水量为体重的2%～4%；②中度脱水：极度口渴，有乏力、尿少和尿比重升高，唇舌干燥，皮肤失去弹性，眼窝下陷，常有烦躁不安，脱水量为体重的4%～6%；③重度脱水：除上述症状外，出现躁狂、幻觉、谵妄，甚至昏迷，脱水量超过体重的6%。

3. 诊断 依据病史、临床表现和实验室检查进行诊断。实验室检查包括：①血钠浓度升高，大于150mmol/L；②尿比重高；③红细胞计数、血红蛋白量、血细胞比容轻度升高。

4. 治疗 治疗原则：治疗原发病，解除病因；纠正细胞外液高渗状态，补充血容量。能口服者口服补液；无法口服者，可静脉滴注5%葡萄糖溶液或低渗(0.45%)氯化钠溶液，补充已丧失的液体。可先根据临床表现估计丧失水量占体重的百分比，然后按每丧失体重1%补液400～500ml计算所需补充的液体量。还可以根据实际测得的血清钠浓度按下列公式粗略估算所需补充液体量：

$$补液量(ml)=[血钠测得值(mmol/L)-血钠正常值(mmol/L)]\times体重(kg)\times4$$

为避免输入过量而致血容量过分扩张及水中毒，计算所得的补液量一般可在2天内补给。治疗一天后应监测全身情况及血钠浓度，必要时可酌情调整次日的补给量。此外，补液量中还应包括每天正常需要量2 000ml。

注意，高渗性脱水者实际上也有缺钠，只是因为脱水更多才使血钠浓度升高。所以,如果在纠正时只补给水分,不补适当的钠,不仅不能纠正缺钠,反而可能出现低钠血症。同时还应纠正可能存在的缺钾。

(四)水中毒

水中毒又称稀释性低血钠,是指机体的摄入水总量超过了排出量,以致水分在体内潴留,引起血浆渗透压下降和循环血量增多。较少发生。

1. 病因 ①各种原因所致的抗利尿激素分泌过多;②肾功能不全,排尿能力下降;③机体摄入水过多或接受过多的静脉输液。

2. 临床表现

(1)急性水中毒:发病急骤。水过多致脑细胞肿胀可造成颅内压升高,引起一系列神经精神症状,如头痛、嗜睡、躁动、精神紊乱、定向力失常、谵妄,甚至昏迷。若发生脑疝则出现相应的神经定位体征。

(2)慢性水中毒:症状常被原发疾病症状所掩盖,可有软弱无力、恶心、呕吐、嗜睡等,体重明显增加,皮肤苍白而湿润。

3. 诊断 依据病史、临床表现和实验室检查进行诊断。实验室检查包括红细胞计数、血红蛋白量、血细胞比容和血浆蛋白量均降低,血浆渗透压降低,红细胞平均体积增加和红细胞平均血红蛋白浓度降低,提示细胞内、外液量均增加。

4. 治疗 水中毒一经诊断,应立即停止水摄入。程度较轻者,在机体排出多余的水后即可解除;程度严重者,除禁水外,还需用利尿剂促进水排出。

【名师助记】

水和钠的代谢紊乱高频考点:

三种类型水和钠代谢紊乱的鉴别见表3-18。

表 3-18 三种类型水和钠代谢紊乱的鉴别

鉴别要点	等渗性脱水	低渗性脱水	高渗性脱水
特点	水和钠成比例丧失	失钠>失水	失水>失钠
病因	①消化液急性丧失，如肠外瘘、大量呕吐等；②体液丧失在感染区或软组织内，如腹腔内或腹膜后感染、肠梗阻、烧伤等；③大量放胸腔积液、腹水等	①胃肠道消化液持续性丢失，如反复呕吐、长期胃肠减压引流或慢性肠梗阻，以致大量钠随消化液排出；②大创面慢性渗液；③应用排钠利尿剂如氯噻酮、依他尼酸等；④等渗性脱水治疗时补充水分过多	①摄入水分不够，如食管癌晚期吞咽困难、危重患者给水不足、经鼻胃管或空肠造口管给予高浓度肠内营养液等；②水分丧失过多，如高热大量出汗、大面积烧伤暴露疗法、糖尿病未控制致大量尿液排出、尿崩症、溶质性利尿剂利尿等
临床表现	恶心、厌食、乏力、少尿等，但不口渴。舌干燥，眼窝凹陷，皮肤干燥、松弛	不口渴，头晕，起立时容易晕倒，易发生休克	口渴，重度时脱水量大于体重的 6%，有精神症状，不易发生休克
治疗	平衡盐溶液或等渗盐水（0.9% 氯化钠）	含盐溶液或高渗盐水(5%氯化钠)	低渗液(0.45%氯化钠)或5%葡萄糖

三、血钾的异常

钾代谢异常在临床十分常见。正常血钾浓度为3.5~5.5mmol/L。

（一）低钾血症

1. 病因 ①长期进食不足；②应用呋塞米、依他尼酸等利尿剂，肾小管性酸中毒，急性肾衰竭的多尿期，以及盐皮质激素过多等，使钾从肾排出过多；③补液患者长期接受不含钾盐的液体，或静脉营养液中钾盐补充不足；④呕吐、持续胃肠减压、肠瘘等，钾从肾外途径丧失；⑤钾向组织细胞内转移，见于大量输注葡萄糖和胰岛素或代谢性与呼吸性碱中毒时。

2. 临床表现

（1）神经肌肉症状：早期表现是肌无力，先是四肢软弱无力，以后可延及躯干和呼吸肌，可致呼吸困难或窒息。还可有弛缓性瘫痪、腱反射减退或消失。

（2）消化道症状：厌食、恶心、呕吐和腹胀、肠蠕动消失等肠麻痹表现。

（3）心脏受累：主要表现为传导阻滞和节律异常。

（4）代谢性碱中毒：一方面 K^+ 由细胞内移出，与 Na^+、H^+ 的交换增加（每移出 3 个 K^+，即有 2 个 Na^+ 和 1 个 H^+ 移入细胞内），使细胞外液的 H^+ 浓度降低；另一方面，肾远曲小管 Na^+-K^+ 交换减少，Na^+-H^+ 交换增加，使 H^+ 排出增多。这两方面的作用即可使患者发生低钾性碱中毒，而此时的尿却呈酸性（反常性酸性尿）。

3. 诊断 依据病史、临床表现及检查可以诊断。血钾浓度低于 3.5mmol/L 有确诊意义。心电图检查可作为辅助诊断方法。典型的心电图改变为早期出现 T 波降低、变平或倒置，随后出现 ST 段降低、QT 间期延长和 U 波。但并非每个患者都有心电图改变。

4. 治疗 原则：①积极处理低血钾的病因，以免继续失钾；②补钾须采取总量控制、分次补给、边治疗边观察的方法,每日补钾一般不超过80mmol(氯化钾6g,以每克氯化钾等于13.4mmol钾计算),争取3~5日内纠正低钾;③能口服者口服补钾;④静脉补充钾有浓度及速度的限制,每升液体中含钾量不宜超过40mmol(相当于氯化钾3g),缓慢滴注,输入钾量应小于20mmol/h;⑤禁用静脉注射法补钾,因细胞外液钾总量仅为60mmol,若含钾溶液输入过快,可能导致血钾浓度短期增高而有致命危险;⑥若伴有休克、少尿,应先输晶体液及胶体液,尽快恢复其血容量,待尿量超过40ml/h后再静脉补钾。

(二)高钾血症

血钾浓度超过5.5mmol/L即为高钾血症。

1. 病因 ①进入体内(或血液内)的钾量太多,以及大量输入保存期较久的库存血;②肾排钾功能减退,应用保钾利尿剂如螺内酯、氨苯蝶啶,以及盐皮质激素不足等;③细胞内钾的移出,如溶血、组织损伤(如挤压综合征)及酸中毒等。

2. 临床表现 早期可有肢体感觉异常、软弱无力、肌肉酸痛等症状。严重者可有微循环障碍的临床表现,如皮肤苍白、发冷、青紫、低血压等。常伴有心动过缓或心律不齐,严重高血钾者可致心搏骤停。血钾浓度超过7mmol/L会有典型的心电图改变,早期T波高而尖,QT间期延长,随后出现QRS增宽,ST段下降,PR间期缩短。

3. 诊断 根据临床表现和血钾超过5.5mmol/L进行诊断;心电图改变有辅助诊断价值。

4. 治疗 由于高钾血症有迅速致命的危险,因此高钾血症一经诊断,应积极治疗。主要是针对病因处理,停用一切含钾的药物或溶液。其他具体治疗措施如下:

(1)促使K^+转入细胞内:①输注碳酸氢钠溶液。先静脉注射5%碳酸氢钠溶液60~100ml,再继续静脉滴注碳酸氢钠溶液 100~200ml。这种高渗性碱性溶液输入后可使血容量增加，不仅可使血清 K^+ 得到稀释，降低血钾浓度，又能使 K^+ 移入细胞内或由尿排出，同时还有助于酸中毒的治疗。注入的 Na^+ 可使肾远曲小管的 Na^+-K^+ 交换增加，使 K^+ 从尿中排出。②输注葡萄糖溶液及胰岛素。用 25% 葡萄糖溶液 100~200ml，每 5g 糖加入胰岛素 1U 静脉滴注，可使 K^+ 转入细胞内，暂时降低血钾浓度。必要时可以每 3~4 小时重复用药。③对于肾功能不全、不能输液过多者，可用 10% 葡萄糖酸钙 100ml、11.2% 乳酸钠溶液 50ml、25% 葡萄糖溶液 400ml，加入胰岛素 20U，24 小时缓慢静脉滴注。

（2）阳离子交换树脂：经消化道排出 K^+。可口服，每次 15g，每日 4 次。为防止便秘、粪块堵塞，可同时口服山梨醇或甘露醇以导泻。

（3）透析疗法：有腹膜透析和血液透析两种。用于上述治疗仍无法降低血钾浓度者。

（4）拮抗钾的心脏毒性：钙与钾有对抗作用，故静脉注射 10% 葡萄糖酸钙溶液 20ml，缓解 K^+ 对心肌的毒性作用。也可将 10% 葡萄糖酸钙溶液 30~40ml 加入静脉补液内滴注。当患者因高血钾存在心脏骤停风险时，应首先采用该措施。

【名师助记】

血钾异常高频考点：

1. 低钾→碱中毒　各系统兴奋性降低。最早表现为肌无力，四肢→躯干→呼吸肌。肠蠕动减弱、腹胀、恶心、呕吐等消化道症状。

2. 高钾→酸中毒　常伴有心动过缓或心律不齐，严重高血钾可致心搏骤停。

四、酸碱平衡失调

任何一种酸碱失调发生后，机体都会通过代偿机制以减轻酸碱紊乱，尽量使体液（血浆）的 pH 恢复至正常范围(7.35~7.45),如pH超出7.8、低于6.8即可致命。

pH、HCO_3^- 及 $PaCO_2$ 是反映机体酸碱平衡的三个基本指标。其中,HCO_3^- 反映代谢性因素,其原发性减少或增加,可引起代谢性酸中毒或代谢性碱中毒。$PaCO_2$ 反映呼吸性因素,其原发性增加或减少,则引起呼吸性酸中毒或呼吸性碱中毒。

(一)代谢性酸中毒

临床最常见的酸碱平衡失调是代谢性酸中毒。

1. 病因 ①碱性物质丢失过多,如腹泻、各种消化道瘘等;②酸性物质过多,如休克致急性循环衰竭,组织缺氧,乳酸大量产生,糖尿病时产生酮体过多,氯化铵、精氨酸输入过多等;③肾功能不全,内生的 H^+ 不能排出体外,HCO_3^- 吸收减少。

2. 临床表现 轻度代谢性酸中毒可无明显症状。重症患者可有疲乏、眩晕、嗜睡,还可有感觉迟钝或烦躁。最突出的表现是呼吸变得深而快,呼吸频率有时可高达40~50次/min。呼出气带有酮味。患者面颊潮红、心率加快,血压常偏低,可出现腱反射减弱或消失、神志不清或昏迷。患者常伴有缺水症状。代谢性酸中毒可降低心肌收缩力和周围血管对儿茶酚胺的敏感性,患者容易发生心律不齐和休克,且一旦发生则很难治疗。

3. 诊断 依据患者有严重腹泻、肠瘘、胆瘘或休克等病史,又有深而快的呼吸,即应怀疑有代谢性酸中毒。血气分析可以明确诊断,血液pH和 HCO_3^- 明显下降。代偿期血pH可在正常范围,但 HCO_3^-、BE(碱剩余)和 $PaCO_2$ 均有一定程度的降低。

4. 治疗 病因治疗最重要。处理时主张宁酸勿碱,利于氧与血红蛋白解离并向组织释放。

(1) 较轻的代谢性酸中毒(血浆 HCO_3^- 为 16~18mmol/L):常可自行纠正,不必应用碱性药物。

(2) 重症代谢性酸中毒(血浆 HCO_3^- 低于 15mmol/L,pH<7.2):应立即输液和用碱剂进行治疗。常用的碱性药物是碳酸氢钠溶液。临床根据酸中毒的严重程度补给 5% $NaHCO_3$ 溶液,首次剂量在 100~250ml。用后 2~4 小时复查动脉血血气分析及血浆电解质浓度,根据测定结果再决定是否需继续输注及用量。

(3) 治疗原则:边治疗边观察,逐步纠正酸中毒。5% $NaHCO_3$ 溶液为高渗溶液,过快输入可致高钠血症,使血渗透压升高,应注意避免。酸中毒时,离子化的 Ca^{2+} 增多,即使患者有低钙血症,也可以不出现手足抽搐。但在酸中毒被纠正后,离子化的 Ca^{2+} 减少,便可发生手足抽搐,故应及时静脉注射葡萄糖酸钙以控制症状。过快地纠正酸中毒还能引起大量 K^+ 转移至细胞内,引起低钾血症,须注意防治。

(二) 代谢性碱中毒

体内 H^+ 丢失或 HCO_3^- 增多可引起代谢性碱中毒。

1. 病因 ①胃液丧失过多,如严重呕吐、长期胃肠减压等;②碱性物质摄入过多,如长期服碱性药物、大量库存血输注等;③缺钾:低钾血症时钾从细胞内移至细胞外;④呋塞米等抑制近曲小管对 Na^+ 与 Cl^- 的再吸收发生低氯性碱中毒。

2. 临床表现 轻者无明显症状;重者有呼吸浅慢或精神神经方面的异常,如嗜睡、精神错乱或谵妄等,可伴有低钾血症和缺水的临床表现;严重时还可有低血钙表现。

3. 诊断 根据病史可作出初步诊断。血气分析可确诊及了解严重程度。失代偿时,血液 pH 和 HCO_3^- 明显升高,$PaCO_2$ 正常。代偿期血液 pH 可基本正常,

但 HCO_3^- 和 BE(碱剩余)均有一定程度的升高。

4. 治疗

(1) 对轻、中度者应积极治疗原发病,一般不需特殊处理。

(2) 对重度者应先补生理盐水。对丧失胃液所致的代谢性碱中毒,可输注等渗盐水或葡萄糖盐水,既恢复细胞外液量,又补充 Cl^-。必要时可补充盐酸精氨酸,既可补充 Cl^-,又可中和过多的 HCO_3^-。

(3) 碱中毒几乎都同时存在低钾血症,故需同时补给氯化钾,但应在患者尿量超过 40ml/h 才可开始补钾。

(4) 严重碱中毒时(血浆 HCO_3^- 45~50mmol/L,pH>7.65),为迅速中和细胞外液中过多的 HCO_3^-,可用稀释的盐酸溶液。0.1mol/L 或 0.2mol/L 盐酸用于治疗重症、顽固性代谢性碱中毒有效且安全。方法:将 1mol/L 盐酸 150ml 溶入生理盐水或 5% 葡萄糖溶液 1 000ml 中(盐酸浓度为 0.15mol/L),经中心静脉导管缓慢滴入(25~50ml/h)。切忌将该溶液经周围静脉输入,因一旦溶液渗漏会导致软组织坏死的严重后果。每 4~6 小时监测血气及血电解质,必要时第二天可重复治疗。纠正碱中毒不宜过快,一般不要求完全纠正。

【仿真自测】

1. 最能够反映血浆渗透压的临床指标是

A. 口渴　　B. 尿少

C. 尿比重升高　　D. 皮肤弹性差

E. 多汗

[答案] 1. A

2. 较早即可出现周围循环衰竭征象的病症是
   A. 高渗性脱水　　B. 低渗性脱水
   C. 等渗性脱水　　D. 水中毒
   E. 低钾血症
3. 男,56 岁。吞咽、饮水困难 2 周,现因乏力、尿少、极度口渴来诊。查体:血压正常,唇干,眼窝凹陷,烦躁不安,出现躁狂、幻觉,有时昏迷。该患者应考虑为
   A. 中度低渗性脱水　　B. 中度等渗性脱水
   C. 重度等渗性脱水　　D. 中度高渗性脱水
   E. 重度高渗性脱水
4. 男,40 岁。慢性肾衰竭患者,饮食控制欠佳,突发抽搐、意识丧失、心搏骤停。死亡原因最可能是
   A. 代谢性酸中毒　　B. 高血压
   C. 心功能不全　　D. 高钾血症
   E. 尿毒症脑病
5. 不符合低钾血症临床表现的是
   A. 腹胀　　B. 心律失常
   C. 腱反射亢进　　D. 肠鸣音消失
   E. 精神萎靡

[答案] 2. B　3. E　4. D　5. C

第四章

血液系统

【考情分析】

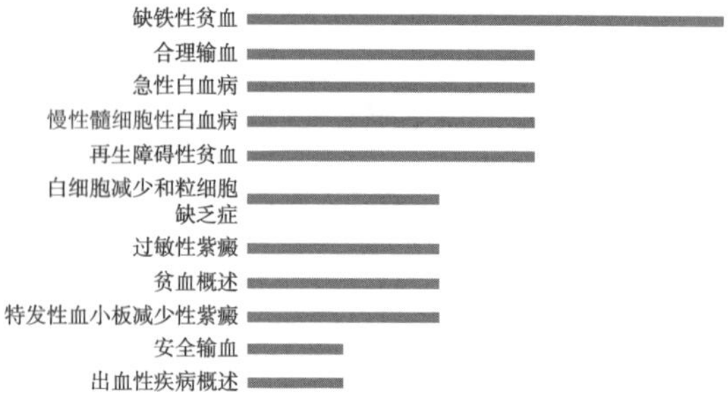

缺铁性贫血
合理输血
急性白血病
慢性髓细胞性白血病
再生障碍性贫血
白细胞减少和粒细胞缺乏症
过敏性紫癜
贫血概述
特发性血小板减少性紫癜
安全输血
出血性疾病概述

第一节 贫　血

【自测摸底】

1. 下列不属于缺铁性贫血患者组织缺铁表现的是
   A. 口角炎、舌炎
   B. 毛发干枯、脱落
   C. 匙状甲
   D. 心悸、气短
   E. 异食癖

2. 男,24岁。1年来头晕、乏力、心悸,经常有鼻出血、牙龈出血。查体:贫血貌,皮肤有瘀点,肝、脾不大。血常规:Hb 60g/L,网织红细胞0.001,WBC 2.8×10^9/L,Plt 38×10^9/L。骨髓象:增生低下,淋巴细胞比例相对升高,未见巨核细胞。最可能的诊断是

A. 再生障碍性贫血

B. 慢性失血性贫血

C. 急性白血病

D. 特发性血小板减少性紫癜

E. 慢性白血病

【名师精讲】

一、贫血概述

(一)概念

贫血是指外周血液在单位体积中的血红蛋白浓度、红细胞计数和/或血细胞比容低于正常低限,以血红蛋白浓度较为重要。贫血常是一个症状,而不是一个独立的疾病,各系统疾病均可引起贫血。依据我国标准,外周血血红蛋白浓度在成年男性低于120g/L,成年女性(非妊娠)低于110g/L,孕妇低于100g/L,可诊断为贫血。贫血的严重程度见表4-1。

表4-1　贫血的严重程度

单位:g/L

贫血严重程度	轻度	中度	重度	极重度
血红蛋白浓度	≥90	60~89	30~59	<30

（二）分类

1. 根据病因和发病机制分类

（1）红细胞生成减少

1）干细胞增生和分化异常。①造血干细胞：再生障碍性贫血、范科尼（Fanconi）贫血；②红系祖细胞：纯红细胞再生障碍性贫血、肾衰竭引起的贫血。

2）造血原料缺乏或利用障碍。①维生素 B_{12} 缺乏，叶酸缺乏：巨幼细胞贫血；②铁缺乏或失利用：缺铁性贫血和铁粒幼细胞贫血。

3）原因不明或多种机制。①骨髓病性贫血：白血病、骨髓增生异常综合征；②慢性病性贫血。

（2）红细胞破坏过多（溶血性贫血）

1）内源性（红细胞自身异常）。①遗传性红细胞膜异常：遗传性球形红细胞增多症、遗传性椭圆形红细胞增多症；②获得性血细胞膜异常：阵发性睡眠性血红蛋白尿症（PNH）；③遗传性红细胞酶异常：葡糖-6-磷酸脱氢酶缺乏症、丙酮酸激酶缺乏症；④遗传性珠蛋白合成异常：镰状细胞贫血、地中海贫血、其他血红蛋白病。

2）外源性（红细胞外部异常）。①机械性：行军性血红蛋白尿、人造心脏瓣膜致溶血性贫血、微血管病性溶血性贫血；②化学、物理或微生物因素性：化学毒物及药物性溶血、大面积烧伤、感染性溶血；③免疫性：自身免疫性溶血性贫血、新生儿同种免疫性溶血病、药物免疫性溶血性贫血；④单核巨噬细胞系统破坏增多：脾功能亢进。

（3）丢失过多（失血性贫血）：急性失血性贫血、慢性失血性贫血（即缺铁性贫血）。

2. 根据红细胞形态学分类　见表 4-2。

表 4-2 贫血类型

类型	MCV/fl	MCH/pg	MCHC/($g \cdot L^{-1}$)	常见疾病
大细胞性贫血	>100	>34	320~360	巨幼细胞贫血
正常细胞性贫血	80~100	27~34	320~360	再生障碍性贫血、急性失血性贫血
小细胞性贫血	<80	<27	320~360	慢性病性贫血
小细胞低色素性贫血	<80	<27	<320	缺铁性贫血、铁粒幼细胞贫血、地中海贫血

注:MCV,平均红细胞体积;MCH,平均红细胞血红蛋白含量;MCHC,平均红细胞血红蛋白浓度。

(三)临床表现

除有引起贫血的原发病表现外,贫血的临床表现如下:

1. 一般表现 疲乏无力、精神萎靡是最多见的症状,皮肤、黏膜苍白是贫血的主要体征。

2. 心血管系统表现 活动后心悸、气短最常见,部分严重者可以出现心绞痛、心力衰竭。查体可有心脏扩大、心尖部收缩期吹风样杂音。

3. 神经系统表现 头痛、头晕、耳鸣、易倦及注意力不集中。维生素 B_{12} 缺乏时可有对称性远端肢体麻木、深感觉障碍及步态不稳等症状。

4. 消化系统表现 食欲减退、恶心较常见。舌炎、舌乳头萎缩见于营养性贫血患者,黄疸及脾大常见于溶血性贫血患者。

5. 泌尿生殖系统表现 肾脏浓缩功能减退,表现为多尿、尿比重降低。部分患者可有蛋白尿、月经失调和性功能减退。

(四) 诊断

1. 诊断步骤 ①确立贫血的诊断;②明确贫血的类型包括红细胞形态学分类、骨髓增生程度(增生性贫血或增生减低性贫血)分类以及病因和发病机制分类;③病因学诊断是关键。

2. 诊断方法

(1) 病史及体格检查。

(2) 实验室检查

1) 血常规检查:Hb、RBC、MCV、MCH、MCHC、白细胞和血小板计数。

2) 周围血涂片检查:RBC形态、WBC形态和分类、血小板计数和形态。

3) 网织红细胞计数:判断骨髓增生程度。网织红细胞正常为0.005~0.015。

4) 骨髓检查:骨髓细胞形态学检查、细胞化学染色(包括铁染色),必要时行流式细胞仪检查和染色体检查及骨髓活检等。

5) 其他检查:有关贫血病因和发病机制方面的检查。

(五) 治疗原则

最根本的治疗是针对原发病进行病因治疗。其他治疗包括:

1. 根据发病机制治疗 缺铁性贫血患者用铁剂治疗,缺乏维生素 B_{12} 或叶酸引起的巨幼细胞贫血患者应补充维生素 B_{12} 或叶酸,肾性贫血患者用促红细胞生成素;免疫机制发生的贫血可选用糖皮质激素(温抗体型自身免疫性溶血性贫血)、抗淋巴细胞球蛋白(ALG)和环孢素(重型再生障碍性贫血);慢性再生障碍性贫血可选用雄激素，有条件的重型再生障碍性贫血患者也可进行骨髓移植。

2. 输血治疗　一般急性失血性贫血血容量减少大于20%、慢性贫血血红蛋白低于60g/L时应输血治疗。

二、缺铁性贫血

当机体对铁的需求与供给失衡，导致体内贮存铁耗尽（ID），继之红细胞内铁缺乏（IDE），最终引起缺铁性贫血（IDA）。

（一）铁代谢

1. 铁的来源　①来自食物，正常人每天从食物中吸收的铁量为1.0~1.5mg；②内源性铁主要来自衰老和破坏的红细胞。

2. 铁的吸收　动物食品铁吸收率高，植物食品铁吸收率低。食物中铁以三价铁为主，必须在酸性环境中或有还原剂如维生素C存在下还原成二价铁才便于吸收。十二指肠和空肠上段肠黏膜是吸收铁的主要部位。

3. 铁的转运　需要借助转铁蛋白。生理状态下转铁蛋白仅33%~35%与铁结合。血浆中转铁蛋白能与铁结合的总量称为总铁结合力，未被结合的转铁蛋白与铁结合的量称为未饱和铁结合力。血清铁除以总铁结合力即为转铁蛋白饱和度。

4. 铁的分布　正常成年人体内含铁量：男性50~55mg/kg，女性35~40mg/kg。血红蛋白铁约占67%，组织铁、含铁酶则铁含量很低。

5. 铁的贮存　有铁蛋白和含铁血黄素两种形式。前者能溶于水，主要在细胞质中；后者不溶于水，可能是变性的铁蛋白。体内铁主要贮存在肝、脾、骨髓等处。

6. 铁的排泄 主要由胆汁或粪便排出，尿、汗、皮肤细胞代谢也可排出少量铁。每天排铁量：正常男性 0.5~1.0mg，女性 1.0~1.5mg。

（二）病因和发病机制

1. 摄入不足而需要量增加 主要见于小儿生长发育期及妊娠和哺乳妇女。

2. 丢失过多 多种原因引起慢性失血是最常见的原因，主要见于月经过多、反复鼻出血、咯血、消化道出血、痔出血、血红蛋白尿等。

3. 吸收不良 胃及十二指肠切除、慢性胃肠炎、慢性萎缩性胃炎等。

上述原因首先引起体内贮存铁缺乏，继而发生红细胞内缺铁，最后由于血红素合成量减少而形成一种小细胞低色素性红细胞，即缺铁性贫血。

（三）临床表现

除有贫血的一般表现（如因血红蛋白减少，自觉头晕、乏力及心悸，皮肤、黏膜可出现苍白；因组织缺氧引起的一系列症状及缺氧所致的代偿表现）和引起缺铁的原发病表现外，尚有因含铁酶和铁依赖酶活性降低引起的临床表现：黏膜损害表现，常见口炎、舌炎，可有咽下困难或咽下时梗阻感（Plummer-Vinson 综合征）；外胚叶组织营养缺乏表现，如皮肤干燥、毛发无泽、反甲（匙状甲）等；精神神经系统表现，甚至异食癖。缺铁引起的贫血性心脏病易发生左心衰竭。

（四）实验室检查

1. 红细胞形态 红细胞体积较小且大小不等，中心淡染区扩大，MCV、MCH、MCHC 值均降低。

2. 骨髓象和骨髓铁染色 骨髓增生活跃或明显活跃，以红系增生为主，有核红细胞体积小，胞质少，偏蓝色，呈“核老质幼”现象。骨髓涂片用普鲁士蓝染色后，骨髓小粒中的铁称细胞外铁，幼红细胞内的铁颗粒称细胞内铁，该细胞称铁粒幼细胞。缺铁性贫血时细胞外铁消失，细胞内铁即铁粒幼细胞减少。

3. 血清铁、总铁结合力　血清铁降低（<500μg/L或<8.95μmol/L），总铁结合力升高（>3 600μg/L或>64.44μmol/L），转铁蛋白饱和度降低（<15%），可作为缺铁的诊断指标之一。

4. 血清铁蛋白　是体内储存铁的指标，低于12μg/L可作为缺铁的依据。

5. 红细胞内游离原卟啉　幼红细胞合成血红素所需铁供给不足时，红细胞内游离原卟啉值升高，一般>600μg/L或>0.9μmol/L（全血）。

（五）诊断与鉴别诊断

1. 诊断　根据病史、红细胞形态（小细胞低色素）、血清铁蛋白和血清铁降低、总铁结合力升高、骨髓检查及骨髓铁染色作出诊断。

2. 鉴别诊断　见表4-3。

（六）治疗

1. 病因治疗　是最基本的治疗。

2. 口服铁剂　硫酸亚铁、富马酸亚铁、琥珀酸亚铁。口服铁剂后5~10天网织红细胞上升达高峰，2周后血红蛋白开始上升，一般2个月左右恢复正常，待血红蛋白正常后，至少再持续服药4~6个月。

3. 注射铁剂　右旋糖酐铁，常需深部肌内注射；肾脏病透析患者缺铁时，常用蔗糖铁直接注射到透析器的静脉端。常用注射铁剂的指征：①口服铁剂有严重消化道反应，无法耐受；②消化道吸收障碍；③严重消化道疾病，服用铁剂后病情加重；④妊娠晚期、手术前、失血量较多，亟待提高血红蛋白者。

表 4-3 缺铁性贫血的鉴别诊断

鉴别要点	缺铁性贫血	铁粒幼细胞贫血	地中海贫血	慢性病性贫血
机制	体内贮存铁耗尽	线粒体合成血红素功能障碍，为铁利用障碍性贫血	珠蛋白生成障碍性贫血，常有家族史	慢性疾病（慢性炎症、感染或肿瘤等）时单核巨噬细胞系统对铁的摄取速度增加
血清铁	↓	↑	常增高	↓
血清铁蛋白	↓	↑	常增高	↑
转铁蛋白饱和度	↓	↑	常增高	↓
总铁结合力	↑	↓	正常	↓
骨髓铁粒幼细胞	↓	↑	常增高	–

【名师助记】

缺铁性贫血高频考点:

1. 临床表现　贫血的一般表现及含铁酶和铁依赖酶活性降低引起的临床表现。黏膜损害表现常见口炎、舌炎,可有咽下困难或咽下时梗阻感(Plummer-Vinson 综合征)。

2. 血常规　RBC 小、低色素;WBC、Plt 不少。

3. 骨髓检查　有核红细胞小、胞质少、偏蓝,“核老质幼”。

4. 最能说明体内贮备铁缺乏的指标　血清铁蛋白值降低。

5. 实验室检查升高的指标　总铁结合力、游离原卟啉。

6. 治疗

(1) 病因治疗:关键。

(2) 口服铁剂治疗:网织红细胞 5~10 天升高达峰值;血红蛋白 2 周后才升高,2 个月恢复正常。血红蛋白正常后继续服药 4~6 个月补足储存铁。

三、巨幼细胞贫血

(一) 病因和发病机制

巨幼细胞贫血是叶酸和/或维生素 B_{12} 缺乏引起的一种大细胞性贫血。叶酸和维生素 B_{12} 缺乏的原因:①摄入量不足,如婴幼儿喂养不当、未按时增加辅食、食物加工方法失当;②需要量增加而未注意补充,如生长期婴幼儿、妊娠妇女、甲状腺功能亢进症、恶性肿瘤、溶血性疾病、感染等;③吸收不良,如先天性或后天原因使内因子生成减少或体内产生抗内因子抗体致维生素 B_{12} 吸收减少,柳氮磺吡啶、乙醇及抗癫痫药物等可影响叶酸吸收;④利用障碍,如先天性转钴蛋白Ⅱ缺乏致维生素 B_{12} 转运障碍,严重肝病影响维生素 B_{12}

储备，叶酸拮抗剂影响叶酸吸收。

（二）临床表现

1. 血液系统表现 贫血表现（头晕、乏力、心悸，皮肤、黏膜苍白等），部分患者有白细胞、血小板减少。

2. 非血液系统表现

（1）消化道症状：食欲缺乏明显；口炎包括口角炎、舌炎，舌面光滑称“镜面舌”或“牛肉舌”。

（2）神经精神症状：手足对称性麻木、深感觉障碍、共济失调、腱反射消失及锥体束征阳性。

（三）实验室检查

1. 血象 血红蛋白降低，呈大细胞正色素性。MCV 增大，MCH 升高，而 MCHC 正常。白细胞、血小板减少，中性粒细胞呈多分叶现象，可见巨大血小板。

2. 骨髓象 有核细胞增生，以红系增生为主，出现巨幼样变，“质老核幼”现象。

3. 胃酸缺乏 促胃液素刺激仍无游离盐酸分泌。

4. 血清叶酸、维生素 B_{12} 测定 降低是重要诊断指标。

（四）诊断与鉴别诊断

1. 诊断

（1）详细询问病史，注意摄入量减少、需要量增加的情况，易发生于营养不良人群，如妊娠、婴幼儿、老年人。

（2）细胞形态学改变，如外周血涂片及骨髓涂片中出现巨红细胞及巨幼红细胞是诊断本病的重要参考。

（3）血清叶酸及维生素 B_{12} 测定具有确诊意义。

（4）叶酸和/或维生素 B_{12} 治疗有效具有鉴别诊断作用。

2. 鉴别诊断

（1）若有三系细胞减少，应与再生障碍性贫血鉴别。再生障碍性贫血呈正常细胞性贫血，网织红细胞明显减少，骨髓增生低下，巨核细胞明显减少或缺如。

(2) 因骨髓中出现巨幼红细胞，所以应与红白血病及骨髓增生异常综合征鉴别。红白血病是急性白血病的一种。骨髓增生异常综合征的 FAB 分型中难治性贫血(RA)和 WHO 提出的难治性血细胞减少伴多系增生异常(MLD)易与巨幼细胞贫血混淆，但 RA 和 MLD 的骨髓中粒系、巨核系也有病态造血表现，而且叶酸和/或维生素 B_{12} 治疗无效。

(五) 治疗

1. 补充叶酸　治疗应至血象完全恢复正常。若由叶酸拮抗剂引起，可用四氢叶酸钙肌内注射；如伴有维生素 B_{12} 缺乏，单用叶酸可加重神经系统并发症，需加用维生素 B_{12}。

2. 补充维生素 B_{12}　适用于维生素 B_{12} 缺乏者，治疗应至血象恢复正常。巨幼细胞贫血经标准治疗后，一般于 48~72 小时症状即见好转，网织红细胞开始上升，之后血红蛋白上升。如同时有缺铁或治疗过程中出现缺铁表现，应补充铁剂。注意维生素 B 族和维生素 C 的补充。

【名师助记】

巨幼细胞贫血高频考点：

1. 临床表现　面黄；口角炎、“牛肉舌”；神经系统症状，如肢体对称性麻木、深感觉障碍、共济失调；精神症状。

2. 实验室检查　叶酸和维生素 B_{12} 检测；贫血为大细胞正色素性，MCV>100fl。

3. 骨髓象　“质老核幼”。

四、再生障碍性贫血

再生障碍性贫血(简称再障)是由多种原因导致

造血干细胞的数量减少和/或功能异常，引起红细胞、中性粒细胞、血小板减少的综合病症。

（一）病因和发病机制

1. 病因　原发性的病因未明。继发性的病因：①药物，如抗癌药、氯霉素、磺胺药、保泰松等；②化学毒物，如苯和杀虫剂；③放射线；④病毒感染，如丙型肝炎病毒等。

2. 发病机制　①造血干细胞受损：骨髓 $CD34^+$ 细胞较正常人明显减少；②造血微环境异常；③免疫异常：T 辅助细胞 Ⅰ 型（Th1）、$CD8^+$ T 抑制细胞和 $\gamma\delta TCR^+$ T 细胞比例升高，患者血清和骨髓中 γ-干扰素和 TNF 水平升高，具有抑制造血作用等。

（二）临床表现

主要为贫血症状，如头晕、乏力及心悸等。血小板显著减少时则有出血。若粒细胞明显减少，则可发生感染。除贫血、出血或感染的体征外，肝、脾一般不大。临床按起病缓急和病情轻重分为重型再障和非重型再障。

1. 重型再障　起病急骤，常见内脏出血、感染和败血症，网织红细胞绝对值、中性粒细胞和血小板计数明显减少，骨髓增生极度减低。

2. 非重型再障　起病缓慢，贫血常为首发症状，出血较轻，感染偶有发生，病程较长。

（三）实验室检查

1. 血象　全血细胞减少，三系细胞减少程度不一定平行。贫血呈正常细胞性，淋巴细胞比例相对升高，网织红细胞绝对值减少。重型再障的血象须具备下列 3 项中的 2 项：①网织红细胞多低于 0.005，绝对值 $<15\times10^9/L$；②中性粒细胞 $<0.5\times10^9/L$；③血小板 $<20\times10^9/L$。

2. 骨髓象　重型再障多部位增生极度减低，造血细胞极度减少；非重型再障增生程度不一，多数减低，但非造血细胞（如淋巴细胞、浆细胞、组织嗜碱细胞、网状细胞）增多，巨核细胞明显减少或缺如。

（四）诊断与鉴别诊断

1. 诊断　再障的诊断包括血象出现全血细胞减少、网织红细胞绝对值减少；体检一般无肝、脾大；骨髓多部位增生减低或重度减低；能除外引起全血细胞减少的其他疾病；一般抗贫血药物治疗无效。重型再障的实验室诊断还应具有上述血象异常和骨髓多部位增生极度减低。

2. 鉴别诊断　见表4-4。

表4-4　再生障碍性贫血的鉴别

疾病	相同点	鉴别要点
再生障碍性贫血（AA）	全血细胞减少，一般无肝、脾大	骨髓多部位增生减低或重度减低
阵发性睡眠性血红蛋白尿症（PNH）	典型患者有血红蛋白尿发作；无血红蛋白尿的表现酷似再障	尿含铁血黄素试验阳性，蔗糖溶血试验及酸溶血试验（Ham试验）阳性，红细胞膜上CD55和CD59阴性
骨髓增生异常综合征（MDS）	难治性血细胞减少	骨髓多增生活跃或明显活跃，有病态造血表现，可有染色体核型异常等
低增生性急性白血病（AL）	有全血细胞减少	骨髓中原始或幼稚细胞的比例已达到诊断急性白血病的标准

（五）治疗

再障的治疗包括去除病因、支持疗法和恢复造血功能。重型再障应尽早进行骨髓移植或抗淋巴细胞球蛋白等免疫抑制治疗，非重型再障则进行以雄激素为主的综合性治疗。

1. 重型再障的治疗

（1）对症和支持治疗：贫血或出血明显者可成分输注红细胞或血小板，感染发热者应给予抗生素。

（2）造血干细胞移植：多采用 HLA 配型相合的同种异基因造血干细胞移植。一般年龄在 40 岁以下、输血较少者成功率较高。

（3）应用免疫抑制剂：①抗胸腺细胞球蛋白（ATG）或抗淋巴细胞球蛋白（ALG），通过抑制 T 淋巴细胞或非特异性自身免疫反应而恢复造血功能；②环孢素，选择性作用于 T 淋巴细胞而治疗再障。

（4）应用造血生长因子：针对粒细胞缺乏，可给予粒细胞集落刺激因子（G-CSF）或粒细胞-巨噬细胞集落刺激因子（GM-CSF）；针对血小板减少，可给予白细胞介素-11（IL-11）或血小板生成素（TPO）。

2. 非重型再障的治疗　雄激素促进造血治疗。常用药物有丙酸睾酮、司坦唑醇、达那唑、十一酸睾酮。雄激素起效往往在服药 2~3 个月后，疗程一般不少于 6 个月，宜长程维持治疗。不良反应有男性化、肝损害、肝内胆汁淤积、水钠潴留等。还可辅以糖皮质激素短期应用，或与其他免疫抑制剂合用，疗效不佳时可选择环孢素。

【名师助记】

再生障碍性贫血高频考点：

1. 骨髓造血干细胞衰竭→三系减少。

2. 主要病因　药物，如氯霉素、保泰松；化学因素，如苯中毒。

3. 临床表现 贫血、出血、感染，无肝、脾、淋巴结肿大。

4. 骨髓象 三系减少，骨髓增生低下，巨核细胞明显减少或消失，为正细胞正色素性贫血。

5. 治疗 重型再障：骨髓移植；非重型再障：雄激素，刺激骨髓造血。

【仿真自测】

1. 血红素合成障碍所致的贫血是
   A. 缺铁性贫血　　B. 再生障碍性贫血
   C. 地中海贫血　　D. 巨幼细胞贫血
   E. 慢性病性贫血
2. 重度贫血的血红蛋白浓度是
   A. <30g/L　　B. 30~59g/L
   C. 60~89g/L　　D. 90~100g/L
   E. >100g/L
3. 贫血的治疗原则首先是
   A. 使用抗贫血药物
   B. 补充造血原料
   C. 刺激骨髓造血
   D. 使用糖皮质激素
   E. 去除或纠正病因
4. 属于正细胞正色素性贫血的疾病是
   A. 缺铁性贫血
   B. 急性溶血性贫血
   C. 地中海贫血
   D. 慢性失血性贫血
   E. 营养性巨幼细胞贫血

[答案] 1. A　2. B　3. E　4. B

5. 女,35 岁。乏力、面色苍白 1 月余。血常规:Hb 86g/L,WBC 3.6×10^9/L,Plt 0.014。给予口服铁剂治疗 1 周时可出现的血液指标变化是
A. MCHC 上升
B. Plt 上升
C. RBC 上升
D. WBC 上升
E. Ret 上升
6. 在缺铁性贫血的实验室检查中,最能说明体内贮存铁缺乏的指标是
A. 小细胞低色素
B. 血清铁降低
C. 总铁结合力升高
D. 血清铁蛋白降低
E. 骨髓铁染色,铁粒幼细胞减少
7. 缺铁性贫血患者发生 Plummer-Vinson 综合征时的临床特点是
A. 儿童发育迟缓
B. 智商低
C. 烦躁、易怒
D. 吞咽困难
E. 异食癖
8. 男,71 岁。乏力伴食欲不振半年。查体:贫血貌,心、肺、腹部未见异常。血常规:WBC 3.0×10^9/L,Hb 88g/,Plt 75×10^9/L,MCV 122f1,MCH 34pg,Ret 0.04。该患者最可能的诊断是
A. 缺铁性贫血
B. 慢性病性贫血
C. 脾功能亢进
D. 巨幼细胞贫血
E. 再生障碍性贫血

[答案] 5. E 6. D 7. D 8. D

9. 最容易引起再生障碍性贫血的药物是
   A. 氯霉素　　B. 磺胺嘧啶
   C. 环磷酰胺　　D. 保泰松
   E. 甲巯咪唑

10. 骨髓检查巨核细胞明显减少最常见于
   A. 缺铁性贫血
   B. 再生障碍性贫血
   C. 巨幼细胞贫血
   D. 特发性血小板减少性紫癜
   E. 溶血性贫血

11. 男,24 岁。乏力、面色苍白 3 个月,反复鼻出血 1 周。查体:贫血面容,肝、脾未触及。Plt 25×10^9/L,骨髓细胞增生低下,巨核细胞明显减少。首选的治疗为
   A. 糖皮质激素　　B. DA 方案
   C. 长春新碱　　D. 一叶萩碱
   E. 雄激素

(12~13 题共用题干)

男,26 岁。乏力、间断鼻出血 3 周。既往体健。查体:T 36℃。面色略苍白,双下肢可见数个瘀斑,浅表淋巴结未触及肿大,巩膜无黄染,舌尖可见血疱。心、肺检查无异常。腹平软,肝、脾肋下未触及。血常规:Hb 70g/L,RBC 2.3×10^{12}/L,WBC 2.9×10^9/L,N 0.30,L 0.65,M 0.05,Plt 22×10^9/L,网织红细胞 0.001。

[答案] 9. A　10. B　11. E

12. 该患者最可能的诊断是
   A. 骨髓增生异常综合征
   B. Evans 综合征
   C. 阵发性睡眠性血红蛋白尿症
   D. 再生障碍性贫血
   E. 巨幼细胞贫血
13. 如需进一步明确诊断,最重要的检查是
   A. 血清铁和铁蛋白测定
   B. 血清叶酸和维生素 B_{12} 测定
   C. 多部位骨髓穿刺
   D. Coombs 试验
   E. 血细胞 CD55、CD59 测定

第二节 白 血 病

【自测摸底】

男,40 岁。发热伴鼻出血 1 周。检查牙龈肿胀,肝、脾轻度肿大。血红蛋白 40g/L,白细胞 $6.0\times10^9/L$,血小板 $15\times10^9/L$。骨髓象原始细胞占 60%,髓过氧化物酶染色阳性,非特异性酯酶染色阳性且阳性反应可被氟化钠抑制。该患者应诊断为
   A. 急性粒细胞性白血病
   B. 急性早幼粒细胞白血病
   C. 急性淋巴细胞白血病
   D. 急性红白血病
   E. 急性单核细胞白血病

[答案] 12. D 13. C

【名师精讲】

白血病是一类造血干细胞的恶性克隆性疾病。其克隆中的白血病细胞失去进一步分化成熟的能力而停滞在细胞发育的不同阶段。在骨髓和其他造血组织中白血病细胞大量增殖聚集,并可浸润全身器官和组织,而正常造血受抑制。根据白血病细胞的成熟程度和自然病程,将白血病分为急性白血病和慢性白血病。

一、急性白血病

急性白血病的细胞分化停滞在较早阶段,多为原始细胞及早期幼稚细胞(白血病细胞),这些细胞大量增殖并抑制正常细胞造血,可广泛浸润肝、脾、淋巴结等各种脏器。根据主要受累的细胞系分为急性淋巴细胞白血病(ALL)和急性髓细胞性白血病(AML)(亦称急性非淋巴细胞白血病,ANLL)。

(一)分型

1. FAB(法美英协作组)分型

(1) ALL分型:分为三个亚型。

L_1 型:原始和幼稚淋巴细胞以小细胞为主,大小一致。

L_2 型:原始和幼稚淋巴细胞以大细胞为主,大小不一。

L_3 型:原始和幼稚淋巴细胞以大细胞为主,大小均一,胞质内有许多空泡。

(2) AML分型:分为八个亚型(表4-5)。

2. MICM分型　是以细胞形态学(M)、免疫学(I)、细胞遗传学(C)、分子遗传学(M)相结合的分型。WHO分型即是以MICM为依据的分型。

3. WHO分型　骨髓原始细胞≥20%可诊断为AML。ALL归入淋巴系统恶性肿瘤,取消 L_1、L_2、L_3 的名称。

表 4-5 急性髓细胞性白血病（AML）FAB 分型

分型	名称	特点
M_0	急性髓细胞性白血病微分化型	骨髓原始细胞>30%，光镜下类似 ALL 的 L_2 细胞，但髓过氧化物酶（MPO）（+）细胞<3%，CD33 或 CD13 等髓细胞标志可呈阳性，淋巴细胞抗原通常为阴性
M_1	急性粒细胞白血病未分化型	骨髓中原粒细胞占骨髓 NEC 的 90% 以上，其中 MPO（+）细胞>3%
M_2	急性粒细胞白血病部分分化型	骨髓中原粒细胞占骨髓 NEC 的 30%～90%，单核细胞<20%，其他粒细胞≥10%
M_3	急性早幼粒细胞白血病	骨髓中以多颗粒的早幼粒细胞为主，在 NEC 中≥30%
M_4	急性粒-单核细胞白血病	骨髓中原始细胞在骨髓 NEC 中>30%，各阶段粒细胞≥20%，单核细胞≥20% M_4E_0：除上述 M_4 型特点外，嗜酸性粒细胞在 NEC 中≥5%
M_5	急性单核细胞白血病	骨髓中各阶段单核细胞在骨髓 NEC 中≥80%，其中原始单核细胞≥80% 为 M_{5a}，<80% 为 M_{5b}
M_6	急性红白血病	骨髓 NEC 中原始细胞≥30%，幼红细胞≥50%
M_7	急性巨核细胞白血病	骨髓 NEC 中原始巨核细胞≥30%

注：NEC，非红系有核细胞。

（二）临床表现

起病急缓不一，急性者常以高热、感染、出血为主要表现，缓慢者以贫血、皮肤紫癜起病。

1. 贫血 常为首发表现，进行性加重。

2. 发热 白血病本身虽可有发热，但较高发热往往提示有继发感染。最常见的感染部位为口腔、牙龈、咽峡。最常见的致病菌为革兰氏阴性杆菌。

3. 出血 可发生于全身各部位，M_3 型易并发 DIC 而出现全身广泛性出血。颅内出血是常见死亡原因。

4. 器官和组织浸润的表现

（1）骨和关节疼痛、压痛：常有胸骨中下段压痛。

（2）肝、脾、淋巴结肿大：多见于 ALL；纵隔淋巴结肿大常见于 T 细胞 ALL；中枢神经系统白血病（CNSL）多见于 ALL，常为髓外复发的主要根源；睾丸浸润（多为一侧无痛性肿大）多见于 ALL，是仅次于 CNSL 的髓外复发根源。

CNSL：由于化疗药物很难透过血脑屏障，不能有效杀灭隐藏在中枢神经系统的白血病细胞；患者可有头晕、头痛、呕吐、颈项强直，甚至抽搐、昏迷，多发生在治疗后的缓解期。

（3）巨脾：见于慢性白血病急性变。

（4）齿龈和皮肤浸润：以 M_4 和 M_5 型多见。

（5）绿色瘤：眼眶部位最常见，多见于粒细胞白血病，如 M_2 型。

（三）实验室检查

1. 血象 白细胞可升高、正常或降低。超过 $10\times10^9/L$ 称为白细胞增多性白血病；有的白细胞计数正常或减少，低者可低于 $1.0\times10^9/L$，称为白细胞不增多性白血病。

2. 骨髓象 ①骨髓增生活跃至极度活跃，原始细胞在骨髓 NEC 中≥30%；②多数病例骨髓象有核细胞显著增生，以原始细胞为主，而较成熟中间阶段细胞缺如，并残留少量成熟粒细胞，可出现裂孔现象；③Auer 小体不见于 ALL。

3. 骨髓细胞组织化学染色(表 4-6)。

表 4-6 急性白血病骨髓细胞组织化学染色特点

染色	M_3	M_5	ALL
髓过氧化物酶(MPO)	(+)~(+++)	(-)~(+)	(-)
非特异性酯酶(NSE)	(-)或(+)，不被 NaF 抑制	(+)，可被 NaF 抑制	(-)
糖原染色(PAS)	(-)或(+)，弥漫性淡红色或细颗粒状	(-)或(+)，弥漫性淡红色或细颗粒状	(+)，呈块状或粗颗粒状
中性粒细胞碱性磷酸酶(NAP)	阳性率和积分减少或(-)	阳性率和积分正常或增加	阳性率和积分增加

4. 白血病细胞表面免疫学标志

B-ALL：CD10、CD19、CD20、TdT。

T-ALL：c/m CD3、CD7、CD2、CD5、TdT。

ANLL：MPO、CD13、CD14、CD33、CD117。

5. 染色体及分子生物学检查(表 4-7)。

(四) 诊断与鉴别诊断

1. 诊断 根据临床表现、血象和骨髓象特点即可作出急性白血病的诊断。

2. 鉴别诊断

(1) 骨髓增生异常综合征(MDS)：急性白血病与

表 4-7　白血病常见的染色体和基因特异改变

类型	染色体改变	基因改变
M_2	t(8;21)(q22;q22)	*RUNX1-RUNX1T1*
M_3	t(15;17)(q22;q21)	*PML-RARa*
M_4E_O	inv/del(16)(p13;q22)	*CBFβ-MYH11*
M_5	T/del(11)(q23)	*MLL-ENL*
L_3(B-ALL)	t(8;14)(q24;q32)	*MYC* 与 *IgH* 并列
ALL(5%~20%)	t(9;22)(q34;q11)	*BCR-ABL*

MDS 均可表现三系减少。MDS 有如下特点:①突出表现为病态造血;②骨髓中原始细胞在 NEC 中<30%(依据 WHO 分型应<20%);③骨髓活检出现不成熟前体细胞异常定位(ALIP),有利于辅助诊断 MDS,且与预后有关,有 ALIP 者预后差,易转为白血病。

(2) 急性再障:三系减少,但无胸骨压痛和肝、脾、淋巴结肿大,骨髓检查容易鉴别。

(五)治疗

1. 一般治疗　防治感染,纠正贫血,控制出血,防治高尿酸血症性肾病,维持营养。

2. 化疗原则　早期、联合、足量、分阶段(诱导缓解、巩固强化、维持治疗)。完全缓解(CR)指白血病症状、体征消失,血象和骨髓象基本正常。其标准包括:①相关的症状及体征消失;②血象中 Hb≥100g/L(男性),或≥90g/L(女性和儿童),WBC 正常,中性粒细胞≥1.0×10^9/L,Plt≥100×10^9/L,外周血白细胞分类中无白血病细胞;③骨髓象中原始细胞≤5%,红系、巨核系正常。部分缓解(PR)为 1~2 项未达标,未缓解(NR)

为 3 项均未达标。

3. 常用诱导缓解化疗方案

(1) ALL：VP 方案（长春新碱、泼尼松），儿童缓解率为 80% ~ 90%，成人为 50%。成人常用 VDP 方案（VP + 柔红霉素）或 VDLP 方案（VDP + 左旋门冬酰胺酶）。

(2) AML：标准诱导缓解方案为 DA 方案（柔红霉素+阿糖胞苷）、HA 方案（高三尖杉酯碱+阿糖胞苷）。M_3 型使用全反式维 A 酸治疗。

4. 中枢神经系统白血病（CNSL）的防治 脑脊液检查出现以下情况应考虑为 CNSL：①压力升高（>200mmH_2O）或大于 60 滴/min；②白细胞数 > 10×10^6/L；③找到白血病细胞；④蛋白>450mg/L 或脑脊液中蛋白测定（Pandy 试验）阳性。

CNSL 采用静脉大剂量甲氨蝶呤、阿糖胞苷化疗，甲氨蝶呤、阿糖胞苷、糖皮质激素鞘内注射。

5. 异基因造血干细胞移植 第一次完全缓解期，有 HLA 相合（目前有条件的医院也可用 HLA 部分相合或半相合）供者的成人 ALL，高危型儿童 ALL，除 M_3 型之外的 AML，患者年龄 50 岁以下，应行异基因造血干细胞移植治疗。这是唯一能使患者获得持久细胞遗传学缓解或治愈白血病的方法。

【名师助记】

急性白血病高频考点：

急性白血病的细胞分化停滞在较早阶段，多为原始细胞及早期幼稚细胞（白血病细胞），这些细胞大量增殖并抑制正常细胞造血，常以高热、感染、出血为主要表现，可广泛浸润肝、脾、淋巴结等脏器。骨髓增生活跃至极度活跃，原始细胞在骨髓 NEC 中 ≥ 30%（WHO 分型为骨髓原始细胞≥20%）。主要急性白血病类型及其特点见表 4-8。

表 4-8 主要急性白血病类型及其特点

特点	ALL	AML-M_3	AML-M_5
特异表现	肝、脾、淋巴结肿大，CNSL，睾丸浸润	出血多见，易并发 DIC。颅内出血是最常见的死亡原因	皮肤、齿龈浸润多见
骨髓象		Auer 小体	Auer 小体
化学染色	糖原染色（PAS）（+）、中性粒细胞碱性磷酸酶（NAP）（+）	髓过氧化物酶（MPO）（+++）。注意 M_5（+）	非特异性酯酶（NSE）（+），能被氟化钠抑制。注意 M_3 不能被氟化钠抑制
染色体	t(9;22)(q34;q11)	t(15;17)(q22;q21)	T/del(11)(q23)
治疗	①VP（长春新碱+泼尼松），成人常用 VDP（VP+柔红霉素）。注意长春新碱的不良反应周围神经炎。②CNSL：鞘内注射甲氨蝶呤、阿糖胞苷、糖皮质激素	全反式维 A 酸	DA（柔红霉素+阿糖胞苷）

二、慢性髓细胞性白血病

（一）临床表现和分期

1. 临床表现 各年龄都可发病，以中年人最多见，男性略多于女性；起病隐袭，进展慢；肝脾大，以脾大最突出，可呈巨脾。经过1~4年慢性期，逐步转为急变期，约60%在转成急变期前存在一段时间的加速期。

2. 临床分期 可分为三期。

（1）慢性期：病情稳定。

（2）加速期：发热，体重下降，进行性脾大，逐渐出现贫血和出血。慢性期有效的药物失效。外周血嗜碱性粒细胞>20%，外周血或骨髓细胞中原始细胞≥10%而未达到急变期标准。除Ph染色体外又出现其他染色体异常。

（3）急变期：临床表现同急性白血病。骨髓中原始细胞或原淋巴细胞+幼淋巴细胞或原单核细胞+幼单核细胞>20%；外周血中原粒细胞+早幼粒细胞>30%，骨髓中原粒细胞+早幼粒细胞>50%；出现髓外原始细胞浸润。

（二）实验室检查

1. 血象 白细胞计数显著升高，常$>20\times10^9/L$；白细胞计数极度升高（$>200\times10^9/L$）时，可发生白细胞淤滞症。白细胞分类中粒细胞显著增多，可见各阶段粒细胞，以中性中晚幼粒细胞和杆状核粒细胞居多。原粒细胞<10%，嗜酸、嗜碱性粒细胞增多。血小板多正常或增多，晚期逐渐减少，并出现贫血。

2. 骨髓象 骨髓增生明显至极度活跃，粒/红明显升高，以中性中晚幼粒细胞和杆状核粒细胞居多。（慢性期）原粒细胞<10%，嗜酸、嗜碱性粒细胞增多。

3. 中性粒细胞碱性磷酸酶（NAP） 慢性期活性减低或呈阴性反应。

4. Ph染色体及分子生物学标记 95%以上的患者白血病细胞中有Ph染色体，t(9;22)(q34;q11)，9

号染色体长臂 *c-ABL* 原癌基因易位到 22 号染色体长臂断裂点集中区 *BCR*,形成 *BCR-ABL* 融合基因。其编码的蛋白为 P210,在慢性髓细胞性白血病(CML)发病中起重要作用。

(三)诊断与鉴别诊断

1. 诊断　不明原因的脾大,外周血及骨髓中粒系或中晚幼粒细胞明显升高,伴嗜酸、嗜碱性粒细胞升高,外周血 NAP(-),骨髓细胞 Ph 染色体(+)或 *BCR-ABL* 融合基因(+),可作出诊断。

2. 鉴别诊断

(1) 类白血病反应:①常并发于严重感染、恶性肿瘤等疾病。脾大不如 CML 显著。②血白细胞可达 50×10^9/L,但嗜酸、嗜碱性粒细胞不增多,中性粒细胞胞质中可见中毒颗粒。红细胞、血小板大多正常。③NAP 强阳性,Ph 染色体阴性。病因消除后,类白血病反应可消除。

(2) 其他骨髓增生性疾病:真性红细胞增多症以红系增多为主;原发性血小板增多症以巨核细胞、血小板增多为主;原发性骨髓纤维化以髓外造血及骨髓纤维化为主。外周血白细胞可升高,但一般均 $<50\times10^9$/L。NAP 阳性率和积分升高。Ph 染色体阴性,但常能见到 *JAK2* V617F 突变基因。

(四)治疗

1. 分子靶向治疗　甲磺酸伊马替尼为酪氨酸激酶抑制剂,可使患者达到血液学缓解,并可获得长期细胞遗传学缓解,是目前治疗该病的首选药物。

2. 其他药物治疗　羟基脲是周期特异性抑制 DNA 合成的药物,起效快,但维持时间短,为当前慢性期获得血液学缓解有效的化疗药物。小剂量 HA(高三尖杉酯碱+阿糖胞苷)的联合化疗对加速期疗效较好。强烈化疗多用于急变期,可使患者达到完全缓解,急变期依据转变类型进行化疗。

3. α-干扰素 起效慢,可使部分患者 Ph 染色体阳性细胞减少。

4. 造血干细胞移植 异基因造血干细胞移植是目前根治 CML 的有效方法。45 岁以下患者,有 HLA 相合同胞供髓者,慢性期缓解后尽早进行,1 年内者疗效最好。

【名师助记】

慢性髓细胞性白血病高频考点:

1. 临床表现 肝脾大,以脾大最突出,可呈巨脾。注意急变期。

2. 实验室检查 首选骨髓检查;进一步检查 Ph 染色体。

3. 治疗 首选酪氨酸激酶抑制剂甲磺酸伊马替尼。根治最有效的方法是造血干细胞移植。

【仿真自测】

1. FAB 分类中,非特异酯酶阴性的急性白血病类型是

A. M_{3b}　B. ALL-L_3　C. M_{2a}

D. M_5　E. M_4E_0

2. 男,26 岁。5 天来鼻及牙龈出血,皮肤瘀斑。血红蛋白 55g/L,白细胞 $10.0\times10^9/L$,血小板 $16\times10^9/L$。骨髓增生极度活跃,绝大多数细胞呈清一色,胞质内有大小不等的颗粒及成堆 Auer 小体,髓过氧化物酶强阳性。该患者下列临床表现最易出现的是

A. 巨脾　B. DIC

C. 严重感染　D. 中枢神经系统受侵犯

E. 齿龈肿胀

[答案] 1. B 2. B

3. 染色体检查结果为 t(15;17)的白血病类型是
   A. AML-M_3　B. AML-M_2　C. CML
   D. AML-M_1　E. ALL
4. 女,20 岁。头昏、乏力、鼻出血伴牙龈出血 1 周。Hb 82g/L,WBC 45×10^9/L,血小板 25×10^9/L。骨髓增生极度活跃,原粒细胞占 50%,早幼粒细胞占 20%。MPO 强阳性;NAP 阴性;非特异性酯酶部分呈阳性反应,不被 NAF 抑制。确诊为急性髓细胞性白血病,其 FAB 分型是
   A. M_2　B. M_1　C. M_4
   D. M_3　E. M_5
5. 男,30 岁。发热伴皮肤出血点 1 周。化验血呈全血细胞减少。骨髓检查增生极度活跃,原粒细胞占骨髓非红系有核细胞的 40%,各阶段粒细胞占 50%,各阶段单核细胞占 30%。诊断为急性白血病,其 FAB 分型是
   A. M_1　B. M_2　C. M_4
   D. M_5　E. M_6
6. 男,25 岁。急性髓细胞性白血病 M_2 型,经 DA 方案治疗后部分缓解。近日自觉左下肢疼痛,第 4、5 腰椎椎旁压痛(+),直腿抬高试验(+)。该患者的治疗措施应为
   A. 腰椎穿刺脑脊液检查,鞘内注射甲氨蝶呤
   B. 骨科治疗
   C. 大剂量化疗
   D. 放疗
   E. 细胞因子,如 IL-2 或 IFN

[答案] 3. A　4. A　5. C　6. A

7. 急性 B 淋巴细胞白血病(B-ALL)最常出现的免疫分子标志是
   A. CD2
   B. CD34
   C. CD19
   D. CD38
   E. CD7

8. 下列关于慢粒白血病的叙述错误的是
   A. 晚期骨髓内纤维组织增多
   B. 中性粒细胞碱性磷酸酶活性慢性期升高,急性期下降
   C. 骨髓中原粒细胞<10%,以中晚幼粒细胞为主
   D. 血清维生素 B_{12} 浓度升高
   E. 周围血中中性粒细胞比例升高

(9~10 题共用题干)

女,65 岁。常规体检发现脾于左肋下 5cm。实验室检查:Hb 135g/L。WBC 117×10^9/L,分类中幼粒细胞 0.05,晚幼粒细胞 0.12,杆状核细胞 0.22,分叶中性粒细胞 0.34,嗜酸性粒细胞 0.08,嗜碱性粒细胞 0.05,淋巴细胞 0.14,Plt 560×10^9/L,NAP(-)。

9. 为确定诊断,首选的检查是
   A. 腹部 CT
   B. 腹部 B 超
   C. 肝功能
   D. 血免疫球蛋白
   E. 骨髓检查

10. 最有效的治疗是
    A. 羟基脲
    B. 脾切除
    C. 阿糖胞苷
    D. 糖皮质激素
    E. 伊马替尼

[答案] 7. C 8. B 9. E 10. E

第三节　白细胞减少和粒细胞缺乏症

【自测摸底】

周期性中性粒细胞减少症的主要病因是

A. 粒细胞破坏过多

B. 粒细胞释放障碍

C. 粒细胞分解异常

D. 粒细胞在脾脏降解

E. 粒细胞生成减少

【名师精讲】

外周血白细胞数低于 $4.0\times10^9/L$ 称为白细胞减少症;外周血中性粒细胞绝对数低于 $0.5\times10^9/L$ 称为粒细胞缺乏症。

（一）病因

1. 生成减少

(1) 理化因素:物理因素如放疗;化学因素如苯、二甲苯等;药物包括抗肿瘤药及某些解热镇痛药、抗生素、抗甲状腺药、降糖药、抗癫痫药等。

(2) 血液病:无效造血,如巨幼细胞贫血、骨髓增生异常综合征;正常造血受抑制,如白血病、恶性肿瘤骨髓转移等;造血干细胞障碍性疾病,如再生障碍性贫血。

(3) 病毒感染:如病毒性肝炎等。

(4) 其他:周期性粒细胞减少症、家族性良性粒细胞减少症、慢性增生低下性粒细胞减少症。

2. 破坏过多

(1) 免疫性:如药物和自身免疫病[如系统性红

斑狼疮、类风湿关节炎、Felty 综合征(类风湿关节炎伴脾大白细胞减少)]引起免疫性粒细胞减少。

(2) 其他:如脾功能亢进、严重败血症等。

3. 分布异常 转移性或假性粒细胞减少等。

4. 释放障碍 惰性白细胞综合征等。

(二) 临床表现

1. 白细胞减少症 起病缓慢,可无症状,常有头晕、乏力、食欲减退、低热,甚至反复感染。

2. 粒细胞缺乏症 多由药物或化学毒物通过免疫反应引起。起病急,突然畏寒、高热,常表现为急性咽喉炎,具有特征性的黏膜坏死和肺炎等。常引起败血症、脓毒血症,病情凶险,若不积极治疗,常可导致患者死亡。

(三) 诊断

根据临床表现和实验室检查可作出诊断,关键是病因诊断。

1. 白细胞减少症 血常规白细胞数低于 $4.0\times10^9/L$,而红细胞和血小板大致正常。骨髓检查粒系受抑或代偿性增生伴粒细胞成熟障碍。

2. 粒细胞缺乏症 血常规中性粒细胞绝对数低于 $0.5\times10^9/L$,而红细胞和血小板大致正常。骨髓检查粒系严重抑制。

(四) 治疗

1. 病因治疗 积极寻找并去除引起白细胞减少的病因,如药物等。

2. 促白细胞生成药物 如碳酸锂、维生素 B_4、利血生、鲨肝醇等,但疗效尚不肯定。有感染时可用粒细胞集落刺激因子(G-CSF)。

3. 预防和控制感染 有感染者及时应用抗生素。

4. 免疫抑制剂治疗。

【名师助记】

白细胞减少和粒细胞缺乏症高频考点：

1. 白细胞减少症　外周血白细胞数低于 $4.0\times10^9/L$。

2. 粒细胞缺乏症　外周血中性粒细胞绝对数低于 $0.5\times10^9/L$。

【仿真自测】

（1~2 题共用备选答案）

A. $0.2\times10^9/L$　B. $0.5\times10^9/L$

C. $4.0\times10^9/L$　D. $1.5\times10^9/L$

E. $3.0\times10^9/L$

1. 白细胞减少症的诊断标准是指外周血白细胞总数低于
2. 粒细胞缺乏症的诊断标准是指外周血的中性粒细胞绝对数低于

第四节　出血性疾病

【自测摸底】

1. 维生素 K 缺乏时，不会出现的实验室检查结果是
   A. PT（凝血酶原时间）延长
   B. FDP（纤维蛋白原降解产物）增加
   C. CT（凝血时间）延长
   D. NR（血液还原黏度）升高
   E. APTT（活化部分凝血活酶时间）延长

［答案］1. C　2. B

2. 女,28岁。反复牙龈出血和月经增多半年。查体:轻度贫血貌,巩膜无黄染,肝、脾肋下未触及。实验室检查:Hb 82g/L,RBC 4.0×10^{12}/L,WBC 5.6×10^{9}/L,Plt 13×10^{9}/L。骨髓增生明显活跃,红系占36%,巨核细胞明显增多,产板型巨核细胞少,骨髓内、外铁均减少。该患者最可能的诊断是

A. 溶血性贫血

B. 慢性ITP合并缺铁性贫血

C. 慢性再生障碍性贫血

D. 急性白血病

E. 骨髓增生异常综合征

【名师精讲】

一、概述

出血性疾病是止血功能障碍所引起的自发性出血或损伤后难以止血的一类疾病。

(一)正常止血、凝血、抗凝和纤维蛋白溶解机制

1. 正常止血机制

(1) 血管因素:当血管受损时,最早通过血管收缩促进止血。

(2) 血小板因素:当血管受损时,血小板通过形成血小板血栓参与止血。

(3) 凝血因素:当血管受损时,血管内皮损伤启动外源性和内源性凝血途径,最终形成纤维蛋白血栓,达到永久止血。

2. 凝血机制

(1) 凝血因子:现已知14种凝血因子。依赖维生素K的凝血因子有FⅡ、FⅦ、FⅨ、FⅩ。

(2) 凝血步骤

1）凝血酶原酶复合物形成：①内源性凝血途径——FⅫa→FⅪa→FⅨa+FⅧa+Ca^{2+}+PF_3→FⅩa；②外源性凝血途径——FⅢ+FⅦa+Ca^{2+}→FⅩa。

2）凝血酶激活：FⅩa+Ca^{2+}+FⅤa→FⅡa。

3）纤维蛋白生成：纤维蛋白原单体→纤维蛋白。

3. 抗凝和纤维蛋白溶解（纤溶）机制

（1）抗凝系统：体内起抗凝作用的主要成分及其功能如下：

1）抗凝血酶（AT）：起主要作用的是AT-Ⅲ，主要功能是灭活FⅩa和凝血酶，其抗凝活性与肝素密切相关。

2）肝素：主要功能是灭活FⅩa和凝血酶，其作用与AT-Ⅲ密切相关。

3）蛋白C（PC）系统：包括PC、蛋白S（PS）和血栓调节蛋白（TM），通过灭活FⅤ、FⅧ达到抗凝作用。

4）组织因子途径抑制物（TFPI）：有直接对抗FⅩa的作用，在Ca^{2+}存在的条件下，还有抗TF/FⅦa复合物的作用。

（2）纤溶系统：体内对纤溶有作用的成分及其功能如下：

1）促进纤溶：纤溶酶原（PLG）、组织型纤溶酶原激活物（t-PA）、尿激酶型纤溶酶原激活物（u-PA）等，有促进纤溶的作用。

2）纤溶酶相关抑制物：α_2-纤溶酶抑制物（α_2PI）、α_2-抗纤溶酶（α_2AP）、α_1-抗胰蛋白酶和纤溶酶原激活物的抑制物（PAI）等，有抑制纤溶的作用。

（二）发病机制分类

1. 血管壁功能异常

（1）遗传性：遗传性出血性毛细血管扩张症、家族性单纯性紫癜。

（2）获得性：感染、化学物质、药物、代谢因素（维生素 C、维生素 P 缺乏等)、过敏性紫癜、单纯性紫癜等。

2. 血小板异常

(1) 血小板减少:①生成减少,如再生障碍性贫血、无巨核细胞性血小板减少性紫癜、白血病、感染、药物和其他原因抑制等;②破坏过多,如特发性血小板减少性紫癜、Evans 综合征、输血后紫癜、药物和其他原因的免疫性血小板减少性紫癜;③消耗过多,如血栓性血小板减少性紫癜、DIC、溶血性尿毒症综合征、巨大海绵窦状血管瘤血小板减少综合征等;④血小板分布异常,如脾大、低温麻醉等。

(2) 血小板增多:①原发性,如原发性血小板增多症;②继发性,如某些血液病(缺铁性贫血、急性失血或溶血等)、脾切除术后、感染、肿瘤、创伤等。

(3) 血小板功能缺陷:①遗传性,如血小板无力症、巨大血小板综合征、原发性血小板病;②继发性,如继发于药物、尿毒症、肝病、异常球蛋白血症等。

3. 凝血异常 ①遗传性,如血友病等;②获得性,如严重肝病、尿毒症、维生素 K 缺乏及 DIC 所致的凝血因子被消耗。

4. 血液循环中抗凝物质增多或纤溶亢进 凝血因子Ⅷ抗体、凝血因子Ⅸ抗体、肝素样抗凝物质、抗凝药物(肝素、香豆素类)治疗、溶栓药物过量和蛇毒咬伤、水蛭咬伤及原发性纤溶及 DIC 所致的继发性纤溶。

5. 复合性止血机制异常 ①先天性或遗传性,如血管性血友病(vWD);②获得性,如 DIC。

(三)实验室检查

1. 筛选试验 常用的有出血时间、血小板计数、束臂试验(毛细血管脆性试验)、血块收缩试验、凝血时间(试管法)、活化部分凝血活酶时间(APTT)、凝血酶原时间(PT)、凝血酶时间(TT)等。根据筛选试验结果可大体上将出血性疾病归类为血管壁功能异常、血小板异常或凝血异常所致。

2. 确诊试验　①血管壁功能异常的确诊试验：毛细血管镜和内镜检查、病理学检查、vWF 检测等；②血小板异常的确诊试验：血小板形态、血小板功能（黏附、聚集、释放等）、血小板膜糖蛋白、血小板相关抗体检测等；③凝血异常的确诊试验：凝血活酶生成试验及纠正试验、凝血酶原时间纠正试验、凝血酶时间甲苯胺蓝纠正试验、凝血因子含量及活性测定。

3. 常用止血凝血障碍的检查及其临床意义

（1）束臂试验（毛细血管脆性试验）：正常人不超过 10 个出血点；超过 10 个出血点为异常。

临床意义：束臂试验阳性者可见于：①血小板减少；②血小板功能异常；③血管壁病变，如维生素 C 缺乏症、败血症、过敏性紫癜及其他原因引起的血管性紫癜；④其他，如血管性血友病、服用抗血小板药物等。束臂试验阳性也可见于正常人，尤其是妇女，因而其诊断价值有限。

（2）出血时间（BT）：WHO 推荐用膜板法或出血时间测定器法，超过 9 分钟为异常。

临床意义：BT 延长见于：①血小板明显减少；②血小板功能异常；③血管性血友病；④血管壁异常，如遗传性出血性毛细血管扩张症；⑤药物影响，如服用阿司匹林、双嘧达莫等。

（3）血小板计数：正常参考值为 $(100\sim300)\times10^9/L$。血小板 $<100\times10^9/L$ 为血小板减少；$<50\times10^9/L$ 时，轻度损伤可有皮肤紫癜，手术后可出血；$<20\times10^9/L$ 时，可有自发出血。血小板 $>450\times10^9/L$ 为血小板增多。

临床意义：血小板减少和增多的原因见上文发病机制中的“血小板异常”。

（4）血块收缩试验：血液凝固后 1/2~1 小时血块

开始收缩，于24小时回缩完全。

临床意义：血块收缩不良见于①血小板减少；②血小板功能异常；③凝血因子缺乏，如凝血因子Ⅷ、纤维蛋白原和凝血酶原缺乏等；④纤溶亢进，一度形成的血块又会重新溶解；⑤红细胞过多等也会影响血块收缩。

（5）试管法凝血时间（CT）：正常参考值为4~12分钟；<4分钟为高凝；>12分钟为低凝。

临床意义：CT延长见于：①血友病、凝血酶原或纤维蛋白原明显缺乏时；②抗凝物质增多时；③抗凝药物如肝素等应用时。CT缩短见于：①高凝状态；②血栓性疾病。

（6）活化部分凝血活酶时间（APTT）：正常参考值为30~45秒，与正常对照相差10秒以上为异常。

临床意义：APTT为内源性凝血途径有价值的筛选试验。APTT缩短见于DIC早期、妊娠高血压综合征高凝状态。APTT延长见于：①凝血因子Ⅱ、Ⅴ、Ⅷ、Ⅸ、Ⅹ、Ⅺ、Ⅻ缺乏和纤维蛋白原缺乏症；②慢性肝病、维生素K缺乏、DIC后期、纤溶亢进等所致的多种凝血因子缺乏；③抗凝物质增多。因此APTT是肝素抗凝治疗中的一项重要监测指标。

（7）凝血酶原时间（PT）：正常参考值为11~13秒，与正常对照相差3秒以上有临床意义；凝血酶原活动度（PA）的正常参考值为80%~120%；国际标准化比值（INR）为0.8~1.2。

临床意义：PT为外源性凝血途径的有价值的筛选试验。PT延长见于：①先天性凝血因子Ⅱ、Ⅴ、Ⅶ、Ⅹ缺乏和纤维蛋白原缺乏症；②慢性肝病、阻塞性黄疸、维生素K缺乏、纤溶亢进、DIC后期、抗凝药（如双香豆素）应用等引起的凝血因子缺乏；③可用作双香豆素抗凝治疗的监测指标，INR达到2.0~3.0为宜。PT缩短见于口服避孕药、血液高凝状态及血栓性疾病。

(8) 血浆纤维蛋白原:正常参考值为2~4g/L。

临床意义:①增高见于糖尿病、急性心肌梗死、某些急性传染病、风湿热、急性肾小球肾炎、肾病综合征、烧伤、多发性骨髓瘤、休克、大手术、妊娠高血压综合征、急性感染、恶性肿瘤等及血栓前状态、部分老年人等;②减低见于DIC、原发性纤溶症、重症肝炎和肝硬化及先天性低纤维蛋白原血症等。

(9) 凝血酶时间(TT):正常参考值为16~18秒,较正常对照延长3秒以上有临床意义。

临床意义:TT延长见于:①肝素样抗凝物质增多;②纤维蛋白(原)降解产物(FDP)增多;③异常纤维蛋白原血症或严重的低纤维蛋白原血症。

(10) 血浆鱼精蛋白副凝试验(3P试验):正常人应为阴性。

临床意义:这是检测可溶性纤维蛋白单体的试验,是诊断DIC的筛选指标之一。3P试验阳性主要见于DIC。

(11) D-二聚体:正常参考值(胶乳试剂)<0.5mg/L。

临床意义:D-二聚体是交联纤维蛋白降解的特异性分子标志物,即只有在血栓形成后才会在血浆中升高。D-二聚体升高见于深静脉血栓形成、肺梗死、心肌梗死、脑梗死等血栓性疾病。DIC患者的血浆D-二聚体显著升高,而原发性纤溶亢进患者正常,故D-二聚体检测是鉴别两者的重要指标。

(四)诊断

1. 病史和体格检查 病史中特别要注意发病年龄、出血诱因、出血部位、伴随症状及家族史等。在全面体格检查的基础上,要特别注意出血部位及特点(表4-9)。

表 4-9 血管或血小板因素所致出血性疾病与凝血障碍所致出血性疾病的临床鉴别

鉴别要点	血管或血小板因素所致出血性疾病	凝血障碍所致出血性疾病
皮肤、黏膜出血	多见(小、分散)	少见(大、片状)
内脏出血	较少	较多见
肌肉出血	少见	多见
关节腔出血	罕见	多见(血友病)
出血诱因	自发性较多	外伤较多
性别	女性较多	男性较多(血友病)
家族史	少有	多有
疾病过程	病程较短,可反复发作	遗传性者常为终身性

2. 实验室检查

(1) 筛选试验结果结合临床,可将出血性疾病大致归为两类。①血管壁功能异常和/或血小板异常所致的出血性疾病:出血时间延长,血小板数正常或减少,凝血象正常;②凝血异常所致的出血性疾病:凝血时间、APTT、PT 中一项或多项延长而其他结果正常。

(2) 确诊试验结果可帮助确定出血性疾病的发病机制和可能病因。

(五)治疗

1. 病因治疗　适于后天获得性出血性疾病,主要包括防治基础疾病(如控制感染、治疗肝肾疾病等)和避免接触、使用可加重出血的物质和药物。

2. 止血治疗

(1) 补充血小板和/或相关凝血因子:输入新鲜

血浆或新鲜冰冻血浆可补充除凝血因子Ⅲ(组织因子)和Ⅳ(钙离子)外的全部凝血因子。还可根据出血原因分别输注血小板悬液、纤维蛋白原(凝血因子Ⅰ)、凝血酶原复合物(含凝血因子Ⅱ、Ⅶ、Ⅸ、Ⅹ)、冷沉淀物、凝血因子Ⅷ等。

(2) 止血药物:①收缩血管、增加毛细血管致密度、改善毛细血管通透性的药物,如曲克芦丁、维生素C、糖皮质激素等;②合成凝血因子的药物,如维生素K;③抗纤溶药物,如氨基己酸、氨甲苯酸等;④促进止血因子释放的药物,如去氨加压素(DDAVP);⑤重组活化因子Ⅶ;⑥局部止血药物,如凝血酶、巴曲酶和吸收性明胶海绵等。

3. 其他治疗　包括基因治疗(如血友病)、应用抗凝和抗血小板药物(如针对DIC的肝素抗凝、针对TTP的抗血小板药物等)、血浆置换(如针对TTP的治疗等)、手术治疗(如脾切除治疗难治性ITP等)及中医中药治疗等。

【名师助记】

出血性疾病概述高频考点:

1. 正常止血　血管收缩、血小板聚集、凝血因子。

2. 凝血因子　14个凝血因子。内源性凝血途径由FⅫ起始;外源性凝血途径由FⅢ起始。FⅧ不依赖于维生素K。

3. 出血时间(BT)　延长见于血小板异常、凝血因子缺乏、血管疾病。

4. 活化部分凝血活酶时间(APTT)　监测肝素抗凝的重要指标,正常参考值为30~45秒,较正常对照延长10秒以上为异常,延长见于血友病。

5. 凝血酶原时间(PT)　监测华法林抗凝的重要指标,INR 2~3。

6. 血浆鱼精蛋白副凝试验(3P试验)、D-二聚体、纤维蛋白原降解产物 用于监测 DIC。

二、过敏性紫癜

过敏性紫癜是一种常见的血管变态反应性出血性疾病。临床主要表现为皮肤紫癜、黏膜出血，也可伴有皮疹、关节痛、腹痛及肾损害。本病多见于青少年，男性发病略多于女性，春、秋季发病较多。

（一）常见病因

1. 感染 细菌（如溶血性链球菌引起的呼吸道感染）、病毒及寄生虫。

2. 食物 人体对异性蛋白过敏所致，如某些蛋白质（鱼、虾、蟹、蛋、鸡、乳制品等）。

3. 药物 抗生素类（如青霉素和头孢菌素类等）、解热镇痛药等。

4. 其他 花粉、尘埃、菌苗或疫苗接种、虫咬、受凉和寒冷刺激等。

（二）发病机制

过敏性紫癜为免疫因素介导的全身性血管炎症。

1. 蛋白质及其他大分子致敏原作为抗原，引起全身血管炎症反应，除见于皮肤、黏膜小动脉及毛细血管外，还可累及肠道、肾和关节腔等部位的小血管。

2. 小分子致敏原作为半抗原，与体内某些蛋白质结合构成抗原，引起血管炎症反应。

（三）临床表现

多数患者发病前 1~3 周有全身不适、低热、乏力及上呼吸道感染等前驱症状，随之出现典型临床表现。可分为如下几种类型：

1. 单纯型（紫癜型） 为最常见类型。主要表现为皮肤紫癜，局限于四肢，先发生于下肢、臀部，踝关节部位最明显，可有轻度痒感。紫癜常有成批反复发生、对称分布等特点，可同时伴有皮肤水肿、荨麻疹。紫癜初呈深红色，按之不褪色，可融合成片或略高出皮面，呈出血性皮疹或小型荨麻疹，严重者可融合成大血疱，中心呈出血性坏死。

2. 腹型(Henoch 型) 除皮肤紫癜外，还有一系列消化道症状及体征，如恶心、呕吐、呕血、腹痛和腹泻及黏液便、血便等。其中腹痛最为常见，常为阵发性绞痛。

3. 关节型(Schönlein 型) 除皮肤紫癜外，还有关节肿胀、疼痛、压痛及功能障碍等表现。多发生于膝、踝、肘、腕等大关节，呈游走性、反复性发作，经数日而愈，不遗留关节畸形。

4. 肾型 发生率可高达12%~40%。在皮肤紫癜基础上，出现血尿、蛋白尿及管型尿，偶见水肿、高血压及肾衰竭等表现。肾损害多发生于紫癜出现后2~4周，亦可延迟出现，多在3~4周内恢复；少数病例因反复发作而演变为慢性肾炎或肾病综合征。

5. 混合型 皮肤紫癜合并2项或以上其他临床表现。

6. 其他 少数可因病变累及眼部、脑及脑膜血管而出现相关症状和体征。

（四）实验室检查

1. 束臂试验(毛细血管脆性试验) 半数以上阳性。

2. 尿常规 肾型或合并肾型表现的混合型患者可有血尿、蛋白尿、管型尿。

3. 粪常规和隐血试验 腹型或合并腹型表现的混合型患者粪便中可见红细胞，隐血试验可阳性。

4. 血小板计数、功能及凝血相关检查 除BT可能延长外，其他均为正常。

5. 肾功能检查 肾型或合并肾型表现的混合型，可能有肾功能受损。

（五）诊断与鉴别诊断

1. 诊断 主要诊断依据：①发病前1~3周可有低

热、咽痛、全身乏力或上呼吸道感染表现;②典型四肢皮肤紫癜,可伴腹痛、关节肿痛和/或血尿;③除 BT 可能延长外,血小板计数、功能及凝血相关检查均正常;④排除其他原因所致的血管炎及紫癜。

2. 鉴别诊断

(1) 皮肤紫癜应与血小板减少性紫癜鉴别:血小板减少性紫癜患者虽皮肤有紫癜,但可不局限于四肢皮肤,而且均不高出皮面,也无痒感,而且均有血小板减少,易于鉴别。

(2) 关节型应与风湿性关节炎鉴别:风湿性关节炎患者虽有关节肿痛,但皮肤无紫癜,而且常伴有风湿热的特点。

(3) 肾型应与肾小球肾炎、系统性红斑狼疮鉴别:依据各自特点鉴别。

(4) 腹型应与外科急腹症鉴别,特别是当皮肤紫癜尚未出现时。

(六) 治疗

1. 消除致病因素　是治疗过敏性紫癜的关键。

2. 一般治疗　①抗组胺药:如异丙嗪、氯苯那敏、阿司咪唑、去氯羟嗪及静脉注射钙剂等;②改善血管通透性药物:维生素 C、曲克芦丁、卡巴克络等。

3. 糖皮质激素　抑制抗原抗体反应,减轻炎性渗出,改善血管通透性等。一般疗程不超过 30 天,肾型者可酌情延长。

4. 对症治疗　改善腹痛及关节痛症状,但不能改善病程。

5. 其他　酌情使用免疫抑制剂。

【名师助记】

过敏性紫癜高频考点:

1. 发病机制　免疫因素介导的全身性血管炎症。

2. 临床表现　多数患者发病前常有上呼吸道感

染史。主要有四型。

(1) 单纯型:最常见,好发于双下肢和臀部的对称性紫癜。

(2) 腹型:皮肤紫癜+腹泻、腹痛。

(3) 关节型:皮肤紫癜+关节症状(游走性、反复发作于大关节,肿胀、疼痛、压痛及功能障碍,不留畸形)。

(4) 肾型:皮肤紫癜+泌尿系统症状(血尿、蛋白尿、管型尿)。

3. 实验室检查 毛细血管脆性试验半数阳性。

4. 治疗 关键是消除致病因素。糖皮质激素尤其适用于腹型和关节型。

三、原发免疫性血小板减少症

原发免疫性血小板减少症(特发性血小板减少性紫癜,ITP)属于自身免疫性血小板减少性紫癜,是最常见的一种血小板减少性紫癜,好发于青年女性。

(一)病因和发病机制

ITP 的病因至今尚未完全阐明。

1. 免疫因素 ①血小板抗原结构改变,导致自身抗体产生,与抗体或补体相结合的血小板易被破坏而缩短寿命;②免疫调节障碍:ITP 患者体内抑制性 T 细胞功能减退,使活化的 B 细胞产生抗体增多;③自身抗体导致巨核细胞生成血小板的功能受到损害。

2. 肝和脾的作用 脾是血小板抗体产生的主要部位,也是破坏的主要场所。ITP 时肝、脾对血小板的清除作用加强。

3. 其他因素 ①雌激素的作用:雌激素抑制血小板生成,增强单核巨噬细胞对抗体结合血小板的清除能力;②毛细血管脆性增高可加重出血。

(二)临床表现

成人 ITP 一般起病隐袭,多数出血较轻,但可因感染而突然加重；少数出血较重，除有皮肤、黏膜出血外，还可有内脏出血。女性长期月经过多可出现失血性贫血。病情反复发作，甚至迁延数年，未见自行缓解者。

（三）实验室检查

1. 血小板检查 ①血小板计数减少，均低于 $100\times10^9/L$；②血小板平均体积偏大；③血小板功能一般正常；④血小板生存时间约 90% 以上明显缩短。

2. 骨髓象 ①巨核细胞数量正常或增加；②巨核细胞发育成熟障碍，幼巨核细胞增加，产板型巨核细胞减少；③粒系、红系、单核系和淋巴系均正常。

3. 出、凝血功能检查 出血时间延长，血块收缩不良，一般凝血功能正常。

4. 血小板相关抗体（PAIg）和血小板相关补体（PAC3） 多数阳性。

5. 其他 可有与出血程度一致的贫血，少数可伴自身免疫性溶血性贫血，称 Evans 综合征。

（四）诊断与鉴别诊断

1. 诊断 ①至少两次检查血小板减少；②脾脏一般不增大；③骨髓巨核细胞增多或正常，伴有成熟障碍；④需排除继发性血小板减少症。

2. 鉴别诊断 主要应与继发性血小板减少症鉴别（表 4-10）。

表 4-10 特发性血小板减少性紫癜与继发性血小板减少症的鉴别

鉴别要点	特发性血小板减少性紫癜	继发性血小板减少症
与感染的关系	一般在感染恢复期出现	常与感染同时发生
原发疾病	无	再生障碍性贫血、结缔组织病、肝病、脾功能亢进等

续表

鉴别要点	特发性血小板减少性紫癜	继发性血小板减少症
其他病史	无	常有用药、输血、接触化学物质及电离辐射史等
贫血	一般无贫血;若有贫血,多与出血量一致(Evans 综合征时不一致)	可有,程度往往与出血量不一致
淋巴结肿大	无	可有
脾大	一般不大或轻度肿大	可有
骨髓巨核细胞数	增多或正常,伴成熟障碍	可减少
Coombs 试验	阴性(Evans 综合征患者阳性)	可阳性

（五）治疗

血小板明显减少、出血严重者,应避免应用减少血小板数量和抑制血小板功能的药物。

1. 严重血小板减少的处理　严重血小板减少是指血小板<10×10^9/L,多有口腔黏膜血疱,发病常较急,应予紧急处理。①严格卧床;②血小板成分输注;③大剂量免疫球蛋白静脉滴注;④静脉注射糖皮质激素;⑤血浆置换。

2. 一般 ITP 的处理

(1) 糖皮质激素:首选药物。其作用机制:①减少血小板抗体的生成,抑制抗体与血小板的结合,阻滞单核巨噬细胞对结合抗体的血小板的清除作用,使血小板寿命延长;②降低毛细血管脆性,改善出血症状;③刺激骨髓造血及血小板自骨髓向外周血的释放。

泼尼松效果较好。初始用量为每日 1~1.5mg/kg,一次顿服。待血小板恢复正常或接近正常后逐渐缓慢减量。小剂量(5~10mg/d)维持治疗 3~6 个月。也可使用大剂量地塞米松(40mg/d),连用 4 天。

(2) 脾切除:是治疗本病的有效方法之一。

1) 机制:减少血小板抗体的产生;去除血小板破坏的主要场所。

2) 指征:①糖皮质激素治疗 6 个月无效者;②糖皮质激素治疗有效,但发生对激素的依赖,停药或减量后复发或需较大剂量才能维持者;③对糖皮质激素应用有禁忌者。

3) 禁忌证:①患有心脏病等严重疾病不能耐受手术者;②妊娠期患者;③年龄小于 6 岁者(学龄前儿童)。

(3) 免疫抑制剂治疗:一般不做首选治疗。其应用指征:①对糖皮质激素或脾切除治疗效果不佳者;②不能应用糖皮质激素治疗或脾切除者;③初治后数月或数年复发者。

(4) 其他:达那唑 300~600mg/d,分次口服,疗程在 2 个月以上。应注意肝功能异常。也有抗 CD20 单克隆抗体、血小板生成素(TPO)等治疗。

【名师助记】

特发性血小板减少性紫癜高频考点:

1. 自身免疫性疾病。

2. 急性多见于儿童;慢性多见于青年女性,月经过多。

3. 实验室检查

(1) 骨髓象：巨核细胞增多，多为颗粒状巨核细胞，成熟障碍，产板型巨核细胞减少。

(2) 特异性抗体：血小板相关抗体(PAIg)、血小板相关补体(PAC3)多阳性。

4. 治疗　首选糖皮质激素。

【仿真自测】

1. 不符合关节型过敏性紫癜临床表现的是
   A. 关节肿胀
   B. 部位呈游走性
   C. 部位固定，非游走性
   D. 反复发作
   E. 不遗留关节畸形

2. 女，12岁。鼻出血，躯干及四肢有瘀点、瘀斑5天。发病前2周有感冒史。脾不大。血小板20×10^9/L，出血时间2分钟，凝血时间正常，凝血酶原时间正常，束臂试验阳性。骨髓象增生，巨核细胞增多，幼巨核细胞为40%，产板型巨核细胞缺少。该患者可诊断为
   A. 再生障碍性贫血　B. 急性ITP
   C. 急性白血病　D. 过敏性紫癜
   E. 慢性ITP

3. DIC纤溶亢进期禁用
   A. 肝素　B. 输新鲜血浆
   C. 输新鲜全血　D. 氨基己酸
   E. 输浓缩血小板

[答案] 1. C　2. B　3. A

第五节 输 血

【自测摸底】

1. 不属于有形成分输血优点的是
   A. 一血多用 B. 有效改善血容量
   C. 降低心脏负荷 D. 减少输血反应
   E. 提高疗效
2. 临床上最常见的输血反应是
   A. 非溶血性发热反应 B. 变态反应
   C. 过敏反应 D. 溶血反应
   E. 感染性发热反应

【名师精讲】

一、合理输血

（一）输注血液成分的优点

1. 高效 在制备过程中经过提纯和浓缩，血液成分纯度和浓度均大幅提高，容量减小，可根据患者的输血需求加以选择，针对性强，疗效显著。

2. 安全 输注血液成分可避免不需要的血液成分所引起的不良反应。不同血液成分携带病毒的概率不同，白细胞最大，血浆次之，红细胞最小。临床需要最多的是红细胞成分，其输血传播病毒感染风险最低。

3. 有效保存 不同血液成分的保存条件各异，如红细胞需在(4±2)℃保存，血小板需在(22±2)℃连续振荡保存，新鲜冰冻血浆需在-20℃以下保存。全血采用的冷藏保存条件与红细胞相同，因此在保存过程中其他血液成分（如血小板、不稳定凝血因子等）的活性将很快丧失，这就是全血并“不全”的原因。血液成分在适当条件下保存才能更好地保留其生物活性。

4. 保护血液资源 将每份全血制备成多种成分，不仅可供不同病情的患者使用，也使宝贵的血液资源得到充分利用。

（二）常用血液成分的特性

1. 常用血液成分及其特性见表4-11。

表4-11 常用血液成分的特点

血液制品	特性	适应证
悬浮红细胞	在制备过程中移去了大部分血浆，减少血浆引起的副作用	适用于临床大多数需要补充红细胞、提高血液携氧能力的患者，如各种急、慢性失血，心功能不全者
洗涤红细胞	全血或悬浮红细胞经离心后，将上层血浆等液体去除，再以无菌等渗溶液洗涤3次。其特点是血浆蛋白含量很少	主要适用于对血浆蛋白过敏而又需要输血的患者，也可用于自身免疫性溶血性贫血、高钾血症及肝肾功能障碍需要输血者
去除白细胞的血液成分	采血后48小时内采用白细胞过滤器去除白细胞	适用于多次妊娠或反复输血已产生白细胞抗体引起发热反应的患者、需长期反复输血的患者
冷沉淀	主要含有因子Ⅷ、血管性血友病因子（vWF）、纤维蛋白原、因子ⅩⅢ和纤维结合蛋白	适用于儿童、轻型成人血友病A及其他原因引起的因子Ⅷ缺乏症患者

续表

血液制品	特性	适应证
辐照血液成分*	血液经γ射线或X射线照射后，其中的淋巴细胞被灭活，而其他血液成分仍保留活性	用于预防输血相关性移植物抗宿主病（TA-GVHD），主要适用于有免疫缺陷或有免疫抑制以及接受Ⅰ级、Ⅱ级亲属血液的患者输血，或者HLA配型血小板的患者输血

注：* 凡是含有免疫活性淋巴细胞的血液成分，如红细胞、血小板和粒细胞，均需要辐照。而淋巴细胞已经丧失活性的血液成分，如冰冻解冻去甘油红细胞、新鲜冰冻血浆与冷沉淀，不需要进行辐照。

2. 血小板　目前血小板制品有两种，一是从全血中分离制备的浓缩血小板；二是单采血小板。浓缩血小板是从采集的全血中分离出血小板，并以适量血浆悬浮制成。以200ml全血制备的浓缩血小板为1单位，按照我国国家标准，1单位的浓缩血小板含量为≥2.0×10^{10}个。浓缩血小板的保存期限因血袋材料而异，在普通血袋的保存期为24小时，在血小板专用血袋的保存期为5天。单采血小板是采用血细胞分离机在全密闭循环的条件下，直接从献血者的全血中分离和采集血小板，同时将其他血液成分回输献血者体内。1个治疗量的单采血小板含量为≥2.5×10^{11}个。单采血小板的保存期为5天。

临床上血小板输注的主要目的是预防或治疗因血小板减少或功能障碍引起的出血。当浓缩血小板和单采血小板使用的剂量相同时，二者具有相似的止血效果。

（1）治疗性血小板输注：血小板生成障碍，如各种原因引起的骨髓抑制或骨髓衰竭，使血小板生成减少，当计数低于 $20×10^9$/L 时，常有自发性出血，多需进行治疗性血小板输注。

（2）预防性血小板输注：通过输注血小板使各种血小板生成障碍患者（如血液系统恶性肿瘤、再生障碍性贫血、骨髓移植等）的血小板计数提高到某一安全水平，防止出血。临床大部分血小板输注是预防性的。一般认为，以下情况需要预防性输注血小板：①血小板计数<$20×10^9$/L，并伴有导致血小板消耗或破坏增加的因素时，如感染、发热、脾大、DIC 等；②病情稳定，无发热、出血、血管异常，血小板计数<$10×10^9$/L；③血小板计数<$5×10^9$/L，无论有无出血症状，均须输注血小板，因此类患者很容易发生内脏出血，特别是严重的颅内出血。

血小板计数低下的患者要做硬膜外麻醉、经皮肤导管植入、支气管活检、腹部手术时，通常要将血小板计数提升到 $50×10^9$/L 以上，以确保手术或检查过程顺利、安全。对于关键部位的手术，如脑部手术、内眼手术等，血小板计数要提高到 $100×10^9$/L 或以上。

血小板一般不适用于血栓性血小板减少性紫癜、原发免疫性血小板减少症；药物诱发的血小板减少和脾功能亢进引起的血小板减少患者，只有在出现危及生命的出血时才考虑输注。

（三）输血适应证

1. 急性失血　对于急性失血的患者，应把止血和恢复血容量放在首位，在此基础上合理输血，主要是输注红细胞。

（1）根据循环失血量判断红细胞的输血需求。①血容量减少 15%（成人失血量约 750ml）：应用晶体液补充血容量，无须输血，除非患者原有贫血，或伴有严重的心脏或呼吸系统疾病，心肺代偿功能差；②血容量减少15%~30%（成人失血量750~1 500ml）：需要输注晶体液或人造胶体液，不一定需要输注红细胞，除非患者原有贫血、心肺储备功能低下或继发出血；③血容量减少30%~40%（成人失血量1 500~2 000ml）：应用晶体液和人造胶体液快速扩容，可输注红细胞；④血容量减少40%以上（成人失血量>2 000ml）：应输注晶体液和人造胶体液快速扩容，需要输注红细胞和其他血液成分。

（2）根据Hb浓度及患者病情决定红细胞输血需求。①Hb>100g/L时，无需输红细胞。②Hb<70g/L时，提示需要输注红细胞。应结合失血的速度决定红细胞输注量。输注后应重新评估临床情况和检测Hb浓度。③Hb在70~100g/L时，是否需要输注红细胞应根据患者的贫血症状、心肺代偿功能、有无代谢率增加以及年龄等因素决定。④对于贫血耐受力较差的患者，如年龄65岁以上、患有心血管或呼吸系统疾病，需要输注红细胞的Hb阈值应适当提高。

2. 慢性贫血　应积极寻找贫血的病因，针对病因治疗比输血更为重要。只要可以采用其他替代治疗手段，就不应轻易输注红细胞。红细胞输注主要是为了消除或减轻贫血的症状，是一种替代治疗，仅适用于其他治疗措施无效的患者。一般认为，Hb<60g/L并伴有明显贫血症状时需要输注红细胞。

二、输血基本程序

按照《临床输血技术规范》（2000年版）要求，输血的基本程序包括：①输血申请；②受血者血样采集与送检；③交叉配血；④发血；⑤输血。

（一）输血申请

申请输血由经治医师填写“临床输血申请单”，由主治医师核准签字，连同受血者血样送交输血科（血库）备血。不属于急救用血的，应按照要求履行用血申请和审核程序。同一患者一天申请备血量少于 800ml 的，由具有中级以上专业技术职务任职资格的医师提出申请，上级医师核准签发后，方可备血；同一患者一天申请备血量在 800～1 600ml 的，由具有中级以上专业技术职务任职资格的医师提出申请，经上级医师审核，科室主任核准签发后，方可备血；同一患者一天申请备血量达到或超过 1 600ml 的，由具有中级以上专业技术职务任职资格的医师提出申请，科室主任核准签发后，报医务部门批准，方可备血。决定输血治疗前，经治医师应向患者或其家属说明输同种异体血的不良反应和经血液传播疾病的可能性，征得患者或家属的同意，并在“输血治疗同意书”上签字。

（二）受血者血样采集与送检

确定输血后，医护人员持输血申请单和贴好标签的试管，当面核对患者姓名、性别、年龄、病案号、病室/门急诊、床号、血型和诊断等，采集血样。由医护人员或专门人员将受血者血样与输血申请单送交输血科（血库），双方进行逐项核对。

（三）交叉配血

输血科（血库）逐项核对输血申请单、受血者和供血者血样，复查受血者和供血者 ABO 血型（正、反定型），并常规检查患者 Rh（D）血型［急诊抢救患者紧急输血时，Rh（D）检查可除外］，正确无误时可进行交叉配血。有输血史或妊娠史的患者还应进行不规则抗体筛查。受血者配血试验的血标本必须是输血前 3 天之内采集的，最好采用新鲜采集的患者血液标本进行交叉配血。

（四）发血

配血合格后，由医护人员到输血科（血库）取血。取血与发血的双方必须共同查对患者姓名、性别、病案号、病室/门急诊、床号、血型、血液有效期和配血试验结果，以及保存血的外观等，准确无误时，双方共同签字后方可发出。血液发出后，受血者和供血者的血样保存于2~6℃冰箱至少7天，以便对输血不良反应追查原因。

（五）输血

输血前由2名医护人员核对交叉配血报告单及血袋标签各项内容，检查血袋有无破损渗漏，血液颜色是否正常。准确无误后方可输血。输用前将血袋内的成分轻轻混匀，避免剧烈振荡。血液内不得加入其他药物，如需稀释，只能用静脉注射生理盐水。输血时，由2名医护人员带病历共同到患者床前核对患者姓名、性别、年龄、病案号、病室/门急诊、床号、血型等，确认与配血报告相符，再次核对血液后，用符合标准的输血器进行输血。输血过程中应严密观察受血者有无输血不良反应，如出现异常情况，应及时处理并记录。输血完毕后，医护人员将输血记录单（交叉配血报告单）贴在病历中。

三、自身输血

自身输血是指采用患者自身的血液或血液成分，以满足本人手术或紧急情况下需要的一种输血疗法。类型：①储存式自身输血；②稀释式自身输血；③回收式自身输血。

1. 储存式自身输血　把患者自身血液预先储存起来，以备将来自己需要时应用。目前应用最广泛的是在择期手术前，抽取一定量的患者自身血液预先储存在输血科（血库），待手术中（后）需要时，再回输给患者。

我国《临床输血技术规范》（2000年版）附件二“自身输血指南”规定：

（1）只要患者身体一般情况好，Hb>110g/L 或 HCT>0.33，行择期手术，患者签字同意，都适合储存式自身输血。

（2）按相应的血液储存条件，手术前 3 天完成血液采集。

（3）每次采血不超过 500ml（或自身血容量的 10%），两次采血间隔不少于 3 天。

（4）在采血前后可给患者铁剂、维生素 C 及叶酸（有条件的可应用重组人促红细胞生成素）等治疗。

（5）Hb<100g/L 的患者及有细菌性感染的患者不能采集自身血。

（6）对冠心病、严重主动脉瓣狭窄等心脑血管疾病及重症患者慎用。

2. 稀释式自身输血　通常指急性等容性血液稀释。在患者麻醉后，临手术前或手术主要出血步骤前，经静脉采集患者一定量的自身血液，在手术室常温下短暂储存，同时输注等量的晶体液和胶体液以维持正常的血容量，所采集的血液在术中或术后再回输给患者。

患者身体一般情况好，Hb ≥ 110g/L（HCT ≥ 0.33），估计术中有大量失血，可以考虑进行急性等容性血液稀释。

3. 回收式自身输血　用严格的无菌操作技术与适当的血液回收装置，将患者在手术中或创伤后流失在手术野或体腔内无污染的血液回收，经抗凝、过滤、洗涤、浓缩等处理后，于术中或术后再回输给患者本人的一种输血方法。

目前，回收式自身输血是最常用的自身输血方式，在国内外已广泛应用，适用于创伤、战伤伴随大量失血及各种手术，尤其是那些出血量较大的肝脏外科、心脏血管外科、整形外科、急诊创伤外科及器官移植等手术。将手术中或手术后流出的血液收集、再输注，可以使患者流出的自身血液不浪费，节约血液资源并减少对异体血液的需求量。

回收式自身输血的禁忌证：①血液流出血管超过6小时；②怀疑血液被细菌、粪便、羊水或毒液污染；③怀疑血液被癌细胞污染；④流出的血液严重溶血。

四、输血不良反应和输血传播疾病

（一）输血不良反应

1. 输血不良反应分类

（1）根据发病机制是否与免疫有关分类：可分为免疫性和非免疫性输血不良反应，二者又可分别再分为急性和迟发性。

（2）根据输血不良反应发生的时间分类：可分为急性和迟发性输血不良反应。前者是在输血时或输血后24小时内发生的反应；后者是在输血24小时后发生的反应。

（3）根据输血不良反应是否为致病微生物引起分类：可分为感染性和非感染性输血不良反应。

2. 常见的输血不良反应

（1）发热反应：是最常见的输血不良反应。主要是指非溶血性发热性输血反应，是在输血期间或输血后1~2小时内，患者体温升高1℃以上，并以寒战、发热为主要临床表现，用其他原因不能解释的发热反应。血压多无变化。大多数非溶血性发热反应与多次输入HLA不相容的血液而引起的抗原抗体反应，或者血液在保存过程中释放出的细胞因子有关。

1）处理：对于非溶血性发热性输血反应者，只需给予对症处理；但溶血性输血反应和细菌污染性输血反应早期或症状轻微时也可以表现为发热反应，故应注意鉴别和严密观察。

2）预防:对需反复输血而又出现发热反应的患者,可输注去除白细胞的血液制品。

（2）过敏反应:输血过敏反应是由输注血浆和含血浆的血液成分而引起的输血不良反应,大部分是由于输入同种异体血浆蛋白而引起。临床主要表现为皮肤瘙痒、红斑、荨麻疹、血管神经性水肿(面部居多);少数患者表现为支气管痉挛、喉头水肿,甚至过敏性休克。

1）处理:对于单纯荨麻疹患者,应减慢输血速度,保持静脉通道通畅,严密观察。口服或肌内注射抗组胺药物。一般经过处理后症状很快消失。对于重度反应者,立即停止输血,保持静脉通道通畅。有支气管痉挛者,皮下注射肾上腺素,严重或持续者,静脉注射或静脉滴注糖皮质激素、氨茶碱等;有喉头水肿时,应立即气管插管或气管切开,以免窒息;有过敏性休克者,应积极进行抗休克治疗。

2）预防:有过敏史者,在输血前半小时口服抗组胺药物,如苯海拉明、盐酸异丙嗪等;给 IgA 水平低下或检出抗-IgA 抗体的患者输血时,最理想的是选用缺乏 IgA 的献血者的血液及其血液制品;输注洗涤的血液制品,可预防既往有过敏反应史的患者再次发生过敏反应。尽量不输有过敏史献血者的血浆。

（3）溶血性输血反应:按发病缓急可分为急性和迟发性溶血性输血反应。急性溶血性输血反应多为 ABO 血型不相容输血引起。其主要原因是人为差错。临床表现为畏寒、发热、黄疸、尿酱油样或浓茶样,可导致患者昏迷、休克、DIC 及心、肾衰竭,在全麻状态可只表现为伤口渗血不止和低血压。迟发性溶血性输血反应多由 ABO 以外血型不合引起,通常发生于输血 24 小时后，2～21 天内不等，临床症状不典型，易漏诊。

1）处理：怀疑急性溶血性输血反应时，应立即停止输血，保留静脉输液通路，严密观察血压、尿色、尿量和出血倾向等。立即采集患者血液标本，连同所输的剩余血送输血科（血库）进行复查。常见的实验室检查特征：血红蛋白血症、血红蛋白尿、血清结合珠蛋白降低、血非结合胆红素升高和血红蛋白降低；将患者血液做涂片检查，可发现大量红细胞碎片。

溶血反应引起死亡的原因主要是休克、DIC 和急性肾衰竭。所以，积极预防和治疗休克、DIC 及急性肾衰竭是抢救成功与否的关键。严重者应尽早换血或血浆置换。

2）预防：①防止同名同姓、相邻床位或住同一床位的前后两位患者之间混淆，造成血液标本采集错误；②认真填写血袋、配血试管标签和患者的血标本试管标签，严防差错；③输血前，应由 2 名工作人员在床边核对患者血型与献血者血型是否相符，与配血单是否相符；④认真做好患者血液标本及献血者血液标本的血型鉴定和交叉配血试验；⑤提高对溶血性输血反应的认识和诊断水平。

（4）细菌污染性输血反应：指受血者输入了含有大量细菌的血液所引起的严重输血不良反应。轻者以发热为主，易误诊为非溶血性发热反应；重者可发生休克，或因严重败血症而死亡。主要表现为寒战、高热、烦躁不安、呼吸困难、发绀、低血压、疼痛、面色潮红和皮肤干燥等，严重者可发生休克、急性肾衰竭和 DIC。

1）处理：①立即停止输血并将血袋内的血液离心，取血浆底层及细胞层分别行涂片染色细菌检查及细菌培养检查;②采用有效的抗感染和抗休克治疗。

2) 预防:①严格执行无菌制度,按无菌要求采血、贮血和输血;②输血前检查,如发现血液颜色改变、透明度变浊或产气增多等任何受污染可能时,不得使用;③做好献血者献血前的征询和体检,以排除献血者处于菌血症状态。

(5) 输血相关移植物抗宿主病(TA-GVHD):是最严重的输血并发症。它是受血者输入含有免疫活性的淋巴细胞(主要是T淋巴细胞)的血液或血液成分后发生的一种与异基因造血干细胞移植引起的GVHD类似的临床症候群,是致命性的免疫性输血后并发症,病死率高达95%以上。该病发病率不高,多见于有免疫功能抑制的患者,临床症状不典型。TA-GVHD多在输血后4~30天(常于输血后10天左右)发病。临床表现为发热、皮疹、肝炎、腹泻、骨髓抑制和感染,发展恶化可致死亡。

1) 处理:TA-GVHD治疗效果极差,由于诊断、误诊等原因,加之其发病急、病情重,临床上病死率极高。目前临床多采用大剂量糖皮质激素、抗淋巴细胞或抗胸腺细胞球蛋白及其他免疫抑制剂如环磷酰胺、环孢素等治疗。

2) 预防:①避免亲属间输血;②使用25~30Gy照射剂量的γ射线辐照血液制品;③采用白细胞过滤器去除白细胞,对预防TA-GVHD有一定效果,但不是预防TA-GVHD的最佳方法。

(6) 输血相关性急性肺损伤(TRALI):是在输血过程中或输血后6小时内发生的ARDS,主要表现为发绀、呼吸困难、发热、寒战、低血压、低氧血症和双侧肺水肿。其诊断应首先排除心源性呼吸困难。TRALI的发生原因是输注的血液成分中含有与受血者白细胞抗原相应的抗 HLA 和抗粒细胞特异性抗体,输给患者后发生抗原抗体反应,引起肺水肿或 ARDS。

1）处理:主要是呼吸支持和对症处理。

2）预防:避免使用有输血史或有多次妊娠史的献血者的血浆。对于有 TRALI 病史的患者,建议输洗涤红细胞,输注血浆时选用无输血史的男性献血者血液。

其他输血不良反应如循环超负荷、输血后紫癜和酸碱平衡失调等,尽管不常见,临床也应引起足够的重视。

（二）输血传播疾病

可通过输血传播的病原体有许多种,包括:①病毒,如肝炎病毒(HAV、HBV、HCV、HDV、HEV、HGV)、人类免疫缺陷病毒(HIV)、人类嗜 T 淋巴细胞病毒(HTLV)、巨细胞病毒(CMV)、细小病毒 B19、西尼罗病毒(WNV)、登革病毒、基孔肯雅病毒(chikungunya)、寨卡病毒(Zika virus)等;②细菌,如小肠结肠炎耶尔森菌、金黄色葡萄球菌、链球菌和梅毒螺旋体等;③寄生虫,如锥虫、巴贝西虫等。目前,我国列入献血者常规筛查的病原体有 HIV、HCV、HBV 和梅毒螺旋体等。由于无偿献血的广泛开展、检测试剂灵敏度的提高、检测技术的不断改进,包括核酸检测的开展,血液安全性有了很大的提高,但经输血传播的疾病仍时有报道,其主要原因是病原体检测“窗口期”(病原微生物侵入人体到能在血液中检出其标志物的时间)的存在,一些新发、再发可经输血传播的病原体的出现等。

【名师助记】

输血高频考点:

1. 常用血液成分的特点 见正文表 4-11。

2. 非感染性输血不良反应 最常见的是非溶血性发热性输血反应(体温高于 38℃,且比输血前升高

1℃以上),主要是致热原引起,可输去除白细胞的血液制品。

【仿真自测】

1. 全血在保存期内仍可保持功能的血液成分是
   A. 凝血因子Ⅴ
   B. 红细胞
   C. 白细胞
   D. 血小板
   E. 凝血因子Ⅷ
2. 男,63岁。皮肤、黏膜散在出血点10天。既往肝硬化病史多年。给予输注新鲜冰冻血浆治疗,输注开始后20分钟,患者出现皮肤瘙痒、荨麻疹表现。此时正确的处理措施是
   A. 停止输注
   B. 继续输注
   C. 换一袋血浆输注
   D. 减慢输注速度,并给予肾上腺素治疗
   E. 减慢输注速度,并给予抗组胺药物治疗
3. 男,40岁。患慢性再生障碍性贫血2年,头晕、心悸加重10天。2个月前在输血过程中出现体温升高,达39.5℃,经对症处理后缓解。此次入院时化验血Hb 50g/L。需给予输血治疗,应首选的血液成分是
   A. 悬浮红细胞
   B. 冰冻红细胞
   C. 浓缩红细胞
   D. 去白细胞的红细胞
   E. 洗涤红细胞

[答案] 1. B 2. E 3. D

4. 男,50 岁,因多年慢性肾衰竭准备行肾移植。因医院库存血不足,需亲属献血给患者用。患者兄、妹各献血 400ml,血液检测合格,拟供患者输注。此时应对这两袋血液采取的处理措施是
   A. 反复洗涤　　B. 细菌灭活
   C. 病毒灭话　　D. 滤除白细胞
   E. γ 射线照射
5. 女,25 岁。妊娠 40 周,拟行剖宫产手术。既往体健,无输血史。入院后化验血 Hb 70g/L。术前给予输注悬浮红细胞,开始输注 30 分钟后,患者出现皮肤潮红、出汗、呼吸困难、视物模糊。查体:T 36.3℃,会厌水肿。应首先考虑的输血不良反应是
   A. 输血相关循环超负荷
   B. 过敏反应
   C. 输血相关移植物抗宿主病
   D. 细菌污染反应
   E. 急性溶血性输血反应
6. 女,45 岁。急性白血病接受化疗的过程中诉食欲差、疲乏无力,时有恶心。查体:T 37℃,P 90 次/min,R 18 次/min,BP 110/70mmHg。血常规:Hb 90g/L,RBC 3.1×10^{12}/L,WBC 5.6×10^{9}/L,Plt 65×10^{9}/L。患者要求输血。此时正确的处理措施是
   A. 输注机采血小板 1 个治疗量
   B. 不予输血并向患者说明理由
   C. 输注血浆 200ml
   D. 输注全血 1 单位
   E. 输注悬浮红细胞 1 单位

[答案] 4. E　5. B　6. B

7. 女,35 岁。因输卵管妊娠破裂出血 1 小时急诊入院。怀孕 3 次,自然流产 2 次,顺产 1 胎。术前查 Hb 75g/L。术中输注悬浮红细胞 5U。术后第 1 天复查 Hb 100g/L。术后第 8 天出现皮肤、巩膜黄染,发热(T 38.5℃)。检查 Hb 70g/L。该患者可能发生的输血不良反应是
   A. 细菌污染反应
   B. 非溶血性发热性输血反应
   C. 输血性肝炎
   D. 过敏反应
   E. 迟发性溶血反应
8. 女,30 岁。因再生障碍性贫血 3 个月入院行输血治疗。输注悬浮红细胞 30 分钟后出现寒战。既往有输血史。查体:T 39.5℃,BP 130/75mmHg。患者最可能出现的输血不良反应是
   A. 过敏反应
   B. 输血相关循环超负荷
   C. 输血相关移植物抗宿主病
   D. 非溶血性发热反应
   E. 急性溶血性输血反应
9. 对血液进行辐照用于预防输血相关移植物抗宿主病,下列成分需要进行辐照的是
   A. 普通冰冻血浆
   B. 新鲜冰冻血浆
   C. 洗涤红细胞、浓缩血小板
   D. 冷沉淀
   E. 冰冻红细胞

[答案] 7. E　8. D　9. C

10. 男，45岁。行脊柱肿瘤切除术，术中给予输血，输注悬浮红细胞15分钟后，血压下降到70/40mmHg，导尿管中的尿液呈酱油色。患者最可能发生的输血不良反应是
   A. 细菌污染反应
   B. 输血相关急性肺损伤
   C. 急性溶血性输血反应
   D. 严重过敏反应
   E. 输血相关循环超负荷
11. 为便于追查输血不良反应的原因，血液发出后，受血者和供血者的血样保存于2~6℃冰箱的时间至少是
   A. 3天 B. 4天
   C. 5天 D. 6天
   E. 7天
12. 男，20岁。因重型再生障碍性贫血入院，准备10天后接受异基因造血干细胞移植。因大量鼻出血和牙龈出血拟行输血，需要预订的血液成分是
   A. 单采血小板
   B. 辐照单采血小板
   C. 辐照冷沉淀
   D. 辐照新鲜冰冻血浆
   E. 新鲜冰冻血浆

［答案］10. C 11. E 12. B

13. 与输入血液质量有关的早期输血反应为
A. 酸碱平衡失调
B. 过敏反应
C. 出血倾向
D. 丙型肝炎
E. 疟疾

［答案］13. B